Taktische Notfallmedizin

Grundlagen, Bedeutung für den Rettungsdienst und die Anwendung bei Amoklagen

ISBN 978-3-86676-126-1

Arne Jansch

Taktische Notfallmedizin

Grundlagen, Bedeutung für den Rettungsdienst und die Anwendung bei Amoklagen

ISBN 978-3-86676-126-1

Verlag für Polizeiwissenschaft
Prof. Dr. Clemens Lorei

Bibliografische Information der Deutschen Nationalbibliothek
Die Deutsche Nationalbibliothek verzeichnet diese Publikation in der Deutschen Nationalbibliografie; detaillierte bibliografische Daten sind im Internet über http://dnb.d-nb.de abrufbar.

Verlag für Polizeiwissenschaft, Prof. Dr. Clemens Lorei
Eschersheimer Landstraße 508 • 60433 Frankfurt
Telefon/Telefax 0 69/51 37 54 • verlag@polizeiwissenschaft.de
www.polizeiwissenschaft.de

Printed in Germany

1 Wichtige Hinweise

Autor und Verlag haben höchste Sorgfalt in die Angaben und Techniken gelegt, die in diesem Buch beschrieben werden. Gesetzliche Bestimmungen und wissenschaftliche Empfehlungen unterliegen einem ständigen Wandel, weshalb der Leser aufgefordert ist, sich stets über die aktuell gültigen Richtlinien anhand weiterer Literatur und Herstellerhinweisen zu informieren. Autor und Verlag können weder Gewähr noch Haftung, die aus der Nutzung der in diesem Buch enthaltenen Informationen entstehen, übernehmen. Dies betrifft insbesondere auch die nie vollständig auszuschließenden Fehler bzw. Druckfehler.

Der Anwender muss die Angaben immer auf ihre jeweilige Richtigkeit überprüfen, beispielsweise anhand weiterer Literatur oder von Herstellerinformationen. Die hier dargestellten Informationen beruhen auf medizinischen Kriterien, speziellen Rahmenbedingungen und wissenschaftlichen Veröffentlichungen. Da jedoch immer entsprechend den Gegenbenheiten des Einzelfalls entschieden werden muss, sollten die Informationen in diesem Buch nicht als bindend betrachtet werden.

Die Angabe von Handelsnamen, Warenbezeichnungen und ähnlichem ohne spezielle Kennzeichnung (z.B. ®) bedeutet unter keinen Umständen, dass diese im Sinne des Gesetzes als frei anzusehen wären und entsprechend genutzt werden dürften. Es kann sich auch dann um geschützte Marken oder Bezeichnungen handeln, wenn diese nicht als solche markiert sind.

Aus Gründen der Vereinfachung wurden häufig verschiedene Bezeichnungen entweder nur in ihrer männlichen oder weiblichen Form wiedergegeben, was keinerlei Wertung beinhaltet. Dieses Buch adressiert interessierte Leser, die bereits über medizinisches Wissen verfügen, weshalb auf medizinische Grundlagen nicht eingegangen wird. Es ist dennoch sowohl für Rettungsdienstpersonal, als auch für Einsatzkräfte der Polizei und auch des Militärs geschrieben worden, die sich näher über die taktische Notfallmedizin informieren möchten. Bei der Ausarbeitung wurde darauf geachtet, nicht die eigene Meinung des Autors in den Vordergrund zu stellen, sondern einen möglichst umfassenden Blick auf die wissenschaftlichen Veröffentlichungen zu dem Thema zu ermöglichen. Das Werk hat keinesfalls den Anspruch auf Vollständigkeit. Dagegen freut sich der Autor über Anregungen und fachliche Diskussionen, um gegebenfalls in den weiteren Auflagen neben Aktualisierungen auch Ergänzungen oder bessere Abbildungen zu bieten.

Er ist erreichbar unter taktische.notfallmedizin@gmail.com.

Inhaltsverzeichnis

2 Einleitung

Die tägliche Zusammenarbeit von Rettungsdienst und Polizei gestaltet sich durchgehend unproblematisch. Kompetenzen und Aufgaben sind klar voneinander abgegrenzt, mögliche Gefahren, die aus alltäglichen Situationen entstehen können, sind aus der Routine heraus bekannt und überschaubar. Untersuchungen ergaben, dass bei etwa jedem fünften bis sechsten Rettungsdiensteinsatz in Großstädten und bei etwa jedem achten Einsatz in mittelgroßen Städten eine Zusammenarbeit von Rettungsdienst und Polizei geschieht, weil die Polizei entweder bei Eintreffen des Rettungsdienstes schon vor Ort ist, parallel alarmiert wurde und auf der Anfahrt ist oder durch den Rettungsdienst nachgefordert wird.[1]

Dennoch bleiben Situationen, die nicht zur alltäglichen Routine gehören, in denen jedoch die Zusammenarbeit besonders intensiv geschehen muss und die die Beteiligten an ihre Grenzen führen. Zu diesen herausragenden Situationen gehört das Einsatzbild der Amoklage, dass sich in Deutschland seit 2002 zunehmend manifestiert, allein im Jahr 2009 wurden vier „school shootings“(Amoklauf an einer Bildungseinrichtung) begangen:

- 11. März 2009 in Winnenden,
- 11. Mai 2009 in St. Augustin,
- 17. September 2009 in Ansbach
- 18. November 2009 in Bergkamen

Dazu kommen noch Amok-Ereignisse aus Alabama (USA), Binghampton (USA), Fort Hood (USA), Pécs (Ungarn) und Espoo (Finnland), die 2009 geschahen und aus St. Louis (USA), Appomattox (USA) sowie Huntsville (USA) und Ludwigshafen in 2010. Derzeit ist Deutschland nach den USA das Land mit der meisten Anzahl an „school shootings“.[2] Auch wenn sich Amokläufe noch nicht stark häufen, werden sie zu einer immer wahrscheinlicheren Lage für die Einsatzkräfte – Terroranschläge hat es in Deutschland dagegen in jüngerer Zeit keine gegeben. Die Anzahl der Toten und Verletzten ist jedoch, abhängig von der Tat, durchaus vergleichbar.

Besonders bezeichnend für Amoklagen ist, dass sie zwar verhältnismäßig selten, jedoch sehr opferreich ausfallen können. Grundsätzlich sind alle Orte als Schauplatz einer Amoklage denkbar, wahrscheinlich ist jedoch ein emotionaler Bezug des Täters zum Ort oder an diesem sind die Personen, gegen die sich seine Aggressivität richtet, zugegen (z. B. Schule). Amoktaten werden von den Tätern nicht affektiv, sondern geplant vollzogen, um möglichst grossen Schaden anzurichten. Besonders ist, dass eine Stabilisierung der Lage durch Gewinn von Zeit nicht möglich ist und das gemeinsame Ziel von Polizei und Rettungsdienst nur Schadensbegrenzung sein kann, d.h. das polizeiliche Einwirken auf den Täter und die Rettung möglichst vieler Menschenleben. Die Mitarbeiter des Rettungsdienstes werden jedoch mit einer großen Menge an Patienten konfrontiert, die zusätzlich schwere und lebensbedrohliche Verletzungsmuster aufweisen, die in Deutschland nicht alltäglich sind – was für den regulären Rettungsdienst viele Probleme bedeuten kann.

Nach den Erfahrungen des Amoklaufes im Erfurter Gutenberg- Gymnasium 2002 begann eine intensive Betrachtung des Phänomenen „Amok“ und die Erarbeitung polizeilicher Konzepte zum Umgang mit solchen Lagen: Im Gegensatz zu den bisherigen Anweisungen, das Eintreffen von Spezialkräften abzuwarten, sollen nun „Kontakt-“ und „Rettungsteams“ gebildet werden. Das Kontaktteam hat hierbei die Aufgabe, nur auf den Täter einzuwirken und ihn aufzuhalten, Verletzte sollen dabei ignoriert werden. Diese werden vom Rettungsteam lokalisiert und versorgt. Um eben diese Versorgung sicherzustellen, wurde die Zusammensetzung des Rettungsteams aus vier Polizeibeamten, die in einer Viereckformation – häufig als „Schildkrötentaktik“ bezeichnet – zwei Rettungsassistenten schützen, entworfen und auf polizeilicher Seite ausgebildet, jedoch ohne maßgebliche Beteiligung des Rettungsdienstes. Von dessen und von notärztlicher Seite aus wurde diese Konzeption zum Teil heftig kritisiert, ohne dass ein für beide Seiten zufriedenstellendes Ergebnis zustande gekommen wäre. Auf polizeilicher Seite wird größtenteils von einer Kenntnis des Konzepts und einer Teilnahme des Rettungsdienstes ausgegangen.

Sicherlich ist es von Vorteil, schwerverletzte Personen schnellstmöglich adäquat medizinisch zu versorgen, allerdings findet die Versorgung in einem Zusammenhang statt, der nicht der Routine des Rettungsdienstes entspricht: Zunächst ist er für diese Tätigkeit nicht speziell geschult, es stellt sich also die Frage, ob die reguläre Ausbildung ausreichend ist – insbesondere, weil die Häufigkeit von Schuss- und Explosionsverletzungen in Deutschland im Vergleich zu anderen Ländern sehr gering ist. Ob die Therapie dieser Verletzungen Besonderheiten beinhaltet, wird im folgenden noch betrachtet. Weiterhin versorgt ein Team aus zwei Einsatzkräften in der Regel nur einen Patienten, daher ist fraglich, wie gut die Versorgung von mehreren, wahrscheinlich schwerverletzten Patienten, gewährleistet werden kann. In diesem Zusammenhang wird ebenfalls dargelegt, mit wievielen Opfern bei Amokläufen gerechnet werden muss. Die Notwendigkeit von schneller medizinischer Hilfe bei Amokläufen bzw. „active shooter scenarios“ wird in der englischsprachigen Literatur dauerhaft wiederholt.[3]

Gerade aufgrund der andauernden Aktualität soll – aufbauend auf Grundlagenbetrachtungen – gezeigt werden, ob das polizeiliche Konzept in Hinblick auf den regulären Rettungsdienst praktikabel und ob die Ausbildung der Rettungsassistenten und Rettungssanitäter für diese spezielle

Situation ausreichend ist und das Ergebnis mit internationalen Lösungen verglichen. Hierzu wurden gemeinsame Trainings von Polizei und Rettungsdienst begleitet und beispielhaft erhoben, in welchen Rettungsdienstbereichen Schleswig-Holsteins nach einem solchen Konzept verfahren werden soll und welche Rettungsdienstschulen dieses Verfahren ausbilden. Weiterhin wird betrachtet, ob die personellen und materiellen Ressourcen des Rettungsdienstes für solche Situationen ausreichend sind.

Dabei wird auch gezeigt, ob die reguläre Ausbildung der Rettungsdienstmitarbeiter sowie auf den zivilen Bereich ausgelegte Traumamanagementsysteme ausreichend sind. Aufgedeckte Defizite werden mit den Lösungsansätzen der taktischen Notfallmedizin, wie sie im militärischen Bereich unter dem Begriff „Tactical Combat Casualty Care“ oder im zivilen unter „Tactical Emergency Medical Support“ bekannt sind, verglichen. Diese Versorgungsstrategien stellen z.B. in den Vereinigten Staaten bewährte Prinzipien dar, die auf die Umstände in speziellen Lagen zugeschnitten sind, dort bereits seit langem ein anerkanntes eigenständiges Feld der präklinischen Notfallmedizin darstellen und auch in Deutschland zunehmend an Bekanntheit gewinnen. Innerhalb dieser Versorgungsgrundsätze werden die jeweiligen spezifischen Rahmenbedingungen und die situativ abhängigen Patientenversorgungen in verschiedenen Phasen einer Lage ebenso berücksichtigt wie die hauptsächlich ballistischen Verletzungen und verlängerten Versorgungszeiten bis zum Patiententransport. Um zu verstehen, wie internationale Prinizipien auf deutsche Verhältnisse angepasst werden können, wird der Blick auch auf die momentanen Ausbildungen im Rettungsdienst gerichtet.

3 Grundlagen

Um die konkrete Problematik für den regulären Rettungsdienst gezielt darstellen zu können, sollen im Folgenden einige Grundlagen betrachtet werden. Neben der Ausbildung, Ausstattung und Organisation des Rettungsdienstes in Deutschland gehört dazu auch die Betrachtung der Verletzungsarten und Schweregrade, mit denen in der Lage „Amoklauf“ zu rechnen ist, um im weiteren Verlauf einen Eindruck zu erhalten, ob die Ausbildung im Rettungsdienst für solche Situationen eine adäquate Vorbereitung darstellt. Auch wenn diese Amoklagen in Deutschland zu den seltenen Einsatzindikationen für Polizei und Rettungsdienst zählen, sind sie aufgrund ihrer erheblichen Dynamik und der hohen Anzahl von betroffenen Personen nicht nur unter hoher Medienbeobachtung, sondern gehören auch zu den vorbereitungsintensivsten Einsätzen mit Kooperation von Polizei und Rettungsdienst. Doch gerade weil Amoktaten zwar ein seltenes, aber aktuelles Thema sind, kann seitens des Rettungsdienstes schon jetzt nicht von einem routinierten Vorgehen ausgegangen werden.

3.1 Medizinische Grundlagen

Charakteristisch für einen Amoklauf ist die Intention des oder der Täter, möglichst vielen Menschen Schaden zuzufügen. Dies kann über verschiedene Arten von Waffen, gefährlichen Gegenständen oder anderen Hilfsmitteln erreicht werden, tatsächlich werden in den meisten Fällen dazu aber Schusswaffen eingesetzt.[4] Diese eignen sich besonders aufgrund ihrer Fernwirkung und zumeist hohen Magazinkapazitäten. Zusätzlich können Sprengstoffe oder Brandsätze (wie bei den Taten in Littleton, Emsdetten und Ansbach) verwendet werden; seltener spielen Klingenwaffen eine Rolle. Betrachtet man die dadurch hervorgerufenen Verletzungsmuster, so können Schussverletzungen, Explosionstraumata, Verbrennungen sowie Stichwunden auftreten. Insgesamt ist die Inzidenz von penetrierenden Verletzungen – besonders mit kriminellem Hintergrund – in Deutschland gering. Im Traumaregister der Deutschen Gesellschaft für Unfallchirurgie betrug der Anteil an penetrierenden Traumata im Jahr 2008 bei insgesamt 20.000 dokumentierten Fällen lediglich 4,7 Prozent;[5] im Jahr 2009 bei 42.248 dokumentierten Fällen 5,1 Prozent.[6] Dies zeigt, dass der Rettungsdienst in Deutschland sehr selten mit solchen Fällen in Berührung kommt. Hier ist zu vermuten, dass die Anzahl der Messerstichverletzungen weitaus höher ist als der Anteil derer, die durch eine Schusswaffe hervorgerufen wurden. Folglich besitzt der deutsche Rettungsdienst – im Grunde erfreulich – kaum praktische Erfahrung im Umgang mit multiplen Schussverletzungen, diese unterscheiden sich doch in der Pathophysiologie signifikant von den häufigeren Wunden, die durch Messerstiche hervorgerufen werden. Obwohl beide Verletzungsmuster zu den penetrierenden Verletzungen zählen, werden diese anhand der gegenüber dem Gewebe applizierten Energie unterschieden. Messerstichverletzungen werden als „low energy“ klassifiziert und weisen Defekte von Organen und Gewebe entlang des Stichkanals und der Bewegung des Messers im Körper auf, der maximal die Länge des Messers haben kann. Im Gegensatz dazu weisen Verletzungen der „medium“ oder „high energy“ Klasse eine temporäre Höhle auf, die zusätzliche Schäden des umliegenden Gewebes nach sich zieht.

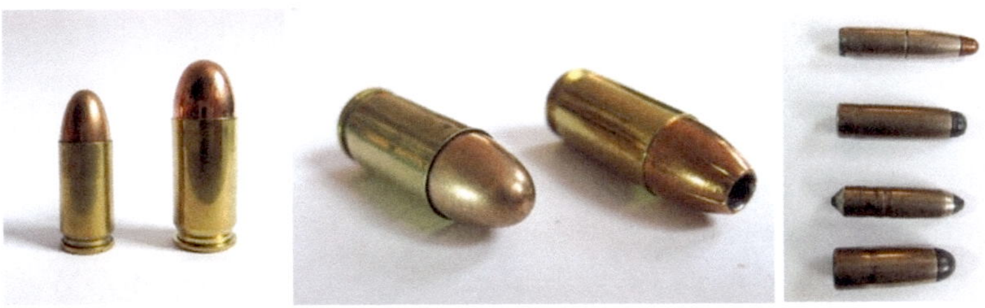

Abbildung 3.1: *Links: Vergleich zwischen einer 9x19 mm und einer .45 ACP Kurzwaffenpatrone. Mitte: 9x19 mm Vollmantel- und Hohlspitzgeschoss. Rechts: Verschiedene Langwaffengeschosse.*

3.2 Schussverletzungen

Das Projektil einer Patrone im Lauf einer Schusswaffe hat zunächst keine Energie, bis das Pulver in der Patrone gezündet wird und sich heisse Gase ausbreiten, die in Rückstoßkräfte umgewandelt werden und das Geschoss beschleunigen. Die Kugel verlässt die Patrone, tritt aus dem Lauf aus und bewegt sich nun mit hoher Geschwindigkeit fort. Gemäß dem Trägheitsprinzip behält ein ballistisches Geschoss seine Geschwindigkeit bei, bis es von einer anderen Kraft abgebremst wird. Innerhalb des menschlichen Körpers trifft das Geschoss auf bremsende Gewebezellen; die von Geschwindigkeit und Masse abhängige kinetische Energie wandelt sich nach dem Energie-Erhaltungsgesetz in Verformungs- und Wärmenenergie um, die diese Zellstrukturen zerstört und unter Hohlraumbildung verdrängt. Je größer die Frontfläche des Geschosses, desto größer ist die Energieübertragung und die Höhlenbildung. Die Größe der Frontfläche ist abhängig von der ursprünglichen Form des Projektils, dem Taumeln und der Zersplitterung bzw. Zerlegung (Fragmentierung).[7]

Die Form eines Geschosses beschreibt seine ursprüngliche Größe sowie die Größe zum Zeitpunkt des Auftreffens. Hierbei kommt der Frontfläche besondere Bedeutung zu, ein Projektil mit abgeflachter Spitze überträgt mehr Energie und verformt sich beim Auftreffen auf den Körper, um so noch mehr Fläche zu erhalten und wiederum mehr Energie zu übertragen, eine größere Höhle zu bilden und schwerere Verletzungen zu verursachen. Keilförmige Geschosse besitzen einen Schwerpunkt, der näher zur Basis als zur Spitze liegt. Trifft das Projektil auf Gewebe, treibt der Impuls das Geschoss weiter nach vorne, während der Schwerpunkt versucht, die Führung zu übernehmen, was zum Taumeln führt. Während der Taumelbewegung werden mehr Gewebepartikel beeinträchtigt, als wenn das Geschoss mit der Spitze voran stabil nach vorne fliegen würde. Es kommt zu einem stärkeren Energieaustausch und somit zu schwereren Gewebeschäden. Die Fragmentierung bezeichnet das Zerfallen eines Objektes während des Eindringens in einen Körper. Projektile mit weichen Spitzen oder Einkerbungen auf der Front vergrößern durch Auseinanderbrechen die Schädigung auf den Körper. Die entstehenden Fragmente ergeben eine größere Frontfläche als ein einziges massives Profil, die Energie wird schnell auf große Gewebegebiete verteilt.[7] Durch das Zerschellen verteilen sich die Geschossteile auf eine größere Fläche; durch die vergrößerte Frontfläche werden mehr Gewebepartikel getroffen und die Verletzungen werden über einen größeren Teil des Körpers verteilt und so mehr Organe betroffen. Dieser Effekt tritt besonders bei Schrotschüssen auf.

Bei der Entstehung einer Schussverletzung kommt es zu verschiedenen Vorgängen. Diese Vorgänge können grob in zwei Aspekte unterteilt werden: Was geschieht, wenn ein Projektil in einen Körper eindringt (Aktion, physikalisch - ballistischer Aspekt) und wie sich der Körper anschließend verhält (Reaktion, medizinisch - biologischer Aspekt). Diese beiden Aspekte machen die Wundballistik zu einer interdisziplinären Wissenschaft.[8] Sie untersucht das Geschossverhalten sowohl kurz vor als auch nach deren Eintritt in den Körper eines Lebewesens sowie die daraus resultierende Wirkung. Betrachtet werden das Geschossverhalten, der Schusskanal und die folgenden Verletzungen. Diese sind abhängig von der kinetischen Energie, die unmittelbar auf das Lebewesen übertragen wird. Wesentlich bei Wunden die unter mittlerer (z.B. Handfeuerwaffen) oder hoher (z.B. Gewehre) Energieabgabe entstanden sind, ist die Wundhöhle. Diese ist abhängig von

- Masse
- Geschwindigkeit
- Beschaffenheit und Form
- Gierung und Rotation

des Geschosses, außerdem durch die Dichte und Elastizität des Gewebes. Gekapselte Organe wie Leber und Milz absorbieren aufgrund der fehlenden Elastitzität einen hohen Anteil der Geschossenergie, Knochengewebe wird wegen der hohen Dichte und geringen Elastizität zertrümmert, die Splitter ziehen dann sekundäre Verletzungen nach sich. Gewebe mit hoher Elastizität und geringer Dichte (z.B. das der Lunge) macht wiederum eine Höhlenbildung unwahrscheinlich. Die Form des Projektils ist auch ausschlaggebend, so verursachen schlanke bzw. scharfe Geschosse einen engen Schusskanal, spezielle Munition mit großem Querschnitt oder dafür entwickeltem Projektilaufbau verursacht durch Aufpilzung eine größere Wundhöhle und schwerwiegendere Verletzungen. Gierung sowie Rotation des Projektils bedingt ebenfalls derartiges. Auch die Geschossgeschwindigkeit spielt eine Rolle, trifft ein Projektil mit mehr als 600 m/s einen Körper, kann die Schockwelle im Gewebe zu einer temporären Höhle führen, die das 30fache des ursprünglichen Projektildurchmessers betragen kann.[5] Der wichtigste Begriff in der Wundballistik ist daher der der temporären (Wund-)Höhle, da sich aus dieser analog zum Ausmaß alle Folgen ableiten lassen. Diese ist nicht mit dem physikalischen Phänomenen der Kavitation gleichzusetzen,[8] auch wenn dies teilweise so dargestellt wird.[5] Je größer das Ausmaß der temporären Höhle, desto geringer ist die Eindringtiefe eines Projektils; was jedoch nicht weniger schwere Verletzungen bedeutet.

Die temporäre Höhle ruft drei Arten von Veränderungen im mensch-

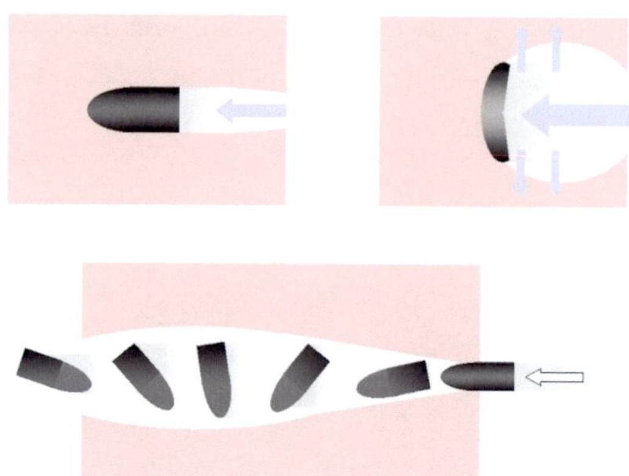

Abbildung 3.2: *Wundausdehnung in Abhängigkeit von Geschwindigkeit, Masse, Beschaffenheit, Form, Gierung und Rotation des Geschosses*[5]

lichen Körper hervor: Die temporäre Höhle selbst, die Zone der Extravasation sowie der bleibende Schusskanal. Sowohl Extravasation als auch bleibender Schusskanal sind Folgen der temporären Höhle, wobei der bleibende Schusskanal nicht mit dem geometrischen Schusskanal gleichgesetzt werden kann (die Querschnittsfläche des Geschosses). Der Durchmesser ist abhängig von der übertragenen Geschossenergie auf die jeweilige Körperregion. Morphologisch kennzeichnet den Schusskanal eine Zone zertrümmertes, zerrissenes und stark durchblutetes Gewebe.[8] Durch die Bildung der temporären Höhle wird das Gewebe stark gedehnt bzw. überdehnt und dadurch zerrissen. Um den geometrischen Schusskanal herum gibt es also eine Zone mit Gewebszerreissung, die beide den bleibenden Schusskanal darstellen. Um den bleibenden Schusskanal wiederum ist die Zone der Extravasation, in der das Gewebe gedehnt, jedoch nicht zerrissen wurde; die dadurch resultierenden Blutungen nehmen von innen nach außen ab.[8] Um diese Zone herum wird das Gewebe zwar noch gedehnt, jedoch nicht geschädigt.

Der tatsächliche Schweregrad einer Verletzung durch ein Geschoss ist stark situativ abhängig und kann nicht pauschalisiert werden.[8] Die Geschossform bestimmt, inwieweit kinetische Energie auf das Zielmedium übertragen wird; ist das Material des Projektils von harter Substanz, ist die Wahrscheinlichkeit von Ausschüssen – also dem Wiederaustreten des Geschosses aus dem Körper – relativ hoch.[9] Das Geschoss verformt sich dabei nur wenig oder minimal. Geschosse aus Kurzwaffen (Pistolen, Revolver) bringen allgemein weniger Energie mit sich als Langwaffengeschosse. Die forensische Forschung untersucht mit verschiedensten Simulanzien laufend gängige und seltene Kaliber hinischtlich ihrer Wirkung im Ziel, um Prognosen bei bestimmten Konstellationen treffen zu können.

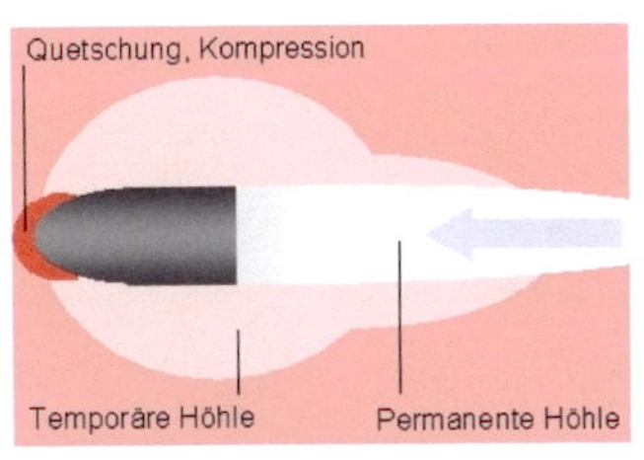

Abbildung 3.3: *Vorübergehende Ausdehnung, Temporäre Höhle*

Generell können Geschosse dahingehend unterschieden werden, wie sie ihre Form verändern: Sie können formstabil sein, sich verformen oder zerlegen. Der grösste Geschossrest bestimmt dabei, ob es sich um eine Verformung oder Zerlegung handelt; beträgt der Geschossrest mindestens 90 Prozent der Ursprungsmasse, handelt es sich um eine Deformation. Eine weitere Unterscheidung kann hinsichtlich ihrer Bauart vorgenommen werden: Es kann sich um ein Vollgeschoss handeln, um ein Vollmantelgeschoss (bis auf den Geschossboden vollständig ummantelter Bleikern), um ein Teilmantelgeschoss (der Bleikern liegt an der Geschossspitze frei), um ein Hohlspitzgeschoss (an der Geschossspitze ist eine axiale Bohrung) oder um ein Monoblockgeschoss (komplett aus einem Material, zur Deformation konstruiert). Teilweise können moderne Geschossarten jedoch nicht mehr eindeutig einer Gruppe zugeordnet werden.

Das Verletzungsbild ist neben der Energieabgabe auf den Körper von seiner Beschaffenheit abhängig. Differenziert wird, ob knöcherne Strukturen, Gefässe oder Muskelgewebe getroffen werden, in den verschie-

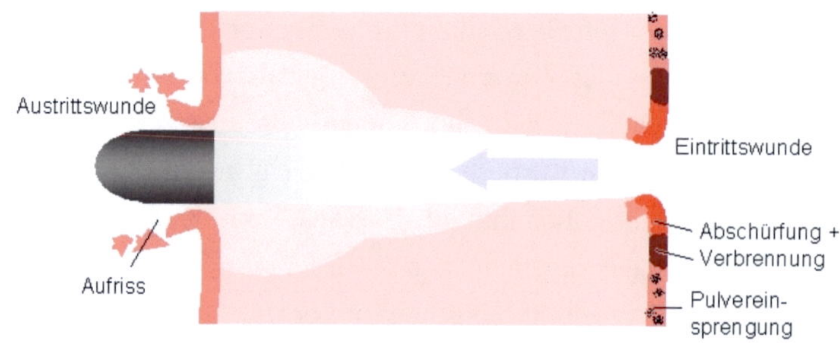

Abbildung 3.4: *Ein- und Austrittswunden*

denen Körperregionen treten entsprechend charakteristische Gewebedefekte auf. Naturgemäß sind Verletzungen der lebenswichtigen Organe im Bereich des Thorax oder Abdomens gefährlicher als Treffer in den Extremitäten, jedoch können auch diese bei Beteiligung arterieller Gefässe, großer Wundhöhlen oder Mehrfachverletzung mit in kürzester Zeit lebensbedrohlichen Blutungen einhergehen. Einschüsse in flüssigkeitsgefüllten Hohlorganen können zudem eine explosionsartige Verdrängung der Flüssigkeit zur Folge haben.[9] Hirnverletzungen sind nicht zwingend tödlich, jedoch meist mit einer schlechten Prognose behaftet.

Beim unmittelbaren Eindringen in den Körper besitzt das Projektil noch seinen ursprünglichen Durchmesser und beginnt sich erst durch den Gewebswiderstand zu verformen. Dabei kann das Geschoss bei bestimmten Munitionsarten seinen Querschnitt stark erhöhen, so eine ausgeprägte temporäre Wundhöhle hervorrufen und körpereigene Elemente mitreißen. Ausschüsse sind regelhaft größer als Einschüsse, da ein nun deformiertes Projektil wieder austritt. Ausnahmen sind Treffer durch Querschläger oder Aufprall auf Hautschichten, die flächenhaft von Knochen unterlegt sind. Zwischen Ein- und ggf. Ausschuss stehen zwei weitere Aspekte der Schusswunde: Die permanente Wundhöhle (der bleibende Schusskanal) und die bereits erwähnte temporäre Wundhöhle, die kurzzeitige eine Gewebeverdrängung nach allen Seiten darstellt und anschließend wieder in sich zusammenfällt, dann jedoch einen Defekt darstellt.

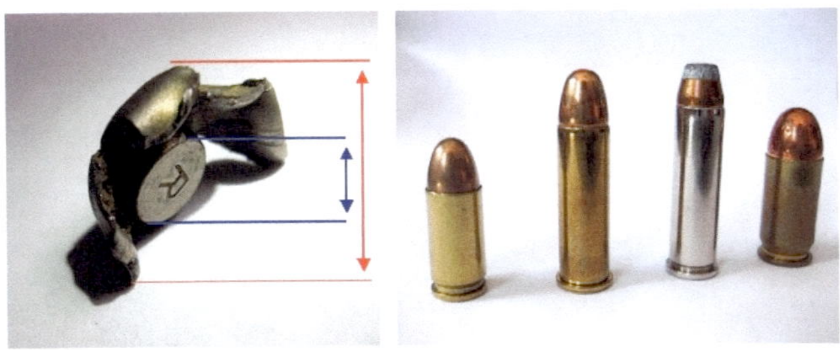

Abbildung 3.5: *Links: Vergrößerung im Vergleich zum ursprünglichen Durchmesser. Rechts: Beispiele für Kurzwaffenmunition (9x19mm, .38 Special, .357 Magnum, .45 ACP)*

Der Weg des Geschosses kann durch Abprallen an dichten Strukturen wesentlich beeinflusst werden. So ist es möglich, dass ein Treffer in den Oberarm in den Thoraxbereich abgelenkt wird und so eine urprünglich nicht zwingend lebensbedrohliche Verletzung doch zu einer wird. Ebenso können Gegenstände des täglichen Bedarfs, wie Kugelschreiber, Münzen oder Schlüssel zu sekundären Geschossen werden und erhebliche Verletzungen verursachen; besonders, wenn diese sich zusätzlich in Kleinstteile zerlegen. Der Ausschuss eines Projektils ist regelhaft größer als der Einschuss und kennzeichnet sich durch Fehlen bestimmter Merkmale eines Einschusses. Beim Austreten entsteht meist eine Risswunde, deren Ränder stern- oder schlitzförmig verlaufen.[9,10] Zusammenfassend lassen sich folgende Kombinationen und Schussformen unterscheiden:

- Durchschuss (Projektil tritt in den Körper ein, verursacht permanente und temporäre Wundhöhle und tritt wieder aus)
- Gellerschuss (Verletzung durch einen Querschläger, also ein bereits vorher abgelenktes Projektil)
- Krönleinschuss (Berstung des Schädels durch hydrodynamische Sprengwirkung)
- Prellschuss (Abprallen des Geschosses ohne Eindringen)
- Steckschuss (Geschosseintritt, jedoch fehlender Austritt)
- Streifschuss (Projektil tangiert die Körperoberfläche)

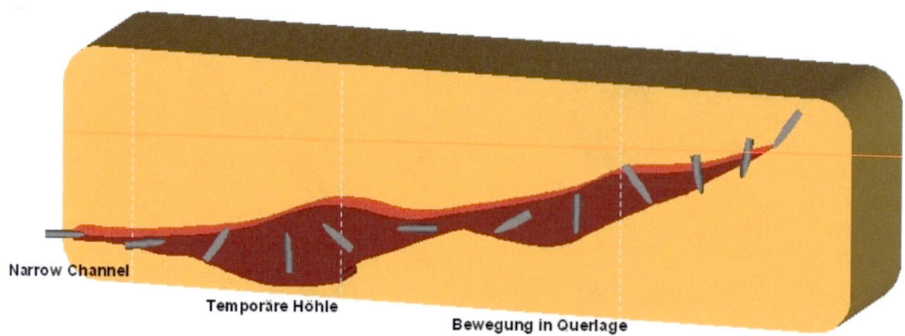

Abbildung 3.6: *Schematische Darstellung des Bewegungsablaufes eines Vollmantelgeschosses*[8]

- Winkelschuss (Geschoss wird durch knöcherne Strukturen in andere Bereiche abgelenkt)

Treffen Vollmantel und Vollgeschosse aus Langwaffen auf ein weiches Medium, erzeugen sie gewöhnlicherweise einen Schusskanal, der in drei Teile unterschieden werden kann, was von der Konstruktion des Geschosses weitesgehend unabhängig ist. Erstes Teilstück ist ein gerader Schusskanal („narrow channel", NC), der entsteht solange die Trägheitskräfte dominieren und die Reibungskräfte vernachlässigbar sind. Ein grosser Teil der Geschossoberfläche wird nicht vom Zielmedium umströmt und bleibt nahezu kräftefrei. Mit abnehmender Geschossgeschwindigkeit wird mehr Oberfläche umströmt, was zu einem Aufbau eines Kippmomentes führt, bis schnell eine Drehung des Geschosses um die Querachse auftritt. Dies führt zu einem starken Abbremsen des Geschosses unter Bildung einer temporären Höhle. Gleichzeitig wird das Geschoss einer hohen Biege- und Druckspannung ausgesetzt, wodurch es zusammengequetscht wird oder zerbricht. Bleibt das Geschoss ganz, kann es zu einer Querbeschleunigung kommen, durch die das Geschoss seine geradlinige Bahn verlässt. Anschließend wird sich das Geschoss aus Trägheitsgründen über die Querlage hinaus drehen, bis es seinen maximalen Drehwinkel erreicht hat. Dieser kann, je nach Geschoss, 90°-180° betragen, bei schlanken Geschossen jedoch sogar bis zu 270°.[8] Im dritten Teilstück

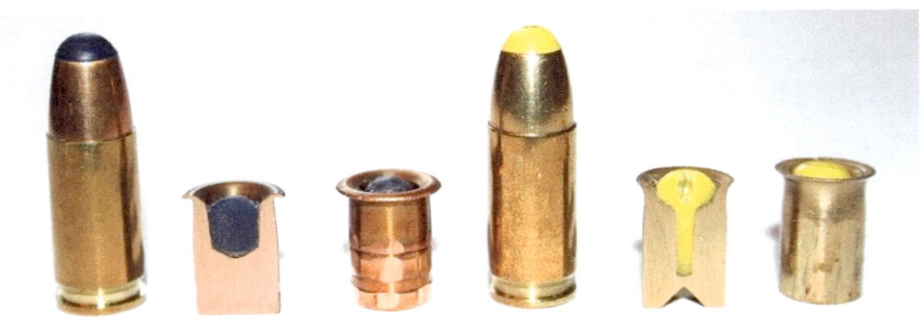

Abbildung 3.7: *aktuelle Polizeimunition der dt. Polizei Kaliber 9x19 Para, v.l.n.r. MEN PEP (Polizei-Einsatz-Patrone) als Patrone, als Schnitt und Geschoss nach Beschuss von Glyzerinseife, RUAG Action 4 als Patrone, als Schnitt nach Beschuss von Glyzerinseife und Geschoss nach Beschuss von Glyzerinseife*

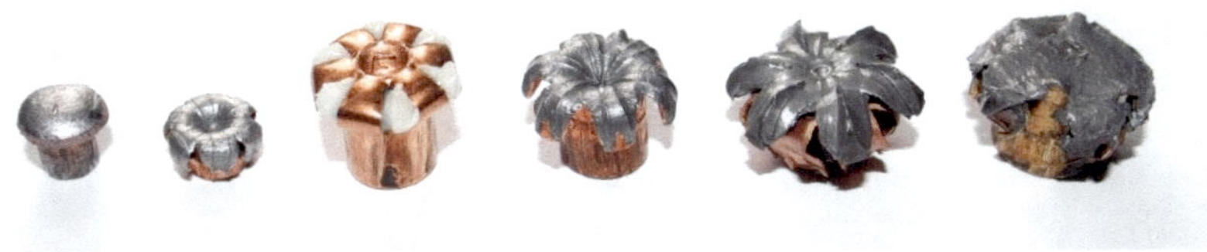

Abbildung 3.8: *Deformationsgeschosse nach Glyzerinseifenbeschuss, v.l.n.r. .22LR CCI Stinger, 6,35 mm Browning Speer Gold Dot, 9x19 Para Federal EFMJ (expanding full metall jacket), .38 Special Speer Gold Dot, .40 SW Federal HST, .45 ACP Remington Golden Saber*

dreht sich das Geschoss wegen der nun wirkenden Dämpfungskraft wieder in die Querlage zurück oder verbleibt in einer solchen (wenn die Drehung bereits vorher zum Stillstand gekommen ist). Dabei kommt es zu einem Pendeln und der Erzeugung einer zweiten temporären Höhle, die aufgrund der geringeren Energieabgabe weniger gross ausfällt als die erste.

Bei Deformations- und Zerlegungsgeschossen (konstruktionstechnisch meist Hohlspitz- oder Teilmantelgeschosse) zeichnen sich dadurch aus, das der enge Einschusskanals fast komplett fehlt und die Bildung der temporä-

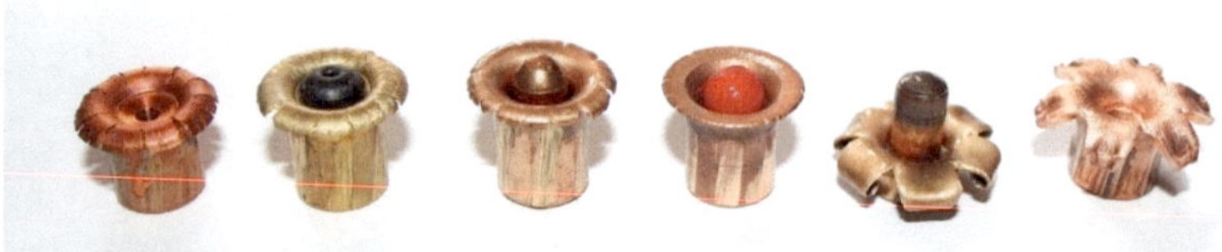

Abbildung 3.9: *Moderne Solid- oder Monolithgeschosse Kaliber 9x19 Para, diese bestehen aus Kupfer oder Tombak und sind im Weichziel meist Massestabil, v.l.n.r. RUAG Action 1, Action 5 und SeCa, MEN Quick Defense 1, Hirtenberger EMB (Expansion-Monoblock) und Magtech First Defense*

ren Höhle unmittelbar nach dem Eindringen einsetzt. Solche Geschosse zerlegen oder deformieren sich ca. 2-4 cm nach dem Eindringen.[8] Da an der Geschossspitze ein sehr hoher Druck herrscht, verformen sich diese Projektile ausserordentlich schnell. Bei Teilmantelgeschossen wirkt der Druck auf das an der Geschosspitze frei liegende Blei, das nicht komprimiert werden kann und in das Innere des Geschosses zurückgedrängt, bis es aufgesprengt wird. Bei Hohlspitzgeschossen dringt das Zielmedium erst in das Geschoss ein, um es dann aufzusprengen. Durch die Oberflächenvergrößerung wird die angeströmte Frontfläche schnell größer, was zu einer steigenden Energieabgabe führt. Durch die große Stirnfläche tritt der Effekt der sogenannten Schulterstabilisierung auf, durch die das Geschoss einen geradlinigen Schusskanal hinterlässt, sofern das Medium homogen ist. Zerlegungsgeschosse bilden eine Anzahl von Splittern, die die gesamte Querschnittsfläche weiter vergrößern oder eigene Schusskanäle erzeugen, die seitlich vom Hauptschusskanal abzweigen.

Deformationsgeschosse sollen durch konstruktiv gesteuerte Aufpilzung gezielt Energie auf ein Weichziel übertragen. Die Eindringtiefe gängiger Deformationsgeschosse für Pistolen (also Kaliber wie 7,65mm Brw., 9mm kurz, 9mm Makarow, 9 x 19 Para, .40 SW und .45 ACP)in Zielsimulanzien wie Seife oder Gelatine liegt im Bereich von 15 bis 30 cm. Größere Eindringtiefen sind nicht gewollt, da hierbei die Hintergrundgefährdung als Folge eines Körperdurchschusses steigt. Das Magtech First

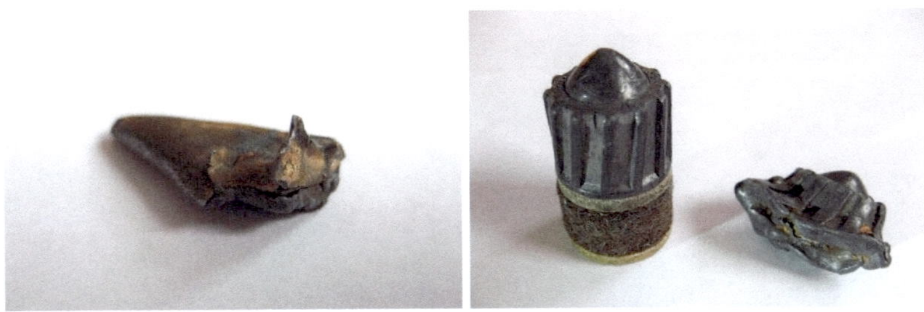

Abbildung 3.10: *Links: Das Geschoss wurde durch die Biege- und Druckspannung ausgequetscht. Rechts: intaktes und deformiertes Flintenlaufgeschoss*

Defense erfüllt die Anforderungen an ein Deformationsgeschoss sehr gut. Beim Eintritt der Geschossspitze in die Seife füllt sich die Hohlspitze mit dieser. Durch deren nahezue Inkompressibilität baut sich ein großer Staudruck in der Hohlspitze auf, der die Öffnung der Hohlspitze an den Sollbruchstellen einleitet. Der Geschossquerschnitt steigt wie auch der Strömungswiderstand steigen an. Die Geschossgeschwindigkeit fällt dabei stark unter gleichzeitig hoher Dissipation von kinetischer Energie.

Prinzipiell sind Bewegungsablauf und Geschossverhalten von Vollmantel- und Vollgeschossen aus Kurzwaffen dem der aus Langwaffen verschossenen Projektile ähnlich, der Schusskanal ist meist nur kürzer, da die Energie des Geschosses geringer ist. Kurzwaffengeschosse sind bis auf seltene Ausnahmen kürzer als Langwaffengeschosse und haben eine eher stumpfe Kopfform. Selbst wenn sich das Geschoss querstellt, ändert sich die Energieabgabe nicht dramatisch und die Bildung der temporären Höhle fällt klein aus, wodurch sich Eindringtiefen von bis zu 70 cm ergeben können.[8] Auch Deformations- und Zerlegungsgeschosse aus Kurzwaffen haben erstmal weniger Energie als Geschosse aus Langwaffen. Auch hier erfolgt die Verformung des Geschosses sehr schnell, wobei Monoblockgeschosse aus Kupfer bzw. Kupferlegierung ihr Verformungsmaximum schneller erreichen als Teilmantelgeschosse mit Bleikern. Die meisten Deformationsgeschosse haben ihr Verformungsmaximum bereits nach 1-

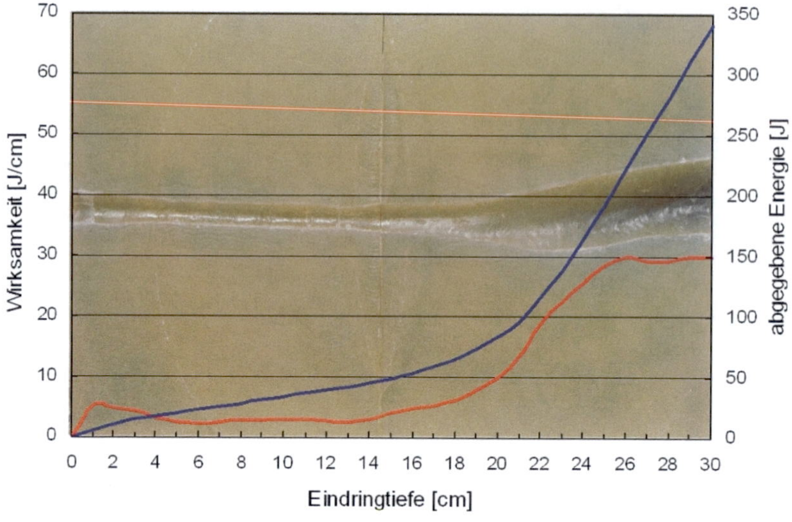

Abbildung 3.11: *Kaliber 9mmx19, 8 Gramm Vollmantelgeschoss, Einschuss von links, Länge des Narrow Channels etwa 150 mm danach Auf- und Querstellung des Projektils, das Geschoss verläßt den 300 mm langen Seifenblock in Querlage*

3 cm erreicht. Auch hier stellt sich aufgrund der grossen Frontfläche eine Schulterstabilisierung ein, weshalb der Schusskanal weitesgehend gerade verläuft; die Geschosse bleiben häufig etwas schräg stecken. Zylindrische Geschosse, („Wadcutter") hinterlassen einen gerade und langen Schusskanal.[8]

Abgeprallte oder instabile Geschosse treffen mit einem Anstellwinkel auf, der bis zu 90° Grad betragen kann, dadurch hinterlassen sie keinen engen Einschusskanal, sondern führen schnell zu einer ausgedehnten temporären Höhlenbildung.

Deformationsgeschosse die abprallen, pilzen nicht auf, sondern hinterlassen einen Schusskanal wie abgeprallte Vollmantelgeschosse, da der zur Verformung notwendige Druck nicht aufgebaut werden kann.

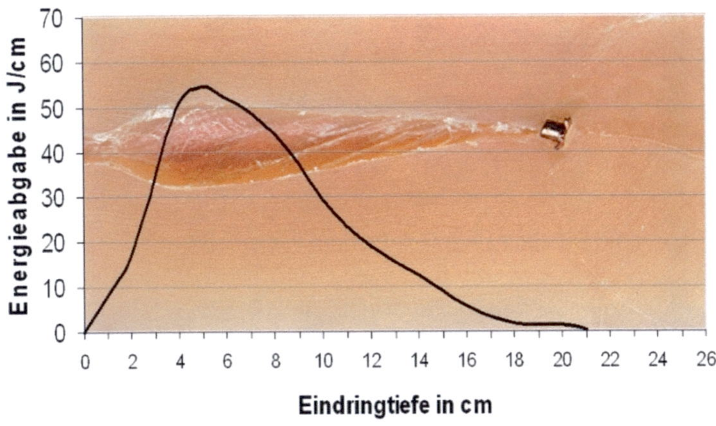

Abbildung 3.12: *Kaliber 9mmx19 Magtech First Defense 92,6 grs. Deutlich zu erkennen ist die frühe Energieabgabe kurz nach Eintritt in das Zielmedium.*

3.2.1 Auswirkungen von Schussverletzungen

Abhängig von der getroffenen Region kann eine penetrierende Verletzung verschiedene Auswirkungen haben (Anatomische Grundlagen aus[11]):

Kopf: Nachdem das Geschoss den Schädel durchschlagen hat, verteilt es seine gesamte Energie in einem geschlossenen Raum. Vom Projektil beschleunigte Partikel stoßen gegen den Widerstand der Schädeldecke, die sich nicht wie die Haut ausdehnen kann. Als Folge wird das Hirngewebe gegen die Schädelinnenseite gedrückt und es treten schwerere Verletzungen auf, als eigentlich zu erwarten wäre. Ein Projektil kann auch dem Verlauf der Schädelinnenwand folgen, wenn es in einem bestimmten Winkel eingetreten ist und nicht ausreichend Energie besitzt, wieder auszutreten. Besonders kleinere Kaliber entwickeln so eine zerstörerische Wirkung. Kraniozerebrale Schussverletzungen weisen so eine hohe Mortalität auf und führen häufig zu einem Atemstillstand. Durch die Kopfbehaarung sind die Eintrittswunden auch leicht zu übersehen

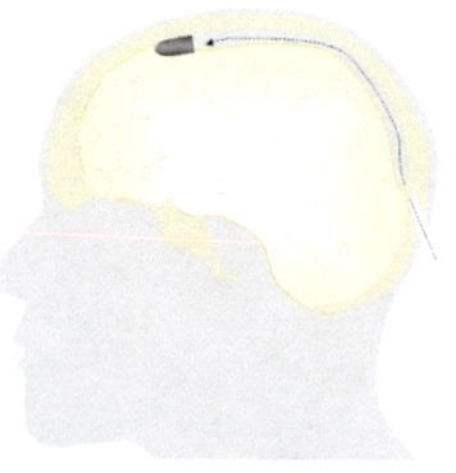

Abbildung 3.13: *Geschosse können an der Schädelinnenseite entlangwandern, wenn die Energie zum Austritt nicht ausreicht (schematische Darstellung)*

bzw. schwierig zu lokalisieren. Verletzungen von Gesicht und Hals können dagegen durch die hohe Anzahl an Gefässen zu massiven, schwierig zu kontrollierenden Blutungen führen, die neben der Gefahr eines hämorrhagischen Schocks zu einer Atemwegsverlegung oder Aspiration führen können. Neben den Gefässen können ebenso Nerven, Trachea, Ösophagus und zervikales Rückenmark lebensbedrohlich verletzt werden.

Thorax: Innerhalb des Thorax befinden sich hauptsächlich drei Arten von Strukturen: die Lunge, das Herz mit dem Gefässsystem und Teile des Gastrointestinaltraktes. Da das Lungengewebe weniger dicht ist als das Blut oder andere feste Organe bzw. Knochen, richtet ein Projektil weniger Schaden an als bei anderem Gewebe im Thorax. Ein grosser Teil des passierten Gebiets besteht aus Luft, daher werden weniger Partikel getroffen und es findet eine geringere Energieübertragung statt. Allerdings können Schusskanäle entlang der Lunge trotzdem zu lebensbedrohlichen Verletzungen führen, z. B. der Entwicklung eines (Spannungs-) Pneumothorax. Gefäße, die nicht sehr groß und nicht mit der Thoraxwand verbunden sind, werden meist ohne größere Schäden zur Seite gedrängt. Werden jedoch größere Gefäße, wie die Aorta oder die Vena cava getroffen, können diese nicht ausweichen und werden beschädigt- lebensbedrohliche (innere) Blutungen sind die Folge. Wird das Myokard von einem Projektil getroffen, dehnt es sich aus und zieht sich nach Passage des Geschosses wieder zusammen. Abhängig von der Dicke des Myokards und Kaliber des Projektils können kleinere Geschosse aufgehalten werden und ein sofortiges Verbluten wird vermieden. Die Speiseröhre als Teil des Gastrointestinaltrakts im Thorax kann, wenn sie getroffen wird, möglicherweise Inhalte in den Brustraum abgeben – Symptome einer solchen Verletzung können mit erheblicher Verspätung auftreten. Die Folgen einer penetrierenden Thoraxverletzung sind schwer vorherzusagen; eine lebensbedrohliche Schocksymptomatik durch einen Spannungspneumothorax, Hämatothorax oder eine Perikardtamponade sind möglich.

Abdomen: Innerhalb des Abdomens finden sich drei Strukturarten: luftgefüllte, feste und knöcherne Elemente. Eine Penetration durch eine Waffe mit niedriger Energie richtet möglicherweise nur geringen Schaden an; so ist bei lediglich 30 Prozent der Messerstichverletzungen in der Bauchhöhle eine operative Intervention nötig, bei Verletzungen durch Waffen mit mittlerer Energie liegt dieser Anteil bei 85-95 Prozent. Eine effektive Kontrolle der Blutung ist für den Patienten überlebenswichtig.[7] Abdominelle Verletzungen durch Schusswaffen sind in der Regel schwerwiegend und mehrere Organe werden geschädigt; wogegen Verletzungen durch Stichwaffen zu einem Drittel das Peritoneum nicht perforieren.

Extremitäten: Innerhalb der Extremitäten können Knochen, Muskeln oder Gefässe betroffen sein. Ist das Kaliber eines Geschosses kleiner als der Durchmesser des getroffenen Knochens, erfolgt ein Knochenbruch regelhaft durch den aufgebauten Druck in der Knochenmarkshöhle. Ist keine Knochenmarkshöhle vorhanden (wie bei den Schulterblättern), findet meist ein Durchschuss ohne Rissbildung statt. Ein Knochenbruch ist zu erwarten, wenn das Projektil genügend Energie überträgt und damit ausreichend hydraulischen Druck in der Knochenmarkshöhle aufbaut. Die Energiehöhe ist dabei sowohl von der gesamt zur Verfügung stehenden Energie abhängig, als auch von der Aufenthaltszeit des Projektils im Knochenbereich. Anders als fälschlicherweise angenommen, kann so ein langsameres Kurzwaffengeschoss einen Knochen ebenso stark oder stärker schädigen als ein wesentlich schnelleres Langwaffenprojektil.

Der durch den in der Markhöhle aufgebauten Druck entstandene Schaden entspricht dabei stets ungefähr dem Ausmaß der temporären Höhle; Knochensplitter fliegen durch den Druck im Knochenmarksraum zum Teil entgegen der Schussrichtung. Fliegen sie in Schussrichtung, gelangen sie in die temporäre Höhle. Sie besitzen zuwenig Energie, um außerhalb der temporären Höhle eigene Schusskanäle hervorzurufen und sind keine Sekundärgeschosse,[8] auch wenn dies vielfach anders dargestellt wird. Muskeln dehnen sich oft bei der Projektilpassage aus, was zu Blutungen führen kann. Ebenfalls kommt es zu teilweise erheblichen Blutungen, wenn Gefässe getroffen werden. In diesem Fall ist auch die Bildung von Blutgerinnseln (Thromben) möglich, die zum Verschluss von Blutgefässen führen können (Embolien). Werden durch den Geschossverlauf tiefer liegende Gefässe getroffen, muss zum Unterbinden der Blutung unter Umständen der Wundkanal bzw. die Wundhöhle tamponiert werden, eine oberflächliche Abdeckung reicht dann nicht aus.

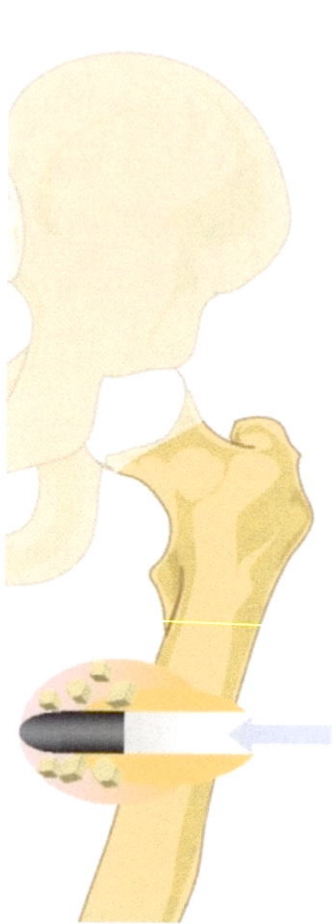

Abbildung 3.14: *Knochensplitter bleiben meist innerhalb der temporären Höhle*

Verletzungen durch Schrotflinten: Schrotflinten zählen nicht zu den Hochgeschwindigkeitswaffen, werden sie jedoch aus naher bis mittlerer Distanz abgefeuert, können sie weitaus tödlichere Verletzungen hervorrufen (beim Amoklauf in Erfurt 2002 wurde eine Schrotflinte gefunden, die jedoch nicht benutzt wurde). Während Pistolen, Revolver und Büch-

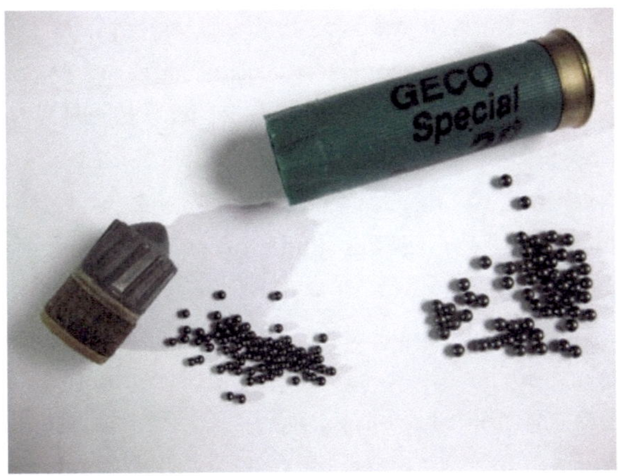

Abbildung 3.15: *Schrotladungen in 2mm und 3mm, Flintenlaufgeschoss*

sen „gezogene Läufe" besitzen, also Riefen auf der Laufinnenseite, die das Geschoss in Rotation um die eigene Achse versetzen, haben Flinten glatte Läufe, die eine Ladung der Projektile in Richtung Ziel lenken. Dabei kann durch verschiedene Formen der Laufenden die Streuung beeinflusst werden. Die Streuung verringert sich, je länger der Lauf ist. Obwohl verschiedene Sorten Munition für Flinten verfügbar sind, ist der Aufbau der Patronen doch sehr ähnlich, er besteht aus der Hülse, dem Pulver, Füllmaterial und den Geschossen. Das Füllmaterial dichtet die Geschosse gegen das Pulver ab; wird die Patrone gezündet, schießen alle Bestandteile ausser der Hülse aus dem Lauf und können bei Nahschüssen Verletzungen verursachen; das Füllmaterial kann so später Infektionen bedingen und einige Pulversorten führen zu tätowierungsähnlichen Bildern. Die Geschosse selber variieren in der Zusammensetzung, Größe und Gewicht; hier gibt es eine Bandbreite von Metallpulver bis hin zu größeren Stahlkugeln, auch Gummikugeln oder massive Flintenlaufgeschosse sind in Verwendung.

Die typische Patrone zur Vogeljagd enthält 200-2000 Kugeln, spezielle „Buckshot" Munition dagegen nur 6-20. Je größer die einzelnen Geschosse, desto mehr ähnelt die Wundballistik einem Kleinkaliberprojektil. Die Kenntnis der Munition ist zur Einschätzung von Schussverletzungen wichtig, die relevanteste Variable ist jedoch die Distanz, aus der der Schuss abgegeben wurde.[7] Schrotpatronen setzen eine große Zahl von Geschossen frei, die meistens kugelförmig sind, dadurch sind sie für den Luftwiderstand sehr anfällig und werden schnell abgebremst. Der Luftwiderstand vermindert die Bewegungsenergie der Schrote stark und ändert damit distanzabhängig die verursachte Verletzungen. Es werden bei Schrotschüssen vier Kategorien unterschieden: Kontakt (aufgesetzter Schuss), Kurz-, Mittel- und Langdistanz. Kontaktschüsse, also bei aufgesetzter Waffe, führen zu einer kreisrunden Eintrittswunde, selten ist sie durch den Austritt heisser Gase auch sternförmig. Kontaktwunden durch Schrotflinten sind mit ausgedehnten Gewebeschäden verbunden und besitzen eine sehr hohe Mortaliät von 85-90 Prozent.[12] Bei Schüssen aus kurzer Distanz werden Pulverreste und Füllmaterial mit in die Haut eingesprengt, die Projektile haben genügend Energie, um tief in den Körper einzudrigen und erhebliche Verletzungen hervorzurufen. Mitteldistanzschüsse rufen eine Mischung aus tiefen Einschüssen mit schweren Verletzungen und oberflächlichen Wunden sowie Abschürfungen durch einzelne Kugeln, die sich aus dem Hauptverbund der Schrotladung gelöst haben, hervor. Wegen der tief penetrierenden Wunden haben auch Schrotschüsse aus mittlerer Distanz eine relativ hohe Sterberate.[12] Aus langer Distanz abgegebende Schüsse sind dagegen selten tödlich und charakterisiert durch eine hohe Streuung der Kügelchen. Bei empfindlichen Gewebe, wie den Augen, können aber trotzdem schwere Verletzungen verursacht werden. Größere Kugeln können auch bei längeren Distanzen noch ausreichend Energie besitzen, um tiefer liegendes Gewebe in Mitleidenschaft zu ziehen. Wichtig ist bei diesen Verletzungen der kumulative Effekt aus den vielen kleineren Wunden, der zusammengezogen dennoch gravierende Auswirkungen haben kann. Zur adäquaten Einschätzung des Patienten muss der gesamte Körper inspiziert werden. Die korrekte Einschätzung von Patienten mit Schussverletzungen kann sich demnach schwierig gestalten, besonders, wenn keine entsprechenden Erfahrungen vorliegen. Eine einzelne, kreisrunde Eintrittswunde kann von einem aufgesetzten Schrotschuss herrühren, der jedoch innerhalb des Körpers massiven Schaden anrichtet oder von einer Kugel, die aus einiger Entfernung abgefeuert wurde und nur eine einzelne, relativ enge permanente Wundhöhle hinterlassen hat. Nur eine genaue Untersuchung der Wunde und Zusammenfassung möglichst vieler Informationen über den Hergang eine Differenzierung der Verletzungen zulassen, die wahrscheinlich eine relevante Schädigung der inneren Strukturen hinterlassen. Aufgesetzte oder Nahdistanzschüsse können zu einem offenen Pneumothorax führen, bei Abdomentreffern treten möglicherweise die Eingeweide heraus. Weiterhin können kleine Projektile auch auch tief genug vordringen und z.B. bei Gefäßtreffern Durchblutungsstörungen in Extremitäten hervorrufen. Andererseits ist auch eine Vielzahl von kleinen Wunden möglich, die nur oberflächliche Verletzungen zur Folge hatten. Die präklische Einschätzung von solchen Verletzungen gestaltet sich also sehr schwierig.

3.2.2 Wirkung ballistischer Schutzwesten

Heutige Schutzwesten bestehen aus Gewebelagen oder geschichteten Folien aus Aramid oder Polyethylenfasern und gestatten dadurch eine hohe Beweglichkeit und guten Tragekomfort, besonders bei leichten Unterziehschutzwesten. Der Nachteil liegt dabei in der begrenzten Schutzwirkung. Flexible Westen bieten meist nur Schutz vor Handfeuerwaffen. Soll ein höherer Schutz erreicht werden, sind Überziehschutzwesten notwendig, die zusätzlich mit Keramikplatten ausgerüstet sind. Diese sind allerdings schwer (ca. 9 Kilo). Sowohl Keramikplatten als auch Gewebe werden beim Beschuss teilweise zerstört, absorbieren dabei jedoch die Geschossenergie, wobei zunächst das Geschoss plattgedrückt wird, um anschließend von den dahinter liegenden Gewebeschichten aufgehalten zu werden. Bei Unterziehschutzwesten wird das ballistische Gewebe durch das auftreffende Projektil aufgedehnt, bremst das Geschoss dabei jedoch ab. Die ersten Gewebelagen werden in der Regel überdehnt und reißen, dieser Prozess setzt sich so lange fort, bis das Projektil seine gesamte Energie verloren hat oder die Weste durchschlagen wird. Gegen Stichwaffen sind rein ballistische Schutzwesten nicht sehr effektiv, da die Messerspitze die Fasern zur Seite drängt.

Die Schutzklassen werden durch die „Technische Richtlinie der Polizei“ aufsteigend von I-IV anhand der Leistungsfähigkeit eingeteilt. Die Schutzklasse I muss Geschosse bis zum Kaliber 9mm Para (9x19) aus einer Maschinenpistole sicher fangen; die Schutzklasse II erweitert die Widerstandsfähigkeit auf größere Faustfeuerwaffenkaliber mit Hartkernprojektilen (.357 Magnum). Langwaffengeschosse mit Weichkern werden ab der Schutzklasse III bis zum Kaliber 7,62x51 aufgehalten, mit Hartkern ab der Schutzklasse IV. Die Klassifizierung US - amerikanischer Behörden weicht von den deutschen Standards ab, hier ist die II. Klasse mit der deutschen Klasse I vergleichbar, die vierte amerikanische Klasse übertrifft in ihren Anforderungen jedoch die deutsche geringfügig. Die Effektivität der Schutzweste ist abhängig von der Klassifizierung der Weste, der verwendeten Munition und der Distanz. Die FBI Statistik von 1989 bis 1998 zeigt, dass 270 Polizeibeamte trotz des Tragens einer Schutzweste getötet wurden – dabei lag allerdings der tödliche Treffer in 253 Fällen außerhalb der Schutzweste. Nur in 17 Fällen wurde die Schutzweste durchschlagen, wohingegen im gleichen Zeitraum

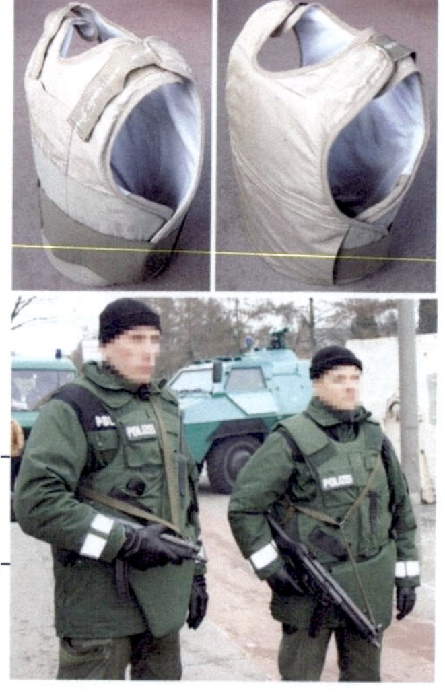

Abbildung 3.16: *Oben: Unterziehschutzweste, unten: Überziehschutzwesten*

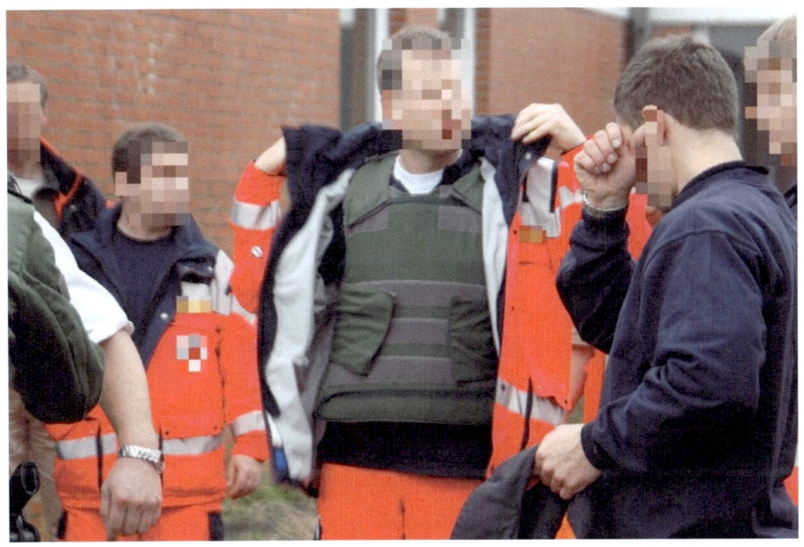

Abbildung 3.17: *Es kann sinnvoll sein, auch Überziehschutzwesten unter einer Schutzjacke zu tragen, da sich in den Jacken häufig Kleinteile befinden, die im Falle eines Treffers in den Körper beschleunigt werden können; so bleiben auch die Taschen der Jacken nutzbar.*

über 5000 Beamte ihr Leben der Weste verdanken.[9]

Doch selbst wenn das Projektil von der Schutzweste erfolgreich aufgehalten wird, bedeutet das nicht, dass keine Verletzungen hervorgerufen werden. Das Geschoss wird zwar von den hinteren Lagen der Weste gefangen und dringt nicht dauerhaft in den Körper ein, für kurze Zeit kann die Einschlagtiefe jedoch bis zu 40mm betragen, bevor die Fasern das Projektil zurückziehen. Während dieses kurzzeitigen Eindringens kommt es dennoch zu einer Übertragung der anteilig verbleibenden Geschossenergie auf das unter der Weste befindliche Gewebe, was als Blunttrauma bezeichnet wird. Die Folge sind ausgedehnte Hämatome oder Frakturen des Sternums oder der Rippen, die ihrerseits wiederum einen Pneumothorax oder andere Folgen stumpfer Thoraxverletzungen hervorrufen können. Im Herzfeld ist eine Herzkontusion möglich, weshalb teilweise in diesem Bereich spezielle Traumaplatten auf der Schutzweste angebracht werden. Eine Prellung des Myokards ruft unterschiedlich schwere Verletzungen der Muskelzellen hervor, die häufig zu Rhythmusstörungen führen.[7] Alltagsgegenstände, wie Münzen, Ketten oder Kugelschreiber, die unter der Weste liegen, können durch die Energieübertragung so beschleunigt werden, dass sie als lebensgefährliches sekundäres Geschoss in den Körper eindringen, obwohl das eigentliche Projektil aufgehalten wird. Über der Weste getragene Gegenstände (z.B. Funkgeräte) können bei einem Treffer gesprengt werden und so ebenfalls zum Teil schwere Verletzungen hervorrufen.

Durch die unterschiedlichsten Wirkungen von Geschossen auf den menschlichen Körper kann bei einer Einsatzlage nach Schusswaffengebrauch nie pauschal eine Aussage getroffen werden, wieviele Menschen tatsächlich schwere Verletzungen erleiden, es ist jedoch regelhaft eher von schwereren als von leichten Verletzungen auszugehen. Da bei Amokläufen häufig Schusswaffen verwendet werden, stellt sich die Frage, inwieweit die Ausbildung im Rettungsdienst die Einsatzkräfte auf dieses Verletzungsschema speziell vorbereitet. Zunächst wird festgehalten, dass der Rettungsdienst in Deutschland keine routinehaften Erfahrungen mit der Versorgung solcher Patienten hat und unter Umständen auch nicht entsprechend ausgestattet ist, um eine größere Anzahl von derart verletzten Patienten adäquat zu versorgen.

3.3 Explosionsverletzungen

Bei der Analyse von Amoktaten wurde festgestellt, dass nicht nur Feuerwaffen, sondern auch Spreng- und Brandmittel gegen die anwesenden Personen gerichtet werden.[4] Mit Verbrennungen hat der Rettungsdienst regelhafte Erfahrungen und ist entsprechend ausgebildet und ausgestattet. Verletzungen durch Explosionen kommen jedoch ähnlich selten vor wie Schussverletzungen und bergen zudem viele Besonderheiten gegenüber anderen traumatologischen Ereignissen. Darüber hinaus sind Explosionen die häufigste Ursache für Tote und Verletzte bei terroristischen Anschlägen. Bei 93 betrachteten Taten zwischen 1991 und 2000 mit mehr als 30 Opfern waren in 89 Prozent der Fälle Sprengstoffe beteiligt.[13]

Nach der Geschwindigkeit der Energiefreisetzung werden werden zwei Kategorien von Sprengstoff unterschieden:

- Hochexplosive, brisante Sprengstoffe (high order explosives, HE): setzen ihre Energie mit hoher Geschwindigkeit frei und erzeugen damit eine Druckwelle, die durch den erzeugten Überdruck bereits primäre Verletzungen hervorruft. Zu diesen Sprengstoffen gehören Trinitrotoluol (TNT), Semtex, Nitroglycerin, Dynamit und Ammoniumnitrat-Treibstoffe
- Langsame Sprengstoffe (low order explosives, LE) Hier wird von Deflagration statt Detonation gesprochen; aufgrund der langsamen Energiefreisetzung wird eine geringere Druckwelle erzeugt. Beispiele sind Rohrbomben, Schwarzpulver- und petroleumbasierte Bomben, wie Wurfbrandsätze („Molotow-Cocktails“)- diese Art wurde bereits bei diversen Amokläufen eingesetzt; in Emsdetten führte der Amokläufer z.B. 12 Rohrbomben mit sich und in Ansbach wurden „Molotow-Cocktails“ eingesetzt.

Medizinisch relevant ist auch die Unterscheidung der Sprengstoffe nach dem Ursprung ihrer Herstellung in industriell für militärische Zwecke oder so genannte Unkonventionelle Spreng- und Brandvorrichtungen (USBV) bzw. improvised explosive devices (IED), welche für eine zunehmende Zahl an Verwundeten in asymmetrischen Konflikten verantwortlich sind.[14]

Bei einer Explosion kommt es nach der Zündung des Sprengstoffes zu einer heftigen chemischen Reaktion, die Gas und Hitze schlagartig freisetzt. Abhängig von der chemischen Zusammensetzung und der freigesetzten Energie entwickelt sich eine Druckwelle (blast), die zwei unterschiedliche Verletzungsmechanismen hervorruft:

- durch den Überdruck selbst
- weiter durch die Scherkräfte, die von der Ausbreitungsgeschwindigkeit und -dauer der Druckwelle abhängig sind[15]

Grundsätzlich unterscheiden sich bei Detonationsverletzungen vier Phasen, anhand derer die Verletzungen bezeichnet werden:

- Primäre Verletzungen durch die Schockwelle
- Sekundäre Verletzungen durch Fragmente und Splitter, die Schusswunden ähnlich sein können
- Tertiäre Verletzung durch Aufprall der Opfer auf Hindernisse oder Sturz auf den Boden
- Quartäre Verletzungen durch Hitze, Feuer oder Giftstoffe

Es ist durchaus möglich, dass ein Patient keine Anzeichen für Verletzungen zeigt, aber dennoch vital bedroht ist oder die sekundären und quartären Verletzungen am augenscheinlichsten sind und am aggressivsten behandelt werden, obwohl die primär hervorgerufenen Verletzungen weitaus schwerwiegender sein können.[5,16]

Entscheidend ist bei Explosionsverletzungen, ob diese in einem geschlossenen Raum oder freiem Himmel geschah, da in Abhängigkeit dessen erhebliche Unterschiede in der Verletzungsschwere und den Verletzungsmustern auftreten. Bei einer Explosion im offenem Raum breitet sich die Schockwelle schnell vom Zentrum aus; in geschlossenen Räumen wird diese mehrfach reflektiert und verursacht so zusätzliche Schäden. Unmittelbar nach der Detonation überlebende Patienten erleiden daher

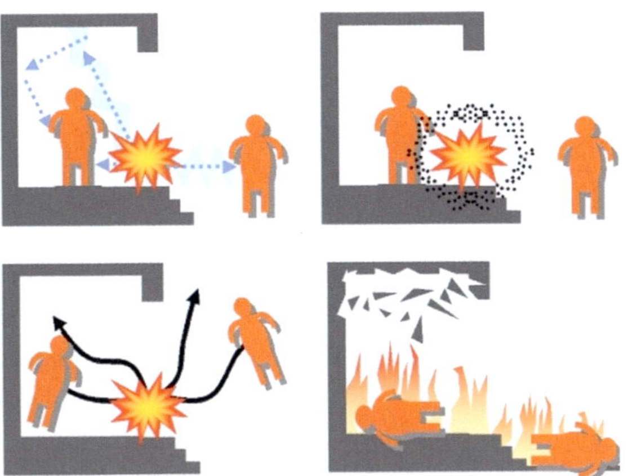

Abbildung 3.18: *Primäre, Sekundäre, Tertiäre und Quartäre Verletzungen durch Explosionen*

mit einer höheren Inzidenz schwerere Verletzungen, hier stehen Zerreißungen des Lungengewebes besonders im Vordergrund.[17] Abhängig von der Schwere der Explosion und dem verursachten Überdruck entstehen Zerreißungen der inneren Organe, die Lunge ist dabei am häufigsten betroffen. Bei einem Überdruck von 2,5 Bar wurden von Lungenverletzungen mit einer Mortalität von 1 Prozent berichtet, bei doppelt so hohem Druck (5 Bar) ist mit einer Mortalität von 50 Prozent zu rechnen.[18] Vergleichsweise verursacht ein 25 kg TNT-Sprengsatz einen kurzfristigen Überdruck von 10,3 Bar. Dies führt in der Lunge zu einer massiven Überdehnung der Alveolen, Zerreißung alveolären Zellwände und anschließenden Entwicklung eines lebensbedrohlichen Lungenödems. Weitere Folgen bzw. Symptome sind schwerwiegende Lungenkontusionen einhergehend mit Hypoxie und Hämoptoe (Bluthusten). Kommt es zu einer Zerreißung der Pleura visceralis, entwickelt sich zunächst ein Pneumothorax oder Hämatothorax, die an sich bereits anspruchsvolle Verletzungen darstellen und einen lebensbedrohlichen Spannungspneumothorax entwickeln können.

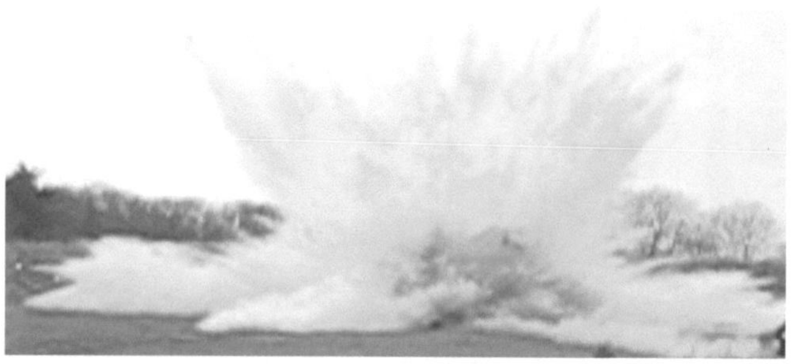

Abbildung 3.19: *Explosion mit gut erkennbarer Kraftausbreitung*

Außerdem charakteristisch für Explosionsverletzungen ist das Auftreten von Luftembolien, die die häufigste sofortige Todesursache darstellen. Als Folge des Überdrucks im Bronchialsystem gelangen durch bronchiale und alveoläre Läsionen ausreichende Luftmengen in die pulmonalen Gefässe und führen zu einer Luftembolie mit Kreisverlaufversagen durch die unzureichende Pumpleistung des Herzens (Da Luft im Gegensatz zu Flüssigkeit komprimierbar ist, kann das Blut beim Eindringen einer ausreichend grossen Luftmenge in die Blutbahn nicht mehr weitertransportiert werden).[5] Besondere Herausforderung ist die Beurteilung des häufig zu beobachteten atypischen Schockgeschehens mit peripherer Vasodilatation, Bradykardie und resultierender Hypoxie. Dieses bisher nur nach Bombendetonationen beobachtete Phänomenen geht ohne ersichtliche äußere und innere Verletzungen einher, beginnt unmittelbar nach der Detonation und bildet sich in ein bis zwei Stunden zurück. Obwohl die Symptome eine schwere Hypovolämie, myokardialen Schaden oder cor pulmonale vermuten lassen, konnte bewiesen werden, das dies auf einen vagalen Reflex in der Lunge zurückzuführen ist, der durch das alveoläre Ödem ausgelöst wird. Kritisch ist hierbei, dass es sich bei den Symptomen um die eines akut lebensbedrohlichen Notfalls handelt, der entsprechend viele Ressourcen in Anspruch nimmt.[19]

Seltener als die Explosionsverletzungen der Lunge treten Defekte an den abdominalen Hohlorganen auf. Zwar können die durch die Druckwelle verursachten Scherkräfte an den Organaufhängungen zu Defekt oder Ruptur an den Parenchymorganen führen, meist sind Organläsionen jedoch Folge von tertiären Verletzungsmechanismen wie Anprall auf ein Hindernis. Häufig beschrieben werden Milzrupturen, deren Auftreten auch ohne direktes Trauma möglich ist. Vermutet werden Scherkräfte, die nach einem schnellen Lungenkollaps mit anschließender Entfaltung auftreten und zur Verletzung des Milzparenchyms führen.[20]

Schädelhirntraumen sind häufig zu vermuten und potentiell lebensbedrohlich. Allerdings gestaltet sich deren Bewertung anhand alltäglicher Maßstäbe sehr schwierig, da im Anschluss an eine Detonation psychomotorische Störungen mit retrograder Amnesie, Apathie, Unruhe und Angstzustände vorherrschen. Die Symptomatik ist reversibel, es wird eine diffuse Schädigung der Axone und Gliazellen sowie eine Schwellung der Neurone durch die Schockwelle vermutet.[21] Ebenso die korrekte neurologische Beurteilung eines Patienten erschweren kann die Schädigung des Hörorgans mit oft vorübergehender Taubheit. Die Zerreißung des Trommelfells ist ein Indikator dafür, das der Patient der Schockwelle unmittelbar ausgesetzt war und somit noch eine Vielzahl anderer Symptome entwickeln kann.

Im Rahmen einer primären Verletzung tritt häufig eine Lungenkontusion auf, die eine spezifische Triage erfordert und diagnostische und therapeutische Herausforderungen beinhaltet. Die Lungenkontusion ist die unmittelbare Folge der Druckwelle auf den Körper und steigt im Schweregrad gewöhnlich mit größerer Nähe zum Explosionsort. Die Lungenkontusion zeichnet sich durch fortschreitende Atemnot und Hypoxie aus und kann, wenn auch seltener, ohne sichtbare äußere Verletzung des Thorax vorkommen. Zum klinischen Erscheinungsbild gehören Symptome wie Atemnot, Husten oder Bluthusten und thorakale Schmerzen. Weitere Hinweise sind Tachykardie, Hypoxie, Atemstillstand und Zyanose, Keuchen oder abgeschwächte Atemgeräusche sowie hämodynamische Instabiliät. Opfer, die nach einer Explosionsverletzung mehr als zehn Prozent der Körperoberfläche verbrannt sowie Schädel- und Thoraxverletzungen haben, erlitten vermutlich auch eine Lungenkontusion, im weiteren Verlauf ist sowohl die Entwicklung eines Pneumo-, als auch eines Hämatothorax möglich. In der Regel sind bereits zum Zeitpunkt der Untersuchung eindeutige Symptome feststellbar, eine spätere Entwicklung von bis zu 48 Stunden ist jedoch nicht ausgeschlossen. Eine Volumengabe sollte eher zurückhaltend erfolgen, da eine großzügige Infusionstherapie die Entstehung eines Lungenödems begünstigen kann.[7]

Sekundäre und tertiäre Verletzungen sind am häufigsten nach der Detonation eines Sprengmittels und zeichnen sich durch Einwirkungen von Splittern oder ähnlicher Projektile aus, hierbei kann es zu multipel penetrierenden Verletzungen kommen, die Schusswunden sehr ähnlich sind.[22] Da Splitter im Flug nicht durch einwirkende Kräfte stabilisiert werden, treffen sie zufällig auf den Körper auf. Kugeln weisen aufgrund ihrer Beschaffenheit gleichmäßige, trichterförmige Wundkanäle auf, die sich nach innen verjüngen. Kugeln werden zu den vorgeformten Splittern gezählt (z. B. Kugellager in Sprengstoffgürteln oder Stahlkugeln in der M18 Claymore Antipersonenmine). Natürliche Splitter sind hingegen durch das Zerreißen einer Umhüllung bei der Detonation entstanden. Bei einem hohen Sprengstoffanteil und starker Fragmentierung nehmen sich nahezu würfelige Form an, bei der die Kantenlängen weitgehend der Wandstärke entsprechen; bei geringerem Sprengstoffanteil treten längliche Splitter auf.[8] Splitter treffen in zufälliger Lage auf den Körper auf und weisen ab dem Auftreffen ein Verhalten auf, das dem der Vollgeschosse im dritten Teilstück des Schusskanals gleicht. In der Regel stellt sich die größte Oberfläche in die Bewegungsrichtung, wodurch der Schusskanal seinen maximalen Durchschnitt am Anfang ab dem Eindringen hat und immer enger wird. Daraus folgt, dass bei Splitterverletzungen der größte Verletzungsquerschnitt von außen sichtbar ist und im inneren keine größeren Gewebezerstörungen aufgrund temporärer Höhlen zu erwarten sind.[8] Vielfach wird gelehrt, dass sekundäre Explosionsverletzungen leicht übersehen oder verkannt werden können, da trotz Unauffälligkeit schwere innere Verletzungen hervorgerufen werden können.[22] Splitter können zwar durchaus lebensgefährliche Verletzungen verursachen, jedoch ist der Schusskanal im Inneren des Körpers in der Regel nicht größer als die äußerlich sichtbare Wunde.

Quartäre Verletzungen sind häufig Verbrennungen, die zu einem Drittel einer schnellen Versorgung in einem entsprechenden Zentrum für Schwerbrandverletzte bedürfen. In letzter Zeit werden auch immer mehr quintäre Verletzungen diskutiert: Unter diese Einteilung fallen alle Auswirkungen auf die Gesundheit durch Zusätze in den Sprengsätzen wie Bakterien, radioaktive Zusätze („Schmutzige Bomben"), Chemikalien oder sogar die Splitter der menschlichen Überreste von Selbstmordattentätern, die in die Körper der Opfer geschleudert werden. Dies hat neben der Gefahr von Infektionen verheerende psychologische Folgen.[7]

Da der Rettungsdienst kaum mit solchen Verletzungsmustern in Berührung kommt und diese sich zum Teil in der korrekten Diagnostik erheblich schwieriger gestalten, erfolgt der Einsatz der Ressourcen bei der Therapie – wenn diese überhaupt ausreichend sind – vermutlich nicht bedarfsgerecht. Eine Verbesserung des Ressourceneinsatzes würde, wenn nicht durch Routine und Erfahrung möglich, durch speziell auf solche Verletzungsarten ausgerichtete Ausbildung und Ausstattung möglich werden.

3.4 Grundlagen des Rettungsdienstes

Um ein Verständnis dafür zu bekommen, welchen Rahmenbedingungen der Rettungsdienst in seiner täglichen Arbeit ausgesetzt ist, werden nachfolgend zunächst die organisatorischen und rechtlichen Grundlagen behandelt. Ein Schwerpunkt wird anschließend auf die regulären Ausbildungen im Rettungsdienst, sowie auf spezielle Qualifikationen zur Therapie von Traumapatienten gelegt. Den Abschluss des Kapitels bildet ein Blick auf die materielle Ausstattung und auf die personellen Ressourcen eines Teams aus zwei Rettungsdienstmitarbeitern.

Rettungsdienst bedeutet organisierte Hilfe in medizinischen Notfällen und ist in Deutschland Teil der Daseinsfürsorge und Gefahrenabwehr des Staates. Teilweise hat der Bund über diverse Gesetze Einfluss auf den Rettungsdienst, so zum Beispiel im Bereich des Such- und Rettungsdienstes in Seenotfällen oder im Luftverkehr. Daneben hat jedes Bundesland von seiner Gesetzgebungskompetenz Gebrauch gemacht und ein jeweiliges (Landes-)Rettungsdienstgesetz (RDG) verabschiedet. Dieses regelt den Rettungsdienst als öffentliche Aufgabe und schreibt auch Genehmigungsbedingungen für Organisationen oder Unternehmen zur Durchführung vor; dabei wird der Rettungsdienst hauptsächlich als wirtschaftliche und funktionale Einheit aus Notfallrettung und qualifiziertem Krankentransport verstanden. Aufgabe des Rettungsdienstes ist es, an einem Notfallpatienten noch am Notfallort lebensrettende Maßnahmen durchzuführen, Transportfähigkeit herzustellen und den Patienten unter Aufrechterhaltung der Transportfähigkeit und Vermeidung weiterer Schäden in ein geeignetes Krankenhaus zu befördern (Notfallrettung).

Ebenso ist es Aufgabe des Rettungsdienstes, Verletzte, Kranke oder sonstige hilfebedürftige Personen, die keine Notfallpatienten sind, sachgerecht zu betreuen und zu befördern (Krankentransport). Aufgabe des Rettungsdienstes ist es nicht, medizinisch-fachlich unbegleitete Krankenfahrten durchzuführen. Die Rettungsdienstgesetze der Länder regeln im Einzelnen die Trägerschaft im öffentlichen Rettungsdienst, die Bedingungen zur Durchführung – teilweise mit Vorgaben über einzuhaltende Hilfsfristen, Anforderungen an Rettungsleitstellen und Rettungswachen, Besetzung der Rettungsmittel sowie Finanzierung des Rettungsdienstes. Traditionell bedingte Durchführer sind Hilfsorganisationen wie das Deutsches Rotes Kreuz (DRK), die Johanniter-Unfall-Hilfe (JUH), der

Arbeiter-Samariter-Bund (ASB) sowie der Malteser Hilfsdienst (MHD). Dazu kommen zum Teil private Unternehmen oder Berufsfeuerwehren. Der Notarztdienst ist ein weiterer Teil des Rettungsdienstes und wird durch niedergelassene sowie in Kliniken beschäftigte Ärzte sichergestellt. Größtenteils ist hierfür der „Fachkundenachweis Notfallmedizin“ oder die Zusatzbezeichnung „Rettungs- bzw. Notfallmediziner“ notwendig. Der Notarztdienst ist seit 1997 nicht mehr Bestandteil des Sicherstellungsauftrages der kassenärztlichen Vereinigungen (Ausnahmen sind im Landesrecht geregelt), sondern wird in der Regel von den Trägern des Rettungsdienstes sichergestellt.[16]

3.5 Gesetzliche Grundlagen des Rettungsdienstes

Die rechtliche Stellung des Rettungsdienstpersonals begründet sich meist aus der Natur des Durchführers, so sind die Mitarbeiter bei Berufsfeuerwehren meist Beamte, bei Hilfsorganisationen und gewerblichen Anbietern Angestellte. Das rettungsdienstliche Personal ist bei seiner Berufsausübung, sofern nicht andere besondere Vorschriften gelten, über die gesetzliche Unfallversicherung versichert; die gilt für alle haupt-, neben- oder auch ehrenamtlich Beschäftigte sowie für Zivildienstleistene. Obwohl der Einsatz von Ehrenamtlichen und Zivildienstleistenden im Rettungsdienst stetig abnimmt, sind sie in einigen Bundesländern dennoch fester Bestandteil der Personalplanung. Spätestens mit der Zuteilung und Übernahme eines spezifischen Einsatzauftrages tritt das im Rettungsdienst beschäftigte Personal strafrechtlich in eine Garantenstellung auf der Grundlage des §13 StGB. Damit ist es verpflichtet, sämtliche erforderlichen, möglichen und zumutbaren Hilfeleistungen am Patienten durchzuführen und ihn vor weiteren Schäden zu bewahren. Wird diese Hilfe unterlassen und der Patient kommt dazu einem weiteren oder vermehrtem Schaden , kommt die Bestrafung wegen Körperverletzung oder sogar Tötung, begangen durch Unterlassen, in Betracht.[16]

Teilweise kontrovers diskutiert wurde, ob diese Art der Garantenstellung gegenüber dem Bürger auf alle Ausbildungsformen im Rettungsdienst anwendbar ist. Gleichwohl kann auch das Personal mit den geringerwertigen Rettungsdienstausbildungen (Rettungsdiensthelfer, Rettungssanitäter) nach §323c StGB wegen unterlassener Hilfeleistung belangt werden. Hiernach ist jedermann, egal ob Rettungsfachpersonal, Arzt oder Laie, verpflichtet, bei Unglücksfällen, gemeiner Gefahr oder Not Hilfe zu leisten, wenn dies erforderlich, ihm den Umständen entsprechend zumutbar und ohne erhebliche eigene Gefahr sowie ohne Verletzung anderer Pflichten möglich ist. Der Grad der zumutbaren Eigengefährdung ist nicht im Voraus allgemein formulierbar und nicht abstrakt zu bestimmen, generell kommt es hier auf die im Einzelfall vorherrschenden Umstände an.

Wird der Patient durch aktives Handeln, Unachtsamkeit oder falscher Durchführung von Maßnahmen durch das Rettungsdienstpersonals verletzt, können die Mitarbeiter wegen fahrlässiger Körperverletzung (§229 StGB) oder im Todesfalle sogar wegen fahrlässiger Tötung (§222 StGB) bestraft werden. Dies gilt entsprechend, wenn eine Maßnahme durchgeführt wird, die erkennbar nicht indiziert war und dem Patienten hieraus ein Schaden entsteht. Im Bereich des Zivilrechtes haften sowohl der Arbeitgeber als auch die im Rettungsdienst Beschäftigten aus Vertrag oder Geschäftsführung ohne Auftrag gemäß §280 BGB oder aus unerlaubter Handlung (§§823 ff. BGB); Schutz gegen Schadensersatzansprüche bietet die Allgemeine Haftpflichtversicherung. In den meisten Bundesländern existiert jedoch die Amtshaftung, d.h. der Träger des Rettungsdienstes haftet für Fehler des Personals.[16]

Relevant ist im Rettungsdienst auch die zivilrechtliche Sorgfaltspflicht, bei der grundsätzlich ein objektiver Bewertungsmaßstab gilt. Zu prüfen ist jeweils, ob das Personal die nach §§ 278, 276 BGB im Verkehr erforderliche Sorgfaltspflicht außer Acht gelassen hat, wobei das Haftungsprivileg nach § 680 BGB (Beschränkung der Haftung auf grobe Fahrlässigkeit im Falle der Geschäftsführung ohne Auftrag beim Bewusstlosen) für den im Einsatz befindlichen professionellen (Not-)helfer nicht gilt.[16] Die verkehrsübliche Sorgfalt gründet nicht darauf, zu was der Handelnde in der konkreten Situation seinen individuellen Fähigkeiten entsprechend in der Lage war, sondern darauf, was ein gewissenhafter Angehöriger des jeweiligen Berufsbildes unter den gleichen Umständen tun und anwenden würde. Der Maßstab der Sorgfalt wird aus praktischen Gründen jedoch für gewöhnlich differenzierter betrachtet: während bei routinehaften Tätigkeiten wie im Krankentransport von einem sehr strengen Sorgfaltsmaßstab auszugehen ist, kann dieser im Bereich der Notfallrettung als etwas erleichtert angesehen werden. Bei der Beurteilung der etwaigen Fahrlässigkeit sollen insbesondere Umstände und Bedingungen der Hilfe sowie Zeitdruck und ggf. unzulängliche Mittel berücksichtigt werden. Hierunter können unter Umständen Fehler begangen werden, die unter normalen Bedingungen nicht geschehen wären. In jedem Fall handelt das Personal jedoch fahrlässig, wer eine Maßnahme begeht, die er nicht beherrscht oder nicht erlernt hat (Übernahme-, Durchführungsverschulden). Bei Vorsatz oder grober Fahrlässigkeit kann der Träger des Rettungsdienstes im Falle der Amtshaftung Rückgriff auf die Person vornehmen. Ob und wie der Arbeitnehmer an den Folgen des Schadens beteiligt wird, richtet sich unter Abwägung der Gesamtumstände, zu denen beispielsweise

- der Grad des Arbeitnehmers zu Last fallenden Verschuldens,
- die Gefahrgeneigtheit der Arbeit,
- vom Arbeitgeber einkalkuliertes und durch Versicherung deckbares Risiko

zählen.

Gefahrgeneigte Arbeit liegt im Rettungsdienst vor, wenn das Personal Maßnahmen im Sinne der sogenannten Notkompetenz durchführt. Ist (noch) kein (Not-)Arzt am Notfallort, ist das Rettungsdienstpersonal (zunächst) auf sich allein gestellt. In den meisten Situationen wird es mit der Durchführung nichtinvasiver Maßnahmen die Zeit bis zum Eintreffen des (Not-)Arztes überbrücken können, ohne das dem Patienten dadurch Schaden entsteht. Allerdings gibt es im Rettungsdienst täglich Situationen, in denen das nichtärztliche Personal erkennt, dass unmittelbar die Durchführung einer erweiterten lebensrettenden Maßnahme geboten ist, die normalerweise einem Arzt vorbehalten ist. Hierzu gehören insbesondere die Venenpunktion und Infusion oder Intubation, wenn diese dringend angezeigt und ein Arzt nicht erreichbar ist. Die seit ca. 30 Jahren dauerhaft thematisierte Notkompetenzsituation hat die Nichterreichbarkeit eines Arztes als Basis. Diese ist beispielsweise gegeben, wenn

- der Notarzt anderweitig gebunden ist, also alle in zumutbarer Entfernung befindlichen Notärzte bereits bei weiteren Notfällen sind
- sich der Notarzt zwar auf der Anfahrt befindet, jedoch die Durchführung einer dem Arzt vorbehaltenden Maßnahme nicht aufgeschoben werden kann
- eine entsprechend andere Lage vorherrscht.

Hat das Rettungsdienstpersonal diese bestimmten Maßnahmen erlernt und beherrscht es sie, ist es nicht nur berechtigt, sondern verpflichtet, diese durchzuführen. Stehen zwei hinsichtlich des Ergebnisses gleichwertige Maßnahmen zur Verfügung, ist die weniger invasive zu wählen. Die Abwendung von Lebensgefahr oder schwerem körperlichen Schaden gebietet bei Nichteintreffen des Arztes am Notfallort das Handeln eines entsprechend ausreichend ausgebildeten Nichtarztes.[16] Die Notkompetenz ist Gegenstand von Regelungen für die Ausbildung des Rettungsassistenten. Strittig ist, ob auch Rettungssanitäter aufgrund ihres geringeren Ausbildungsumfangs entsprechend erlernte Maßnahmen durchführen dürfen. Das Rettungsdienstpersonal hat, wie jeder Bürger, zunächst die Pflicht zur Hilfeleistung gemäß §323c StGB. Darüber hinaus hat es eine Garantenstellung, da es sich beruflich dieser Tätigkeit widmet und muss daher höhere Ansprüche an die Fähigkeit zur Hilfeleistung gegen sich gelten lassen. Dazu kommt die mögliche Situation, keinen Notarzt zeitgerecht zur Verfügung zu haben und innerhalb der Notkompetenz handeln zu müssen. Derzeit kommen nach aktuellem Stand die Maßnahmen der Venenpunktion, der Applikation kristalloider Infusionen sowie ausgewählter Medikamente, die Frühdefibrillation und die Intubation ohne Relaxantien in Betracht. Hierzu kommen nach der jeweils gültigen Stellungnahme der Bundesärztekammer von 2004 einige bestimmte Notfallmedikamente (neben der Infusion von kristalloiden Elektrolytlösungen): Adrenalin bei Reanimation und anaphylaktischem Schock, Glucose bei Hypoglykämie, ß2-Sympathomimetikum als Spray bei obstruktiven Atemwegszuständen, Benzodiazepin als Rektiole bei Krampfanfällen, Nitratspray bzw. Kapseln beim akuten Koronarsyndrom und Analgetika bei Verletzungen und ausgewählten Schmerzsymptomen, wobei bei diesem eine Konkretisierung nicht vorgenommen wurde und eine kontroverse Diskussion fortbesteht. Regional wird die Verantwortung zur Freigabe eines Analgetikums einem weisungsbefugten Ärztlicher Leiter Rettungsdienst (ÄLR) übertragen.

Zusätzlich erschwert wurde die Einschätzung der „Notkompetenz“ in der Vergangenheit durch das Heilpraktikergesetz, das seit dessen In-Kraft-Treten die Ausübung der Heilkunde Ärzten und Heilpraktikern vorbehält; anderen Personen ist die Ausübung der Heilkunde unter Strafandrohung verboten. Nach einem Urteil des Arbeitsgerichts Koblenz gilt jedoch der so genannte Arztvorbehalt aus den Paragraphen 1 und 5 des Heilpraktikergesetzes nicht, wenn diese durch Paragraph 3 des Rettungsassistentengesetzes als Spezialnorm verdrängt werden. Auch wurde die Garantenstellung unterstrichen.[23] Zudem besagen die herrschende Meinung und die Auffassungen im neueren Schrifttum, dass eine eigenständige Durchführung „invasiver medizinischer Maßnahmen“ durch Rettungsassistenten und Rettungssanitäter durch das Heilpraktikergesetz nicht verboten wird, sofern diese Maßnahmen erlernt wurden, vollständig beherrscht werden und der Patient innerhalb einer vertretbaren Zeit einem Arzt zugeführt, also nicht autonom therapiert wird. Die Rechtfertigung der Körperverletzung im Sinne der Invasivität der Maßnahme erfolgt durch die Einwilligung des Patienten. Zur vollständigen Beherrschung einer Maßnahme gehört auch die Beherrschung der Maßnahmen, die bei einer Komplikation notwendig werden.[23]

Sind mehrere Verletzte zu behandeln, wie zum Beispiel bei einem Großschadensereignis oder Massenanfall von Verletzten (MANV), kann der ersteintreffende Rettungsassistent oder Rettungssanitäter unmöglich allen Patienten zeitgleich gerecht werden. Normalerweise erlaubt es das Rettungsdienstsystem in Deutschland, dass nach kurzer Zeit zumindest ein Notarzt am Einsatzort eintrifft, die notfallmedizinische Sichtung übernimmt und alle weiteren Maßnahmen leitet. Ist jedoch kein Arzt vor Ort, handeln die Einsatzkräfte richtig, wenn sie die Behandlung der Schwerverletzten bzw. der am schwersten Verletzten einleiten. In dieser Phase dürfen Wünsche und Belange von leichter Verletzten zurückgestellt werden, ohne das sie wegen unterlassener Hilfeleistung belangt werden können. Es ist ebenso legitim, dass sich bei gleich schweren Verletzungen das Personal einem oder mehreren Patienten nicht (mit voller Aufmerksamkeit) widmen kann, während es andere behandelt. Diese Pflichtenkollision ist folgenlos, wenn das Personal sein Handeln darauf ausrichtet, unter vorübergehendem Verzicht auf individualmedizinische Maximalversorgung eine möglichst gleichmäßige Mindestversorgung der Schwerverletzten sicherzustellen.[16] Im Hinblick auf die durch diese hier betrachtete Gesamtproblematik kann festgestellt werden, dass das Rettungsdienstpersonal verschiedene straf-, zivil- sowie haftungsrechtliche Besonderheiten zu beachten hat. Eine relevante Rolle spielen auch Situationen, in den die Beschäftigten Maßnahmen anwenden müssen, zu denen normalerweise nur ein Arzt berechtigt ist.

3.6 Ausbildungen im Rettungsdienst

In der Notfallrettung und im Krankentransport werden überwiegend Rettungsassistenten (RettAss) und Rettungssanitäter (RettSan) eingesetzt, die Besetzung der Rettungsmittel regelt sich hierbei größtenteils aus den Rettungsdienstgesetzen der Länder, es sind je nach Bundesland unterschiedliche Kombinationen möglich. Die Ausbildung zum Rettungsassistenten wird im Rettungsassistentengesetz (RettAssG) vom 10. Juli 1989 geregelt, welches die Berufsbezeichnung schützt. Die Erlaubnis zum Führen dieser Berufsbezeichnung wird erteilt, wenn mindestens 1.200 Stunden Lehrgang, eine staatliche Prüfung sowie ein berufspraktisches Jahr mit 1.600 Stunden erfolgreich absolviert wurden. Eine internationale Ausbildung reicht auch aus, wenn die Gleichwertigkeit anerkannt ist. Zudem existieren verschiedene Modelle zur Anrechnung anderer Ausbildungen, wie Rettungssanitäter oder Krankenpflegeberufe. Wesentliche Aufgaben des Rettungsassistenten sind gemäß des nach §3 RettAssG formuliertem Ausbildungsziel als Helfer des Arztes

- Durchführung lebensrettender Maßnahmen am Notfallort bis zur Übernahme der Behandlung durch einen Arzt,
- Herstellung der Transportfähigkeit eines Patienten,
- Beobachtung und Aufrechterhaltung der lebenswichtigen Körperfunktionen eines Patienten,
- Verletzte, Kranke und sonstige hilfebedürftige Personen, die keine Notfallpatienten sind, sachgerecht zu befördern.

Mit der Rolle als Helfer des Arztes ist die Einordnung als Heilhilfsberuf vorgenommen. Ein Rettungsassistent soll im Gegensatz zu Gesundheits- und Krankenpflegern mit der Durchführung lebensrettender Maßnahmen bis zur Übernahme der Behandlung durch einen Arzt höher befähigt sein, da deren Ausbildung laut Krankenpflegegesetz lediglich auf die Einleitung medizinischer Sofortmaßnahmen bis zum Eintreffen eines Arztes ausgerichtet ist. In den Ausbildungsplänen staatlich anerkannter Rettungsdienstschulen sind die konkreten notfallmedizinischen Maßnahmen bezeichnet, die sich an einem einheitlichen Curriculum orientieren. Die Ausbildung zum Rettungssanitäter (RettSan) richtet sich vorrangig an Beifahrer in Krankentransportwagen (KTW), jedoch werden Rettungssanitäter auch auf Rettungswagen (RTW) eingesetzt. Die Länge der Ausbildung umfasst 160 Stunden Theorie, 160 Stunden klinische Ausbildung und 160 Stunden Ausbildung auf einer Rettungswache und schliesst mit einem 40stündigen Lehrgang und einer staatlichen Prüfung ab. Im Gegensatz zum Rettungsassistenten ist der Rettungssanitäter kein Beruf. Er soll vorrangig Nichtnotfallpatienten in einem Krankentransportwagen betreuen oder Fahrer eines Rettungswagens sein. Gleichwohl muss er die Therapie von Notfallpatienten beherrschen, wenn sich zum Beispiel der Zustand eines Patienten verschlechtert oder der Rettungsassistent nicht nur auf seine Hilfe angewiesen ist – wie in der Situation, wenn eine Vielzahl von Patienten zu behandeln sind.[16]

Als problematisch können sich hierbei die Überlegungen zur „Neuordnung der Rettungssanitäterausbildung auf Bundesebene“ im Auftrag des Ausschusses „Rettungswesen“ herausstellen, nach denen die Kompetenz, eigenständig einen peripher-venösen Zugang zu schaffen, nicht mehr vermittelt werden soll und das Klinikpraktikum auch in Notfallpraxen, Ärztehäusern und medizinischen Versorgungszentren absolviert werden kann. Der Berufsverband für den Rettungsdienst e.V. (BVRD) hält beide Punkte für kritisch, da hierunter die Kompetenz des Rettungssanitäters Notfallpatienten versorgen zu können, leide. So unterscheiden sich Notfallpraxen, Ärztehäuser und medizinische Versorgungszentren im Vergleich zu einer Klinik in der Regel durch die Anzahl der Akut- und Notfallpatienten, durch die Schwere der Verletzungen und Erkrankungen und durch die Art der medizinischen Maßnahmen. Weiterhin ist die Maßnahme des Anlegens eines peripheren-venösen Zugangs ein elementarer Bestandteil der modernen Notfallmedizin und oftmals in Situationen notwendig, in denen ein Rettungssanitäter allein auf sich gestellt ist, um gesundheitliche Schäden abzuwenden oder das Leben von Notfallpatienten zu bewahren.[24]

Innerhalb des hier betrachteten Zusammenhangs zur Therapie der Patienten als Opfer von Amoklagen erscheinen beide Punkte ebenfalls wichtig: Zunächst werden aufgrund der Verletzungsart und -schwere wahrscheinlich viele der zu behandelnden Patienten einen venösen Zugang benötigen. Da ein Team aus zwei Rettungsdienstmitarbeitern bereits begrenzten Ressourcen ausgesetzt ist, erscheint es sinnvoll, dass beide Teammitglieder in der Lage sein müssen, venöse Zugänge zu legen. Wird außerdem ein Praktikum in einer anderen Gesundheitseinrichtung als einer Klinik mit Notaufnahme absolviert, ist aufbauend auf der Argumentation des BVRD zu vermuten, dass der Rettungssanitäter weniger Routine und Kenntisse in der Therapie von schweren Verletzungen vermittelt bekommt und so weniger in der Lage sein wird, solche Situationen adäquat zu bewältigen.

Zunächst kann festgehalten werden, dass einige Probleme auftreten können, wenn eine Rettungswagenbesatzung innerhalb einer Amoklage agieren soll:

- es sind viele Personen mit schweren oder schwersten Verletzungen zu erwarten, für deren Behandlung das Personal nicht speziell ausgebildet ist und deren Therapie nicht routiniert vonstatten geht,
- Verletzungen auftreten, deren Diagnostik sich – besonders ohne

spezielle Ausbildung – zum Teil sehr schwierig gestaltet und deren Behandlung die personellen und materiellen Ressourcen denkbar übersteigen wird,

- es vom Einzelfall abhängig ist, ob erhebliche Risiken für das Rettungsdienstpersonal vorliegen und ihre Garantenstellung zweitrangig wird,
- aufgrund der Verletzungsmuster Notkompetenzmaßnahmen durchgeführt werden müssen, zu denen das Personal (insbesondere Rettungssanitäter) unter Umständen nicht in der Lage ist,
- und die zugestandenen Notkompetenzmaßnahmen gegebenenfalls zur effektiven Therapie nicht ausreichend sind (kristalloide statt kolloidaler Infusion trotz Hypovolämie, strittiger Einsatz von Analgetika).

Diese Aspekte werden in der weiteren Betrachtung erneut aufgegriffen.

3.7 Präklinisches Traumamanagement

Standardisierte, ablauforientierte Vorgaben zur Versorgung von Traumapatienten sind in Deutschland recht neu und erst seit 2005 in kleinem Umfang eingeführt, finden jedoch immer weitere Verbreitung. Während sonst die Versorgung von Traumapatienten keiner eindeutigen, einheitlichen Struktur folgte, bieten international etablierte Traumamanagementsysteme spezifische Vorgaben auf wissenschaftlich fundierter Basis. Beispiele sind International Trauma Life Support (ITLS), das 2010 vorgestellte TraumaManagement® und Prehospital Trauma Life Support (PHTLS), welches nachfolgend genauer beschrieben wird, da es signifikanten Einfluss auf die taktische Notfallmedizin hatte bzw. hat.

Auslösendes Ereignis für die Entwicklung eines einheitlichen, präklinischen Traumaversorgungsprogramms war ein Flugzeugabsturz eines US-amerikanischen Facharztes für Orthopädie im Jahr 1976, der mit seiner Familie auf dem Weg von Los Angeles nach Lincoln/ Nebraska war und auf dem Weg verunglückte. Nach Ankunft in einem ländlichen Krankenhaus zeigte sich, dass das dortige Personal kaum auf solche Situationen vorbereitet war und die Zeit bis zur definitiven Versorgung der Verletzungen seiner Familie im Lincoln General Hospital 14 Stunden nach dem Absturz betrug. Es zeigte sich, dass die vom Familienvater selbst an der Einsatzstelle getroffenen Maßnahmen besser waren als die Versorgung in der ländlichen Klinik; daher entschloss er sich, ein Kursformat zur besseren Versorgung von traumatisierten Patienten anzustreben. In Anlehnung an das bereits existierende Advanced Cardiac Life Support (ACLS)-Konzept, dass seinen Fokus auf Reanimation richtet, sollte ATLS (Advanced Trauma Life Support) den Fokus auf eine verbesserte Erstversorgung von Verletzungen richten. Bislang wurden 500.000 Teilnehmer in 46 Ländern in 25.000 Kursen ausgebildet und 24.000 Ärzte absolvieren dieses Kurs jährlich.[7] Dennoch wurde schnell der Gedanke gefasst, dass sich die Versorgung von Traumapatienten noch weiter verbessern würde, wenn auch die nichtärztlichen Ersthelfer nach einem solchen Programm ausgebildet würden, infolgedessen wurde 1983 das Kommitee für Prehospital Trauma Life Support (PHTLS) gegründet, deren Kurse sich durch eine schnell steigende Nachfrage auszeichneten. PHTLS gründet auf Prinzipien (und nicht auf „Vorlieben") und wird laufend aktualisiert. Dabei werden die Prinzipien evidenzbasiert formuliert. Die Streitkräfte der Vereinigten Staaten trainieren ihre Ärzte seit 1988 umfassend in diesem Konzept, mittlerweile existiert eine militärische Variante von PHTLS, die in den Konflikten in Afghanistan und im Irak zur niedrigsten Sterblichkeitsrate in der Geschichte der Vereinigten Staaten bei bewaffneten Konflikten führte.[7]

Warum bereits eine optimale präklinische Versorgung von Traumapatienten wichtig ist, kann aus verschiedenen Statistiken abgeleitet werden: Zunächst sind Traumapatienten eine der größten Patientengruppen, mit denen der Rettungsdienst konfrontiert wird. Die Erhöhung der Lebenserwartung durch eine verbesserte präklinische Versorgung bedingt auch eine Erhöhung der Erwerbstätigkeitsjahre und damit einen volkswirtschaftlichen Vorteil. So haben dem statistischen Bundesamt zufolge Verletzungen den größten Ursachenanteil von Arbeitsunfähigkeit in Deutschland und sind die häufigste Todesursache von Personen zwischen dem 1. und 44. Lebensjahr.[7] Eine russische Studie an 700 Traumapatienten ergab, das die meisten Patienten, die schnell an ihren Verletzungen versterben, in drei Kategorien eingeteilt werden können: Massive Blutung (36 Prozent), schwere Verletzung an lebenswichtigen Organen, wie z.B. Schädel-Hirn-Trauma (30 Prozent) und Atemwegsverlegungen und Atemversagen (25 Prozent).[7,25] Innerhalb der Traumaversorgung wird die „goldene Stunde“ propagiert, in der ein Patient vom Eintreten des Notfallereignisses in eine Klinik gebracht sein soll, wobei von dieser Stunde bereits 15-20 Minuten (in städtischer Umgebung) für die Anfahrt zum Notfallort und den Weg ins Krankenhaus in Anspruch genommen werden – ist die Versorgung am Notfallort ineffizient oder schlecht organisiert, kann hier wertvolle Zeit verloren gehen, weshalb eine straffe, optimierte Versorgung am Notfallort dem Patienten zugute kommt. Innerhalb dieses Zeitfensters ist ein sich verschlechternder Patientenzustand noch reversibel, sofern eine effektive Therapie durchgeführt wird. Eine effektive und effiziente Patientenversorgung am Notfallort setzt voraus, dass das Rettungsdienstpersonal in der schnellen Beurteilung eines Patienten, einer raschen Sicherung der Atemwege, in der Schocktherapie und angemessenen Immobilisationsmaßnahmen geübt ist und im Zweifelsfall abwägen können muss, welche Maßnahmen am Notfallort sinnvoll sind, wie diese effizient durchgeführt werden können und welche Maßnahmen auf dem Weg in die Klinik ergriffen werden.[7] PHTLS ist daher darauf ausgelegt, Patienten schnell zu beurteilen und lebensrettende Maßnahmen schnell und adäquat durchführen zu können. Studien haben bewiesen, dass die Mortalität von Traumapatienten nach der Einführung und umfassenden Schulung in Trinidad und Tobago signifikant sank (vorher 15,7 Prozent, nach Einführung 10,6 Prozent).[26,27] Das Konzept sieht vor, einen Patienten schnell innerhalb eines „primary survey“ zu beruteilen und lebensrettende Maßnahmen zu ergreifen und eine detailierte Anamnese und Diagnostik innerhalb eines „secondary survey“ erfolgen zu lassen. Dies bietet auch Vorteile bei der Behandlung mehrerer Patienten, da wichtige und unwichtige Maßnahmen getrennt werden können und der Ablauf sich ähnelt; unerheblich, ob ein oder mehrere Patienten behandelt werden müssen.

PHTLS hat ebenfalls wichtige Impulse im Bereich des Tactical Emergency Medical Support (TEMS) (Anwendung präklinischer Notfallmedizin mit dem Ziel, die Polizei bei ihrer Arbeit zu unterstützen) gesetzt. Allerdings sind hier einige Besonderheiten zu beachten, die unter dem Kapitel 5.2 betrachtet werden. Geeignete Konzepte zur Traumaversorgung in Schockräumen bestehen in Deutschland seit 2003, als ATLS eingeführt wurde. Spezielle präklinische Konzepte zur Verbesserung der Traumaversorgung waren nicht bekannt, erst 2007 führte der Deutsche Berufsverband für den Rettungsdienst e.V. (DBRD) PHTLS ein; ITLS folgte 2008. Aus diesem Grund kann noch nicht von einer flächendeckenden Verbreitung des Konzepts ausgegangen werden; auch müssen einige Themenbereiche womöglich noch an deutsche Gegebenheiten angepasst werden, sobald definitive Erfahrungen vorliegen. Eine Anpassung an deutsche Verhältnisse wurde innerhalb des 2010 vorgestellten TraumaManagement®-Systems vorgenommen, indem die führende Rolle des Notarztes eingebunden und verschiedene Aspekte des Team-Resource-Managements aufgenommen wurden. Ziel dieses Systems ist es, als kritisch eingestufte Patienten innerhalb von 15 Minuten von der Einsatz abzutransportieren.[28] Obwohl das System die personellen Ressourcen an der Einsatzstelle mit berücksichtigt, kann es – ohne an dieser Stelle stark vorzugreifen – im Bereich der taktischen Notfallmedizin vermutlich nicht uneingeschränkt angewendet werden. Da hier als Anpassung an deutsche Gegebenheiten der Notarzt berücksichtigt wurde, geht das Versorgungsschema von drei zur Verfügung stehenden Personen aus; innerhalb des Rettungsteams bei Amoklagen sind jedoch beispielsweise nur zwei Personen vorgesehen.

3.8 Materielle Ressourcen

Für die verschiedenen Arten von Rettungsmitteln (Fahrzeuge) bestehen in Europa sowie Deutschland bestimmte Normen. Innerhalb der DIN EN 1789, „Rettungsdienstfahrzeuge und deren Ausrüstung", werden Regelungen für Konstruktion, Prüfmethoden, Betrieb und Ausrüstung getroffen; die DIN spezifiziert weiter verschiedene Festlegungen für Krankentransportmittel im Bereich der Krankenkraftwagen. Betrachtet werden soll hier ein Ausschnitt der Normen im Hinblick auf die untersuchten Notfallbilder, mit denen eine Rettungswagenbesatzung innerhalb einer Amoklage konfrontiert werden kann, daher wird das Hauptaugenmerk auf die Vorgaben zur Ausrüstung gelegt. Da auch der Rettungsdienst von gewissen Sparmaßnahmen nicht ausgenommen ist, wird unterstellt, dass eher die Mindestausstattung zu Grunde gelegt werden kann, auch wenn sicherlich einige Rettungsdienstbereiche eine erweiterte Ausstattung mitführen. Da dies jedoch weder die Regel noch vorgeschrieben ist, erscheint eine Betrachtung aufgrund der Normanforderungen sinnvoll. Die DIN EN 1789 hat für alle Krankenkraftwagen Gültigkeit, in denen mindestens eine Person auf einer Trage liegend transportiert werden kann. Hierzu werden die Krankenkraftwagen in vier Bereiche unterteilt:

- Typ A1 und A2: Krankentransportwagen / Patient Transport Ambulance (PTA)
- Typ B: Notfallkrankenwagen / Emergency Ambulance (EA)
- Typ C: Rettungswagen / Mobile Intensive Care Unit (MICU)

Eine einheitliche Regelung für Notarzteinsatzfahrzeuge (NEF) besteht nicht. Innerhalb des betrachteten Kontext kommen lediglich die Fahrzeugarten Typ B (Notfallkrankenwagen) und Typ C (Rettungswagen) in Betracht, da diese im deutschen Rettungsdienst am häufigsten anzutreffen sind. Notfallrettung wird hauptsächlich mit Rettungswagen nach der Kategorie C betrieben, die laut Norm für die erweiterte Behandlung, Transport und Überwachung von Patienten vorgesehen sind, daher finden sich hier auch die detailiertesten Anforderungen in der Norm. Alle Konzepte zur Bewältigung von Amoklagen beziehen sich auf die Anwesenheit eines Rettungswagens, daher soll hier auch lediglich die Klassifizierung nach Typ C untersucht werden. So sollen innerhalb eines Typ C Rettungswagen jeweils eines der folgenden Hilfsmittel zum Patientransport vorhanden sein: Haupttrage mit Fahrgestell, Schaufeltrage, Vakuummatratze sowie ein Tragetuch. In Bezug auf die Verletzungsmuster, die mit hoher Wahrscheinlichkeit bei Amoktaten auftreten, finden sich in der Norm Anforderungen für die Bereiche „Ausrüstung Kreislauf“, „Behandlung von lebensbedrohlichen Störungen“ und „Verbandmittel und Pflegehilfsmittel“.

Ausstattung zur Stabilisierung des Kreislaufs (Auszug):

- 4 Liter Infusionslösung, zusätzlich die Möglichkeit zur Erwärmung auf Körpertemperatur
- 2 Sätze Infusions- und Injektionszubehör sowie eine Möglichkeit zur Druckinfusion

Behandlung von lebensbedrohlichen Störungen (Auszug):

- 1 Defibrillator, EKG-Überwachungsgerät, externer Herzschrittmacher
- 1 erweiterte tragbare Einheit zur Wiederbelebung mit: Einheit zur Sicherung der Atmung, Ausrüstung für die Verabreichung von In-

fusionen mit geeigneten Venenverweilkanülen, Infusionslösungen, Infusionsgeräten und Fixationsmaterial, Ausstattung für die Intubation (Laryngoskop mit verschiedenen Spateln, Magill-Zangen, Führungsstäben, Endotrachealtuben mit Konnektoren, Blockerspritze und Klemme, Tubusfixationsmaterial, Stethoskop) sowie Ausstattung zur Verabreichung von Medikamenten

- 1 Thoraxdrainagesatz
- 1 Spritzen-Infusionspumpe
- 1 zentrale Venenkatheter

Verbandmittel und Pflegehilfsmittel (Auszug)

- 1 (Satz) Material zur Wundabdeckung
- 1 (Satz) Material zur Wundabdeckung bei Verbrennungen und Verätzungen
- 1 Replantat-Set

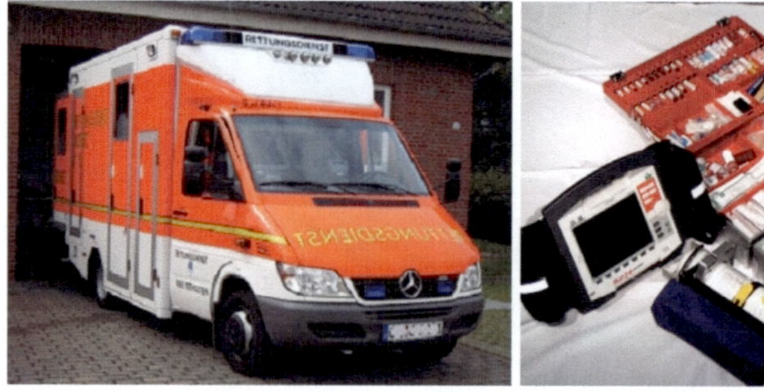
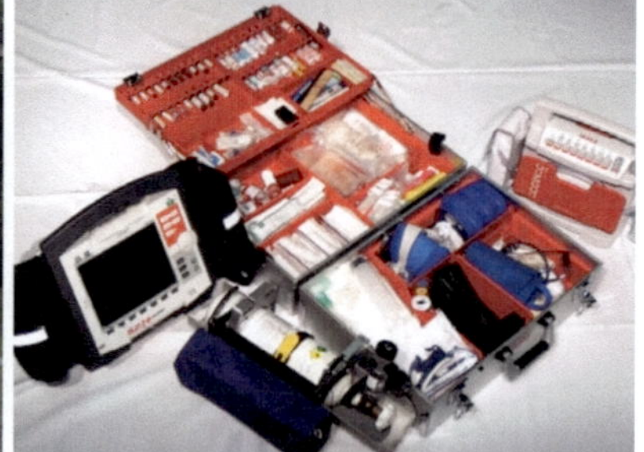

Abbildung 3.20: *Rettungswagen und Ausrüstung*

Weiterhin werden die Ausstattungen von Notfallkoffern (Notfall-Arztkoffer) in der DIN 13 232 geregelt.[16] Die vorangegangen Auszüge aus der Norm verdeutlichen, dass ein Rettungswagen des Typs C primär für die individuelle Versorgung eines Patienten ausgerichtet ist. Besonders das

Material zur Wundabdeckung ist entsprechend der Bezeichnung eher darauf ausgerichtet, Verletzungen mit mäßigen Blutungen zu versorgen und nicht speziell dafür entwickelt, starke Blutungen zu kontrollieren, wie sie bei den Schädigungen durch Schusswaffengebrauch oder Explosionen auftreten können. Doch gerade die Versorgung starker Blutungen kann bislang im deutschen Rettungsdienst problematisch sein, es treten immer wieder Fälle auf, bei denen Patienten sogar aufgrund einer Extremitätenverletzung sterben.[29]

In Kriegs- oder Krisengebieten ist die Extremitätenblutung sogar die häufigste vermeidbare Todesursache.[7] Während für den Einsatz in Krisen- oder Kriegsgebieten mit entsprechender Forschung und Entwicklung dieser Problematik schnell Rechnung getragen wurde, halten speziell entwickelte Hilfsmittel im zivilen Rettungsdienst nur langsam Einzug. Zum Teil sind diese Entwicklungen Veränderungen an bestehenden Produkten (z.B. Verbandpäckchen), Rückgriff auf zwischenzeitlich als obsolet bezeichnete Maßnahmen (Abbindung durch ein „Tourniquet“) oder neu entwickelte Materialen, die die Blutgerinnung aktiv fördern. Besonders an Körperstellen, an denen Abbindungen unmöglich sind und Druckverbände allein nicht ausreichen, bieten neue blutstillende Verbandmittel vielversprechende Alternativen.[29] Allen mittlerweile auf dem Markt befindlichen Systemen gemein ist, dass die Anwendung direkt in der Wunde erfolgt, entweder als Kompresse oder Pulver. Der die Blutung stoppende Mechanismus ist unterschiedlich; einige absorbieren Flüssigkeiten und bedingen eine rasche Koagulation und Bildung von stabilen Blutklumpen; andere aktivieren direkt die Gerinnung. Die Beobachtung dieser Mittel ist jedoch noch nicht abgeschlossen. Auch bei tiefen, „schlürfenden“ Thoraxverletzungen („sucking chest wound“) sind spezielle Materialen sinnvoll, die durch Ventile das Eindringen von Luft verhindern, Blut und Luft aber austreten lassen und so die Entstehung eines Spannungspneuothorax verhindern. Diese Ausstattungen werden auch in den aktuellen Empfehlungen für die Bestückung gesonderter Traumataschen als Ergänzung zu den regulären Notfallrucksäcken oder -koffern im Rettungsdienst befürwortet.[29]

3.9 Personelle Ressourcen: Simulation

Die personellen Ressourcen des Rettungsdienstes werden zentraler Punkt der Betrachtung, wenn mehrere Patienten gleichzeitig versorgt werden müssen. Wie bereits gezeigt wurde, ist der Rettungsdienst individualmedizinisch ausgerichtet; im Regelfall versorgen zwei Rettungsdienstmitarbeiter einen Patienten. Bei schweren lebensbedrohlichen Notfallbildern sind es durch die Hinzuziehung eines Notarztes (im Rendezvous-System) meist sogar vier Mitarbeiter, da der Notarzt von einem weiteren Rettungsdienstmitarbeiter unterstützt wird.[16] Innerhalb der täglichen Routine ist das zahlenmäßige Verhältnis der Einsatzkräfte zu den Patienten also äußerst günstig. Daraus ergibt sich, dass ein ungünstiges Verhältnis – eine höhere Patientenanzahl und eine einzelne Rettungswagenbesatzung – erhebliche Probleme mit sich bringen kann. Typischerweise sind die ersteintreffenden Rettungskräfte zunächst überfordert und müssen sich immensen medizinischen sowie organisatorischen Herausforderungen stellen. Klassisch für solche Ausnahmefälle sind Bus- oder Bahnunglücke, Flugzeugabstürze oder auch Attentate. Übertragen auf die hier zu untersuchende Amoklage stellt sich die Situation ähnlich dar: Auch hier ist eine Rettungswagenbesatzung mit einer vermutlich hohen Anzahl an Patienten konfrontiert, die zudem lebensbedrohlich verletzt sein können, es herrscht also ebenfalls ein ungünstiges Verhältnis aus Einsatzkräften und Patienten. Wie bereits gezeigt werden konnte, ist ein Rettungswagen primär auf die Versorgung eines Patienten ausgerichtet, also müssen bereits bei zwei Patienten womöglich Abstriche in der Versorgung hingenommen werden. Ab drei Patienten muss analog einer Warteschlange gearbeitet werden, da zwei Einsatzkräfte auch nur maximal zwei Patienten gleichzeitig versorgen können; es muss folglich bestimmt werden, wer wann mit welchen Maßnahmen behandelt wird. Diese Arbeitsweise ist seit Napoleon bekannt und wird laufend verbessert, sie wird jedoch nie das Optimum zulassen, dass alle Patienten gleichzeitig maximal versorgt werden können. Wird eine Warteschlange gebildet, werden zwar die Patienten zuerst behandelt, die am schwersten verletzt sind; jedoch können sich Komplikationen bei den wartenden Patienten bilden, die bei sofortiger Behandlung nicht entstanden wären.[30,31] Diese Komplikationen erschweren jedoch die spätere Behandlung der Patienten zusätzlich und binden so mehr Kapazitäten, als am Anfang vermutet worden wäre. Als Beispiel sei eine einzelne Extremitätenblutung genannt, die zunächst gut beherrschbar ist, jedoch in einen Volumenmangelschock auswachsen kann, der dann eine schwerwiegende Komplikation darstellt. Innerhalb eines gewissen Zeitfensters kann ein schwerverletzter Patient vor der isolierten Blutung behandelt werden, nimmt dies jedoch zuviel Zeit in Anspruch, kann auch diese Verletzung zu einer lebensbedrohlichen werden, deren Therapie dann weit mehr Ressourcen in Anspruch nimmt oder der Patient sogar in Folge dessen verstirbt, weil er nicht mehr rechtzeitig behandelt werden konnte. Die Einsatzkräfte sehen sich deshalb immer dem Dilemma ausgesetzt, möglichst viel für jeden einzelnen tun zu wollen, aber auch zeitliche und materielle Ressourcen möglichst gut auf alle Patienten zu verteilen.[32] Verschärft wird die Lage, wenn Personal und Material nicht einfach nachgeführt werden können. Dies ist zum Beispiel der Fall, wenn die Verletztenversorgung in einem gesicherten Bereich stattfindet, der in einem Gefahrengebiet liegt. Dies ist häufig in Krisen- oder Kriegsgebieten anzutreffen und ist einer der gravierendsten Unterschiede zwischen ziviler und militärischer Präklinik.[7]

Bei genauer Betrachtung liegt dies jedoch auch bei einer Amoklage vor, wenn ein Team aus Einsatzkräften von Polizei und Rettungsdienst innerhalb eines sicheren Raumes agieren soll. Hier ist das medizinische

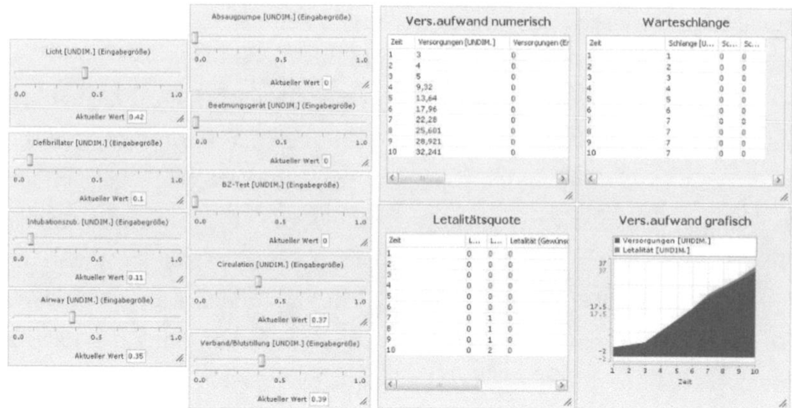

Abbildung 3.21: *Simulation von Patientenversorgungen*

Personal also weitgehend auf sich allein gestellt und davon abhängig, wie umfangreich das mitgebrachte Material und wie gut ihre Ausbildung ist. Umso gravierender würden sich auch auftretende Probleme an der Medizintechnik darstellen, da Ersatz womöglich nicht verfügbar ist. Ein weiterer Kernaspekt ist also, wo die Grenze zwischen akzeptabler medizinischer Versorgung und einem eklatanten Missverhältnis zwischen Ressourcen und Patienten besteht. Da dies in der Praxis schwierig zu beobachten ist, wurde der Versuch unternommen, eine Computersimulation zu erstellen. Angewendet wurde hierbei die Software „Consideo-Modeler“, die eine Unterscheidung in qualitativer (zur Identifizierung der relevanten Einflussfaktoren) und quantitativer Simulation (zur genaueren Analyse) ermöglicht.

Der Aufbau des Modells umfasste eine beliebig quantifizierbare Patientenanzahl als Warteschlange, zwei Rettungsassistenten zur Bearbeitung dieser Warteschlange sowie verschiedene Operatoren zur Abbildungen von Komplikationen, die zum Beispiel auftreten, wenn ein Patient nicht rechtzeitig behandelt wird, weil die Anzahl der wartenden Patienten zu groß wird. Als Arbeitsgröße wurde die Einheit des Versorgungsaufwandes geschaffen, der ab einem gewissen Faktor auch Patienten versterben liess (diese Faktoren sind allerdings nicht wissenschaftlich belegt). In diesem Versorgungsaufwand flossen auch Komplikationen der Medizintechnik oder Lichtverhältnisse ein. Die Simulation wurde mit einer stetig anwachsenden, gleichverteilten Patientenmenge, einer ungleich verteilten sowie mit mehreren medizintechnischen Komplikationen durchlaufen.[33] Da die tatsächliche zeitliche Dauer einer einzelnen Patientenversorgung variieren kann, wurde sie in diesem Modell nicht speziell berücksichtigt, sondern ein gewisser Grad an Reduzierung und Abstraktion in Kauf genommen. Obwohl das Modell lediglich theoretischer Natur war und keine praktische Verifizierung erfolgen konnte, war doch abzuleiten, dass die Ressourcen zweier Rettungsassistenten ohne die Möglichkeit von Personal- und Materialnachführung limitiert sind und besonders unter Spitzenbelastung bei ungleich verteilten Patientenmengen schnell ausgeschöpft sind. Allerdings ist eine ungleich verteilte Patientenmenge eher realistisch, da wahrscheinlich nicht pro Zeiteinheit immer jeweils ein Patient in den sicheren Raum gebracht wird.

Es wurde gezeigt, dass die Häufigkeiten von Schuss- und Explosionsverletzungen in Deutschland in Vergleich zu anderen Staaten überaus gering ist und das der Rettungsdienst daher über keine routinierte Erfahrung im Umgang mit diesen Traumata verfügt. Dabei können Verletzungen durch Schusswaffen und insbesondere durch Sprengsätze Besonderheiten aufweisen, die die Versorgung zusätzlich erschweren. Soll eine Rettungswagenbestzung auf sich gestellt als Teil des Rettungsteams Verletzte versorgen, werden die Einsatzkräfte sehr wahrscheinlich Maßnahmen in Notkompetenz ergreifen müssen, da ein Notarzt nicht ohne Weiteres nachgeführt werden kann. Gleichzeitig ist nicht sichergestellt, dass das Rettungsdienstpersonal eine spezielle Traumamanagementausbildung absolviert hat. Die als Standard mitgeführten Materialen eines Rettungswagens sind ebenfalls nicht speziell auf derartige Lagen zugeschnitten; weiterhin zeigt sich zumindest in der Simulation, dass die Kapazität eines Zwei-Mann-Teams begrenzt ist. Um ein besseres Verständnis für die konkreten Bedingungen der Situation einer „Amoklage“ zu bekommen, werden im nachfolgenden Kapitel die geschichtliche Entwicklung und die Auswertungen verschiedener Ereignisse betrachtet.

4 Phänomen „Amok“

4.1 Herkunft des Phänomens

Es ist Redensart, einmal „auszurasten“, „durchzudrehen“ oder „Amok zu laufen“. Meist ist dies im Affekt dahingesagt und bleibt folgenlos. Umso mehr mögen vor diesem Hintergrund tatsächliche Amokläufe schockieren, da sie das darstellen, was allgemein niemand für möglich hält: Eine Person setzt diese Drohung und Redensart tatsächlich um und verletzt oder tötet eine Vielzahl von Menschen, häufig abschließend sogar sich selbst. Anschließend wird, von den Medien eng begleitet, darüber diskutiert, was das Motiv für die Tat war. Objektiv betrachtet sind die schnell zutage geförderten möglichen Gründe oft banal: Geldnöte, Perspektivlosigkeit, Schulprobleme, Trennungen von Partnern oder ähnliches. Da sich solche Situationen bei einer Menge Menschen ereignen, stellt sich die Frage nach dem Unterschied der die Wut gewöhnlicher Menschen von der Raserei der Amokläufer unterscheidet. Da sich zum großen Teil die Täter selbst richten, wird die Ursachenforschung erheblich erschwert. Amok war und ist jedoch über Kulturen und Jahrhunderte hinweg immer ein in verschiedener Art und Weise beschriebenes, jedoch im Kern konstantes Verhalten. Begrifflich wird Amok durch diverse Lexika aus der malaiischen Sprache abgeleitet und soll soviel wie „rasend, wütend“ heißen.[34] Tatsächlich war dieses Verhalten ein schweres Problem der Kolonialmächte in Südostasien und gelangte so in Europa zu Bekanntheit. Allerdings ist auch vielen der Begriff „Berserker“ bekannt, der als normannischer Amokläufer angesehen werden kann, in Papua-Neuguinea heisst dieses Verhalten „wild pig“, bei den amerikanischen Ureinwohnern „wild dog“. Bei genauer Betrachtung kann in einer Vielzahl von Kulturen ein analoges Verhalten identifiziert werden, auch wenn die malaiische Form namensgebend war.[35] Im 15. Jahrhundert beschrieb ein Autor ein amokähnliches Verhalten, mit dem sich z.B. ein zahlungsunfähiger Schuldner der unweigerlich drohenden Versklavung entziehen konnte, Fragen der Ehre spielten hier auch eine zentrale Rolle. Unter den Javanesen soll diese suizidanaloge Handlung zu grosser Achtung geführt haben, erst später wurde dies durch die Kolonialmächte zu krankhaftem Verhalten erklärt und dadurch gesellschaftlich negativ bewertet. Amok wurde über Jahrhunderte hinweg relativ gleich im Ablauf beschrieben und unterteilt sich in vier Phasen:

- Kränkungen, Verluste o.ä. und nachfolgende Phasen des intensiven Grübelns, der Isolation und (in der Moderne) Flucht in virtuelle Welten
- Explosionsartiger Angriff mit rücksichtsloser Tötungsbereitschaft
- andauernde mörderischer Raserei gegen jedermann, bis der Amokläufer durch Fremd- oder Eigeneinwirkung getötet, kampfunfähig gemacht oder überwältigt wird
- Überlebende Täter verfallen oft in einen katatonischen oder stuporösen Zustand und geben anschließend vor, unter Amnesie zu leiden oder kein Motiv für die Tat gehabt zu haben.

Angaben über Häufigkeiten – was zu einer Amoktat gezählt wird oder nicht -, Besonderheiten der Täter oder Motive variieren stark.[35] Verständlicherweise wurden unter Soziologen und Psychiatern bei den Erklärungsversichen meist die Ideen und Konzepte herangezogen, die zu der jeweiligen Zeit gerade aktuell waren: Soziale Vereinsamung und Entwurzelung bei E. Durkheim, Schizophrenie oder andere Geisteserkrankungen bei E. Kraeplin, hysterische Dämmerattacken oder Persönlichkeitsstörungen in Anlehnung an S. Freud. Resümiert werden kann jedoch, dass es ein über die Zeit konstantes, jedoch relativ selten auftretendes Verhalten gibt, dass durch überwiegend schwere Lebensverhältnisse ausgelöst wird und sich als Sonderform des erweiterten Suizides explosionsartig entlädt. Nach der Sichtung von mehr als 300 Amokläufen innerhalb von 30 Jahren lässt sich feststellen, dass die Medienberichte über Amokläufe zunehmen.[35] Eine Besonderheit sind hierbei die „school shootings“ („Amoklauf an einer Bildungseinrichtung“), die durch Jugendliche an ihren Schulen verübt werden und auch in Deutschland bereits mehrheitlich in der Gesamtzahl der Amokläufe verzeichnet wurden.[36] Sowohl Amokläufe an sich als auch school shootings sind in der Medienberichterstattung zunehmend. Zentrale Frage ist hierbei, ob tatsächlich die Taten häufiger werden oder die verbesserte Berichterstattung und das erhöhte öffentliche Interesse mehr über diese Taten berichten lassen.[37]

Die Weltgesundheitsorganisation (WHO) definiert Amok als willkürliche, anscheinend nicht provozierte Episode mörderischen oder erheblich (fremd-)zerstörischen Verhaltens. Anschließend erfolgt eine Phase der Amnesie und Erschöpfung, häufig auch die Wendung in selbstzerstörerisches Verhalten, also eigene Verletzung bis hin zum Suizid.[38] Innerhalb der US-amerikanischen Forschung wird Amok als tateinheitliche (versuchte) Tötung von mindestens drei Menschen verstanden.[38] Das US-amerikanische Federal Bureau of Investigation (FBI) unterscheidet drei Arten von Tötungshandlungen: Serienmord, „spree killing“ und Massenmord. Serienmord bezeichnet die Tötung von mehr als drei Personen über eine Periode von mehr als 30 Tagen mit einer Abkühlungsphase zwischen den Taten; „spree killing“ bzw. ein „murder on spree“ die Tötung von drei oder mehr Personen in einer Periode von weniger als 30 Tagen im Rahmen einer anderen Straftat und Massenmord ist die Tötung von drei oder mehr Personen zu einem Zeitpunkt und an einem Ort, ohne das eine Abkühlphase zwischen den Taten eintritt.[39] Die beobachteten Eigenschaften eines Amoklauf überschneiden sich größtenteils mit der amerikanischen Definition des Massenmordes.

Die vielfältigen Definitionsansätze für Amoktaten entstammen den jeweiligen wissenschaftlichen Disziplinen, so existieren z.B. Ansätze aus der ethnopsychiatrischen, kriminologischen, polizeitaktischen und auch journalistischen Sicht. Linguistisch leitet sich das Wort „Amok“ aus dem malaiischen „amuk“ ab und meint ursprünglich einen im tropischen Raum auftretenden Affekt- bzw. Verwirrtheitszustand, in dem der Kranke in einer Phase von Bewegungsdrang, möglicherweise unter Amnesie, wahllos Menschen und/oder Tiere angreift oder sie zu töten versucht, bis er selbst zusammenbricht, aufgehalten oder getötet wird.

Aus polizeitaktischen Definitionsansätzen zusammengefasst, liegt dann eine Amoklage vor, wenn eine oder mehrere Personen unter Anwendung von Waffen, gefährlicher Gegenstände oder körperlicher Gewalt in andauernder Verletzungs-, Tötungs- und wahrscheinlicher Suizidabsicht scheinbar plan- und ziellos eine unbestimmte Personenanzahl an Leib und Leben schädigt oder dies unmittelbar zu erwarten ist. Ein Amoktäter entzieht sich in der Regel nicht durch Flucht der Festnahme, vielmehr nimmt er seinen eigenen Tod zumindest billigend in Kauf. Dies bedeutet für die Einsatzkräfte, dass eine Konfrontation mit dem oder den Tätern wahrscheinlich ist.

4.2 Tätercharakteristik

Grundsätzliche Einigkeit herrscht in der Forschungsliteratur darüber, dass einzelne beziehungsweise monokausale Faktoren als Erklärung für die Begehung von Amokläufen nicht ausreichen. Ein Amoklauf resultiert daher nicht allein aus einer bestimmten Störung des Täters oder aus einem bestimmten Vorfall, vielmehr müssen mehrere Merkmale aufeinander treffen, die eine Risikokonstellation darstellen. Einzeln für sich genommene Merkmale entfalten hierbei kaum Bedeutung.[38] Studien aus den USA deuten auf eine längerfristige Ansammlung oder Aufstauung einer Kombination aus bestimmten Faktoren und längerfristige Planungs- sowie Vorbereitungbemühungen seitens der Täter hin. Diskutiert werden als Bestandteile eines solchen multifaktoriellen Modells verschiedene Merkmale und Kombinationen, von Bedeutung scheinen dabei Prozesse auf psychologischer Ebene zu sein. Beim (potentiellen) Amokläufer treffen Probleme und Konflikte auf nicht ausreichende persönliche Verarbeitungskapazitäten und Bewältigungsstrategien.

Gehen Eltern auf die Bedürfnisse eines Kindes während der frühen Lebensjahre sicher und zuverlässig ein und treten mit ihm in eine vertrauensvolle Interaktion, entwickelt das Kind einen sicheren Bindungsstil. Wird hingegen nur unsicher, unregelmäßig und unvorhersehbar auf ein Kind eingegangen, entwickelt dieses einen ängstlich-ambivalenten Bindungsstil, bei seltener und distanzierter Interaktion wird ein distanzierter Bindungsstil ausgebildet.[40] Das der Bindungsstil relevant für den Weg zum Amoklauf ist, zeigte sich aus einem vom FBI erstellten Täterprofil.[41] Weiterhin ist die Ausbildung einer narzisstischen Persönlichkeitsstruktur bedeutsam.[40,37] Diese bezeichnet eine andauernde Sicht der Realität aus der Perspektive des eigenen Ichs, positive Ereignisse werden als Selbstverständlichkeit betrachtet, negative sehr schnell als persönliche Kränkung. Ebenso ist ein Übergang in eine neurotische Depression möglich, die ebenfalls aus ungelösten Konflikten und internalisierten, dysfunktionalen Lernerfahrungen resultiert, die zu Enttäuschungen, Kränkungen und subjektiver Hilflosigkeit führen.[42] Ein weiterer Faktor ist die Nachsichtigkeit des eigenen sozialen Umfelds hinsichtlich Gewalt, erfolgt innerhalb der Erziehung keine sofortige angemessene Intervention, wird Gewalt weitesgehend bagatellisiert wahrgenommen. Dagegen spielen die immer wieder zitierten gewaltfördernden Medien nicht zwingend eine Schlüsselrolle, sondern sind vielmehr Begleiterscheinung. Da

Ärger und Rache häufig im Denken von Menschen auftauchen, aber größtenteils nicht umgesetzt werden, spielen auch aggressionshemmende Faktoren eine Rolle. Konstruktive Faktoren der Agressionshemmung sind beispielsweise Einfühlung, Einsicht in die Notwendigkeit von Gewaltfreiheit oder die Nutzlosigkeit von Gewalt; defensive Faktoren die Angst vor Bestrafung. Fallen aggressionshemmende Gedanken weg, wird die Wahrscheinlichkeit für eine Umsetzung der Aggression deutlich erhöht. Ein amokspezifischer Faktor mag die Affinität, das Vorhandensein, oder die Beschaffung von Waffen als Mittel der Machtausübung sein, dies gewinnt besonders hinsichtlich der narzisstischen Persönlichkeit an Bedeutung.[40] Nachdem sich eine Vielzahl von Faktoren gewissermaßen zu einer Theaterkulisse aufbauen und die betreffende Person die Tat gedanklich immer konkreter ausmalt, bedarf es irgendwann eines auslösenden Anlasses, um den Amoklauf tatsächlich durchzuführen. Dieser Anlass kann mitunter auch relativ banal wirken. Das insgesamt konstruierte Weltbild besteht aus (subjektiv) dauerhaft wahrgenommener unfairer Behandlung; die Überzeugung das Recht zu besitzen, Gerechtigkeit wieder herzustellen und über die Mittel zu verfügen, um dies in die Tat umzusetzen und die daraus resultierende Machtausübung zu erleben. Das Sozialleben eines Amoktäters ist demnach vielfach von Ausgrenzung durch das Elternhaus, durch Freunde, Bekannte, Mitschüler oder Kollegen und dem weitgehenden Fehlen verlässlicher Beziehungen geprägt. Die Täter sind daraus folgend meist introvertierte, Einzelgänger, die in instabilen Familienverhältnissen aufgewachsen sind und nur oberflächliche Beziehungen aufbauen können. Hinzu kommen häufig schulisches oder berufliches Versagen trotz mindestens durchschnittlicher, oft eher hoher Intelligenz. Problematisch respektive relevant ist die hohe Affinität von Amokläufern zu Waffen bzw. ihr Zugang zu Waffen. Untersuchungen aus dem Jahr 2002 zufolge waren in 68 Prozent der Elternhäuser der (US-amerikanischen) Amokläufer Waffen vorhanden, 63 Prozent der Täter hatten einschlägige Vorkenntnisse und 44 Prozent zeigten sich von Waffen fasziniert, wobei die Übung real und virtuell erfolgte.[38] Obwohl in Deutschland ein wesentlich restriktiveres Waffengesetz gilt und dieses nach 2002 auch nach jedem Amoklauf in Deutschland verändert wurde, hatten die Amokläufer Zugang zu ihren Tatmitteln.

4.3 Sonderform „school shooting“

Die Assoziationen zu der Stadt Erfurt und des dortigen Gutenberg-Gymnasiums haben sich am 26. April 2002 in Deutschland entschieden verändert, als der 19jährige Robert S. sich gezielt durch das Gebäude bewegte und dabei 17 Menschen tötete. Erst kurz vorher, am 19. Februar, tötete ein Jugendlicher in Freising drei Menschen, einen davon in seiner ehemaligen Schule. Die Sonderform Amoklauf an einer Bildungseinrichtung, im Englischen häufig als „school shooting“ bezeichnet, begann bereits 1999 bekannt zu werden, als an der Columbine Highschool in der Kleinstadt Littleton, Colorado zwei Schüler 13 Menschen und sich selbst töteten und viele weitere verletzten.

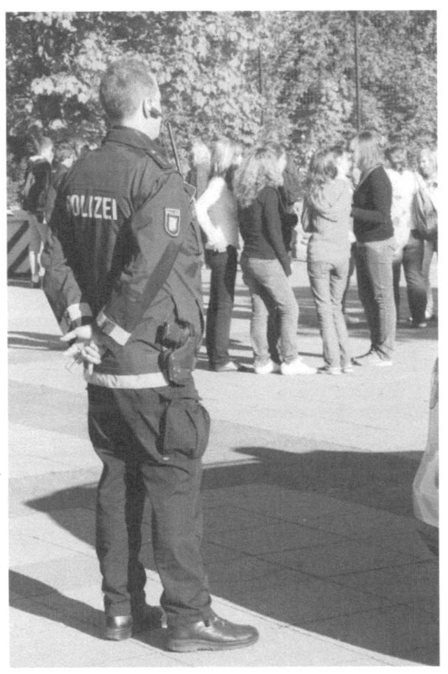

Abbildung 4.1: *Amokläufe an Bildungseinrichtungen können besonders opferreich ausfallen*

In 2006 endete der Amoklauf von Emsdetten an der Geschwister-Scholl-Realschule relativ glimpflich, anders als 2007 am Virginia Polytechnic Institute and State University („Virginia Tech“); hier erschoss ein geistig erkrankter Student 32 Menschen und verletzte annähernd gleich viele. Der Amoklauf von Winnenden im März 2009 begann in der dortigen

Datum	Ereignis	$\Sigma Opfer$	Tatwaffen
18.05.1927	Bath (USA)	45 Tote, 58 Verletzte	Bomben
06.12.1989	Québec (CA)	14 Tote, 13 Verletzte	Schusswaffen
20.04.1999	Littleton (USA)	13 Tote, 24 Verletzte	Schusswaffen, Bomben
26.04.2002	Erfurt	17 Tote	Schusswaffen
21.03.2005	Red Lake (USA)	10 Tote	Schusswaffe
20.11.2006	Emsdetten	37 (Leicht-)verletzte	Schusswaffen, Bomben
16.04.2007	Blacksburg (USA)	32 Tote, 29 Verletzte	Schusswaffe
07.11.2007	Jokela (Finnland)	8 Tote	Schusswaffe
23.09.2008	Kauhajoki (Finnland)	10 Tote	Schusswaffe
11.03.2009	Winnenden	15 Tote, 11 Verletzte	Schusswaffe
11.05.2009	St. Augustin	Amoklauf verhindert	Schuss-, Klingenw., Brands.
17.09.2009	Ansbach	10 Verletzte	Klingenwaffen, Brandsätze
18.11.2009	Bergkamen	1 Verletzter	Schusswaffen
26.11.2009	Pécs (Ungarn)	1 Toter, 3 Verletzte	Schusswaffe
12.02.2010	Huntsville (USA)	3 Tote, 3 Verletzte	Schusswaffe

Tabelle 4.1: *Ausgewählte Amokläufe an Bildungseinrichtungen*

Albertville-Realschule, und der Amoklauf von Ansbach im September 2009 im Gymnasium Carolinum. Für diese schulbezogenen Amoktaten hat sich der Begriff „school shooting“ durchgesetzt, wenngleich es auch nicht zwingend notwendig ist, dass Schusswaffen eingesetzt werden oder jeder Schusswaffengebrauch innerhalb einer Bildungseinrichtung auch ein Amoklauf ist. Vielmehr wird dieser Begriff für Ereignisse eingesetzt, bei denen ein Bezug zwischen einer Bildungseinrichtung und einer Tötung oder einer versuchten Tötung durch Jugendliche herzustellen ist.

Die Aufstellung zeigt, dass fast ausschließlich Schusswaffen bei Amokläufen an Bildungseinrichtungen benutzt wurden; Sonderfälle sind die Vorfälle in Bath und Ansbach, bei denen Sprengvorrichtungen oder Klingenwaffen zum Einsatz kamen. Hier wird deutlich, wie opferreich besonders Taten an Schulen sein können. Diese Erkenntnis wird insbesondere auch durch unterschiedliche Studien von forensischen Psychologen gestützt.[43,44] In einer weiteren Studie wird das in den USA allgemein als sehr liberal eingestufte Waffenrecht kritisiert, weil die Zugänglichkeit zu Waffen für die Täter dadurch sehr leicht wird, in einem Großteil der Fälle hatten die Täter ihre Waffen von einem Familienmitglied erhalten oder entwendet.[45] Auch wenn Waffen in Deutschland deutlich schwerer zu erhalten sind, sind allerdings die Möglichkeiten für einen (legalen) Waffenbesitz nicht unerreichbar. Bei den meisten deutschen Amokläufen bzw. school shootings waren ursprünglich legal besessene Waffen verwendet worden, die dann gesetzeswidrig genutzt wurden. Beim Amoklauf von Winnenden in 2009 entwendete der Täter die von seinem Vater legal besessene Pistole, die jedoch gesetzeswidrig verwahrt wurde. Robert S. nutzte 2002 in Erfurt Waffen, die er als Sportschütze erworben hatte.[46] Wenn eine entsprechende längerfristige Intention zur Tötung von Menschen vorliegt, kann also davon ausgegangen werden, dass auch die Möglichkeit zur Beschaffung der dafür notwendigen Mittel besteht.

4.4 Auswertungen

Der United States Secret Service (USSS) ist eine US-amerikanische Strafverfolgungsbehörde, die im Jahr 2002 dem Heimatschutzministerium (Department of Homeland Security) unterstellt wurde und innerhalb von Studien ebenfalls Amokläufe an Bildungseinrichtungen untersucht hat, wobei ein Schwerpunkt hierbei auf prädeliktischem Verhalten lag, um Warnhinweise vor Ausübung der Taten zu identifizieren. Bei 93 Prozent hatten die untersuchten Täter in ihrem Umfeld bereits vor der Tat Besorgnis ausgelöst und in 73 Prozent aller Fälle bereits einen Selbstmordversuch unternommen. Zusammengefasst kann auch bei Jugendlichen Amokläufern nicht von schweren psychischen Erkrankungen ausgegangen werden, jedoch finden sich Verhaltensauffälligkeiten, die mit depressiven Symptomen und intensiver Phantasie einhergehen.

Es wurde auch die Annahme gedeckt, dass die „individuellen Verwundbarkeiten“ einen Rückzug aus der sozialen Gemeinschaft bedingen und diese nicht von Freunden oder der Familie aufgefangen werden konnten, was zu Einzelgängertum und Introvertiertheit führte. Oberflächlich betrachtet mögen Beziehungen zu anderen Menschen zwar als normal erscheinen, aus der Sicht des Betreffenden erweisen sich jedoch diese nicht als belastbar oder funktionsfähig. Freundschaften werden mit anderen sozialen Außenseitern aufgebaut (so zum Beispiel die Attentäter an der Columbine High School) und verstärken so noch das Gefühl, keinen sozial angepassten und angemessenen Platz in der Gesellschaft zu finden, was zu zusätzlicher Isolation führt. Die Reaktion von Gleichaltrigen auf solche Einzelgänger kann von Interesselosigkeit über Ablehnung bis Verachtung mit Sanktion oder Machtausübung gehen, wodurch die Personen dann Schikanen aller Art ausgesetzt sein können.[45] Bei 71 Prozent konnte festgestellt werden, dass sie sich von anderen ausgegrenzt, verletzt oder schikaniert fühlten[47] und nahezu alle Einzelgänger waren.

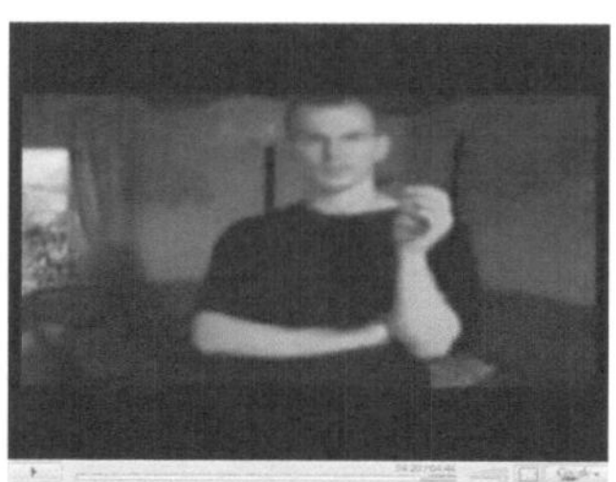

Abbildung 4.2: *Beispiel für Leaking: Internetvideo des Amokläufers von Emsdetten*[48]

Weiterhin decken sich viele Studien, was die Tatplanung betrifft. Die Täter fertigten detaillierte Pläne an, deren Vorbereitung bis zu einem Jahr zurückverfolgt werden konnte, im Fall der Columbine High School in Littleton waren einige Pläne der Täter sogar zwei Jahre alt.[44,47,49,37] Nebenbei sei bemerkt, dass die meisten Terroranschläge wahrscheinlich eine kürzere Planungszeit besitzen. Zumindest steht fest, dass die bisher beobachteten Amokläufe keineswegs impulsive, affektiv-spontane Gewalttaten waren, sondern die Tat vor der Durchführung über einen langen Zeitraum hinweg zum Teil sehr detailiert geplant wurde.

Besonders wichtig im Hinblick auf Prävention und Intervention vor der Durchführung einer Amoktat ist die Tatsache, dass die Taten nicht nur intensiv geplant werden, sondern auch im Vorfeld Informationen von den Tätern „durchsickern“, was englisch als „leaking“ bezeichnet wird. Tatsächlich konnte im Nachhinein bei fast allen Tätern eine solche Vorankündigung identifiziert werden.[47,44,49] Diese Warnsignale können allerdings mehr oder weniger konkret ausfallen und deshalb auch in unterschiedlicher Art und Weise von anderen ernstgenommen werden. Der Amokläufer von Emsdetten schrieb beispielsweise sehr konkrete Drohungen in ein Internetforum und erwähnte explizit, dass er vorhabe, einen Amoklauf durchzuführen, wurde aber nicht ernstgenommen.[4] Um die Ernsthaftigkeit von Drohungen und Anzeichen für bevorstehende Amokläufe einschätzen zu können, wurden sowohl vom US Secret Service als auch vom National Center for the Analysis of Violent Crime (NCAVC) des FBI Analyse- und Präventionsmodelle entwickelt; es konnte jedoch kein übereinstimmendes und verbindliches Profil eines Amoktäters erstellt werden. Vielmehr konnte nur gezeigt werden, welche Eigenschaften ein Amoktäter nicht besitzt.[50] Dies hat den Nachteil, dass eine Art Rasterfahndung nicht möglich ist, andererseits auch den Vorteil, dass eine Vorverurteilung und Stigmatisierung bestimmter Personengruppen unterbleibt. Anhand von Expertenbefragungen aus dem deutschen Raum konnte auch kein einheitliches Bild zur Übertragung der amerikanischen Präventionsmodelle auf deutsche Verhältnisse gezeichnet werden.[50]

Es wurde gezeigt, dass Amokläufe in der Regel geplant sind, was zum Teil sehr detailiert ausfallen kann. Der Täter kommt damit dem Wunsch nach, möglichst vielen Menschen Schaden zuzufügen. Zusätzlich findet ein Teil der Amokläufe als Form des „school shootings“ an Bildungseinrichtungen statt, in denen bereits eine hohe Konzentration an Personen vorherrscht, weshalb diese Amokläufe das Potential haben, besonders opferreich zu enden. Um in einer solchen Lage noch möglichst viele Menschen retten zu können, wurden Versuche unternommen, besondere Verfahrensweisen zu entwickeln, die im folgenden Kapitel dargestellt werden.

5 Lösungsansätze: Zusammenarbeit von Polizei und Rettungsdienst

Die Amokläufe von Winnenden und Ansbach haben in Deutschland Bevölkerung und Einsatzkräfte daran erinnert, dass Amokläufe jederzeit stattfinden können. Bis zu den Ereignissen in Erfurt 2002 gab hatte der Begriff Amok in Deutschland keinerlei Assoziation und bis 2002 war es Praxis der Einsatzkräfte von Polizei und Rettungsdienst wie bei einer Geiselnahme vorzugehen: den Tatort zu umstellen, verdeckt aufzuklären, den Bereich zu räumen und abzusperren, den Täter nicht zu provozieren und auf das Eintreffen von Spezialkräften (Spezialeinsatzkommando SEK) zu warten. Im Falle einer Geiselnahme erwies sich dieses Vorgehen meist als sinnvoll, denn nach Einsatz der speziell geschulten Verhandlungsgruppe gab der Täter auf, nur in seltenen Fällen wurde eine Intervention durch das SEK notwendig. Bei der Amoklage in Erfurt erwies sich dieses Vorgehen erwartungsgemäß als nicht erfolgreich. Wie bisher gezeigt werden konnte, ist ein Amoktäter in einem psychischen Ausnahmezustand, verübt scheinbar wahllos und unaufhörlich extreme Gewalt, scheut nicht die Konfrontation mit den Einsatzkräften und rechnet meist damit, getötet zu werden oder wird sich selbst töten.

Von diverser Seite wurde festgestellt, dass das klassische notfallmedizinische Vorgehen, erst nach dem Ende aller polizeilicher Maßnahmen zu handeln, hier nicht angebracht sei, da hier die medizinische Hilfe für viele der Opfer zu spät käme. Vielmehr wurde gefordert, dass selbst wenn der Täter möglicherweise auf Rettungskräfte einwirkt, Handlungsoptionen geschaffen werden, um die Verletzten zeitnah zu versorgen, zumal das auch von der Bevölkerung erwartet werde. Wenn also die Rettung der Opfer aus dem Gefahrenbereich nicht möglich sei, solle die medizinische Hilfe zu den Verletzten gebracht werden.[51] Die medizinischen Rettungsmaßnahmen sollten dann vor Ort getroffen werden, bis ein Transfer möglich ist. Grundsätzlich kommen zu diesem Zweck zwei Varianten in Betracht:

1. Mitglieder von Sondereinheiten der Polizei erhalten eine medizinische Schulung und übernehmen am Tatort die Tätigkeiten des Rettungsdienstes

2. Medizinisches Personal begibt sich nach einer taktischen Ausbildung und entsprechendem Training mit eigener Schutzausstattung (ballistische Schutzweste, ggf. eigene Waffe zur Verteidigung) in die Gefahrenzone zur Verletztenversorgung

Option 1 ist tatsächlich verbreitet, einige Polizeibeamte innerhalb der Spezialeinsatzkommandos haben eine medizinische Ausbildung erhalten, um entsprechende Hilfe leisten zu können. Problematisch ist hierbei, dass zum einen diese Personen hauptsächlich auf den oder die Täter einwirken sollen und nicht die Versorgung großer Opfermengen übernehmen sollen. Weiteres Problem ist, dass diese Spezialkräfte oft eine zu lange Anfahrtszeit haben, um bei Amoklagen adäquat reagieren zu können. Eine zeitgerechte Interaktion ist somit nur mit den Einsatzkräften vor Ort (Streifenwagen der Polizei, Rettungswagen des zivilen Rettungsdienstes) möglich. Die zweite Option ist in Deutschland von nicht unerheblicher Problematik. Zunächst wird es nur einen kleinen

Anteil an Personen geben, die sich freiwillig bereit erklären, eine solche Zusatzausbildung zu absolvieren. Entsprechende Inhalte werden in den normalen Rettungsdienstausbildungen nicht gelehrt. Außerdem haben die Ereignisse gezeigt, dass Amokläufe durchaus in ländlichen Gegenden, kleinen Gemeinden und Kleinstädten stattfinden können. Hier werden vermutlich sowohl die Spezialkräfte der Polizei als auch solche speziell geschulten Mitarbeiter des Rettungsdienstes eine zu lange Anfahrtszeit haben. Darüber hinaus ist es in Deutschland kaum möglich, einen Rettungsdienstmitarbeiter mit einer Waffe auszustatten.

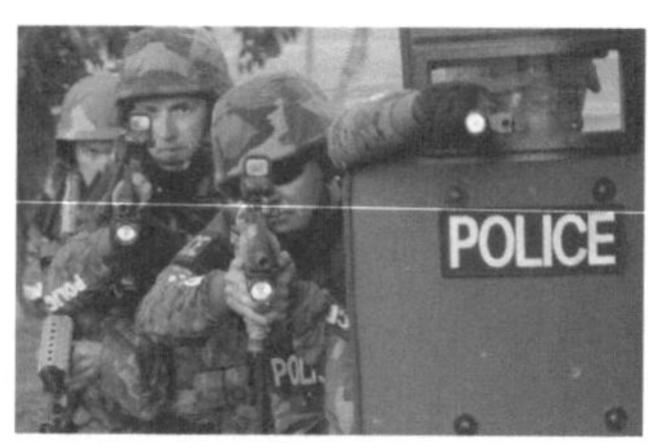

Abbildung 5.1: *SWAT-Team*[52]

In den USA stellen sich einige Vorraussetzungen anders dar. Da Amokläufe, insbesondere an Bildungseinrichtungen, dort seit längerer Zeit bekannt sind, existieren auch seit längerem verschiedene Lösungen zur Bewältigung solcher Situationen. Neben den Special Weapons and Tactic (SWAT) Teams, die den deutschen Spezialeinsatzkommandos gleichen und deren Teammitglieder ebenfalls in notfallmedizinischen Grundlagen ausgebildet sind, wurden einige Teammitglieder einer erweiterten medizinischen Ausbildung, die mit den speziellen einsatztaktischen Besonderheiten verknüpft wurde, unterzogen. Diese Spezialkräfte fahren im regulären Dienstbetrieb Streife und werden dann bei entsprechenden Lagen zusammengerufen, einige Einheiten sind jedoch auch hauptamtlich tätig. Im Fall der Emergency Service Unit (ESU) des New York Police Departments werden die polizeilichen Einsatzkräfte zu regulären New York State Emergency Medical Technicians ausgebildet. Andersherum gibt es auch Spezialschulen, in denen sich Rettungsdienstmitarbeiter eine spezielle Ausbildung (Tactical Emergency Medical Support (TEMS), siehe 5.2) aneignen können, um dann in einer kombinierten Einheit aus Polizei und Rettungsdienst ihren Dienst zu versehen.[51] Für diese Variante müssen die rettungsdienstlichen Bewerber ein hohes Maß an psychischer und physischer Belastbarkeit aufbringen, um in solchen extremen Situationen agieren können. Unter Umständen sind auch ethische und standesrechtliche Problematiken zu bedenken. Trotzdem sind solche Spezialeinsatzkräfte, sowohl polizeilich, als auch rettungsdienstlich, meist nicht zeitgerecht am Tatort. Daher erschien es sinnvoll, Handlungskonzepte zu entwickeln, die von den ersteintreffenden Einsatzkräften umgesetzt werden können, als Kombination aus Polizei und Rettungsdienst. Trotz Bedenken sowohl auf rettungsdienstlicher als auch auf polizeilicher Seite wurden in Deutschland verschiedene Varianten einer schnellen Intervention durch kombinierte Teams aus Polizei und Rettungsdienst erprobt. Dabei haben sich zwei Möglichkeiten durchgesetzt:

1. Die Rettungsdienstmitarbeiter bewegen sich autark, jedoch mit Schutzausrüstung hinter den Polizeibeamten. Dadurch können die Polizeibeamten auf den Täter ungehindert einwirken.

2. Die Rettungsdienstmitarbeiter werden in die Mitte einer polizeilichen Schutzformation genommen und so zusätzlich geschützt. So ist auch ein koordinierteres Vorgehen möglich.

So soll nach einer Lageeinschätzung ein Team aus Polizisten und Rettungskräften gebildet werden, dass nach einer kurzen Abstimmung die Ausrüstung anlegt und letzte Vorbereitungen trifft. Anschließend stösst das Team in einen Bereich vor, in dem eine Verletztenversorgung nötig ist; möglichst auf einem Weg, der bereits vorher von anderen Polizeikräften gesichtet wurde. Nach Möglichkeit sollte ein Raum aufgesucht werden, der zu einem gesicherten Bereich wird. Hier sollen die Verletzten von den Rettungskräften versorgt werden. Ein Abtransport ist so früh wie möglich, jedoch erst nach Sicherung des Transportweges anzustreben. Notwendig ist eine enge und vertraute Zusammenarbeit, die nur durch Training zu erreichen sein wird. Dieses grobe Konzept wurde als Konsequenz aus dem Vorgehen beim Amoklauf von Erfurt konkretisiert und in Handlungsanweisungen umgesetzt. Obwohl von der Kommission zur Untersuchung dieses Ereignisses sowohl von Polizei als auch Rettungsdienst keine Verstöße gegen damals gültige Verfahrensanweisungen bemängelt werden konnten, wurde dennoch festgestellt, dass die damaligen Dienstanweisungen und Vorschriften zum Verhalten bei Bedrohungslagen nicht einfach auf Amokläufe transferiert werden können. Dies war der Impuls für neue Konzepte, die speziellen Ausbildungs- und Schulungsbedarf zunächst auf Seite der Polizei vorsahen.[46] Zunächst sollten die Beamten des Streifendienstes der Polizei befähigt werden, innerhalb eines „Kontaktteams“ den Täter zu lokalisieren und seinen Handlungsraum einzuschränken. Möglichst zeitgleich sollte weiterhin die Bildung eines „Rettungsteams“ zur medizinischen Erstversorgung der Opfer erfolgen, das sich aus Polizeibeamten und Rettungsdienstmitarbeitern zusammensetzt, wobei beide Aufgaben als prinzipiell gleichrangig erachtet wurden.[53] Auch in Schleswig-Holstein wies das Innenministerium die Polizeidienststellen per Erlass an, Amoklagen mit der Bildung eines Kontakt- und eines Rettungsteams zu bewältigen,[54] wobei bezüglich der personellen Ausgestaltung des Rettungsteams der Rettungsdienst keine Erwähnung fand. Normalerweise beschränkt sich das Vorgehen des Rettungsdienstes auf Arbeiten in einem „sicheren Bereich“, der sich klassischerweise außerhalb des gesamten Gefahrenbereichs befindet. Da ein Transfer der Verletzten aus einem Gebäude heraus in diesen sicheren Bereich unter Umständen nicht praktikabel ist, wurden hier in der Konzeption Abstriche gemacht und die medizinische Versorgung innerhalb eines „gesicherten Bereichs“ im Tatobjekt vorgesehen.

5.0.1 Taktische Bewegung: Die „Schildkröte“

Als Kriterien für diesen gesicherten Bereich wurde vorgesehen, dass dieser möglichst in der Nähe des Haupteinganges liegen und Fenster nach außen haben sollte. Ein Telefon- und Wasseranschluss wurden zeitweise

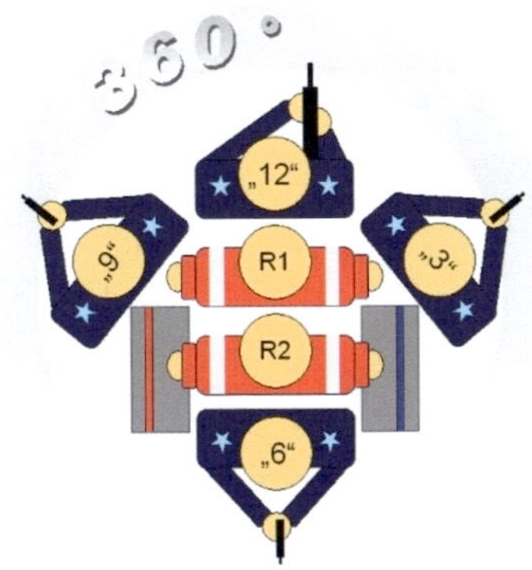

Abbildung 5.2: *Aufbau des Rettungsteams*

diskutiert, jedoch mittlerweile als nicht notwendig erachtet. Eine Besonderheit stellt der Weg des Rettungsteams in den gesicherten Bereich dar: Die Bewegung zum und im Gebäude soll in der „Schildkrötentaktik" erfolgen, d.h. die Rettungsdienstmitarbeiter erhalten von der Polizei ballistische Schutzwesten, positionieren sich hintereinander und werden von vier Polizeibeamten umringt, die nach allen Seiten sichern, was gelegentlich auch als „Diamond" bezeichnet wird. Die Bezeichnung der Positionen wird bei den Polizisten wie die Positionen eines Zifferblattes bezeichnet: Vorne ist „12", links „9", rechts „3" und hinten „6". Der Polizist, der in Laufrichtung bzw. nach vorne sichert (die „12") nutzt eine Maschinenpistole, die übrigen Polizeibeamten ihre Dienstpistolen. Die beiden Rettungsdienstmitarbeiter tragen ihre Ausrüstung selbst, da die Polizeibeamten sonst ihren Schutzauftrag nicht zufriedenstellend wahrnehmend können. Die Polizeibeamten innerhalb des Rettungsteams haben die alleinige Aufgabe, zunächst das medizinische Personal zu schützen, in den gesicherten Bereich zu bringen und diesen anschließend zu schützen sowie Verletzte heranzuführen. Elementar ist hierbei der möglichst enge Formationsgang, besonders für den nach hinten sichernden Polizeibeamten, der rückwärts gehen muss und sich so nur schlecht visuell orientieren kann. Es hat sich als hilfreich erwiesen, Körperkontakt zu su-

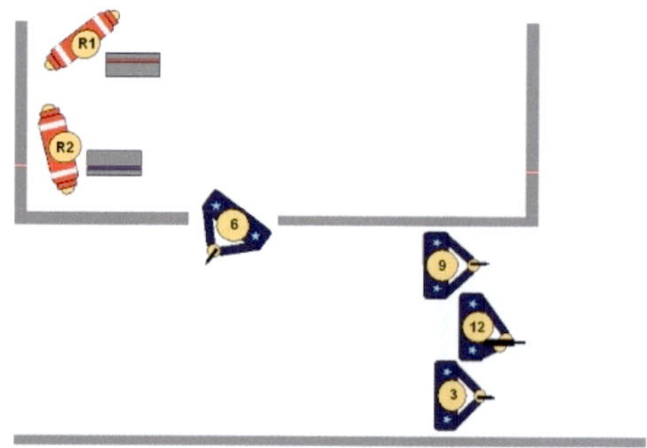

Abbildung 5.3: *Arbeiten im/am gesicherten Bereich*

chen, um auch ohne direkte Sicht jederzeit Gewissheit darüber zu haben, ob die Position noch die richtige ist. Außerdem ist ein Schutz der Rettungsdienstmitarbeiter nur über einen engen Formationsgang möglich. Diese notwendige Enge wird durch die mitgeführte Ausstattung bereits eingeschränkt und sollte daher von allen Teammitgliedern bewusst gesucht werden. Es kann hilfreich sein, eine freie Hand auf die Schulter oder Rücken des Vorangehenden zu legen oder sich in dessen Gürtel einzuhaken. Alle Bewegungen, die das Rettungsteam macht, werden durch den Beamten auf der Position „12“ eingeleitet bzw. angesagt, so auch die Anweisung zum Öffnen von Türen und Sichern von Räumen oder einem zeitweiligen Auflösen der Formation.

Um einen gesicherten Bereich zu finden, muss ein geeigneter Raum gesucht werden. Grundsätzlich bleibt das Rettungsteam in einiger Entfernung vor einer Tür stehen, um außerhalb eines Gefahrenbereichs zu bleiben, der durch das Öffnen der Tür entsteht. Um weiterhin den Schutz der Rettungsdienstmitarbeiter zu gewährleisten, bleiben die „12“ und die „6“ auf ihrer Position. Es hat sich herausgestellt, das in der Praxis verschiedene Varianten existieren, wie verschlossene Türen geöffnet und die dahinter gelegenen Räume betreten werden. Die erste Möglichkeit besteht darin, dass derjenige Polizist den Raum alleine öffnet und betritt, auf dessen Seite die Tür liegt, der andere seitlich sichernde Polizeibeamte

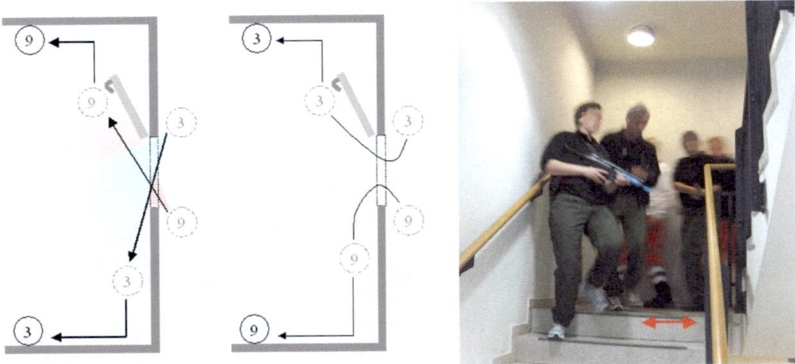

Abbildung 5.4: *Links: Betreten eines Raumes über Kreuz. Dargestellt sind die Sichtbereiche vor Betreten des Raumes. Mitte: Betreten mit „Button-hook" Technik. Rechts: Lücken in der Formation sind zu vermeiden.*

also auf seiner Position bleibt. Vorteilhaft ist hierbei, dass bei einer hohen Anzahl von Türen die Räume schneller begutachtet werden können und ein weiterer Beamter die Sicherung des Rettungsteams übernimmt. Es ist jedoch nachteilig für den einzelnen Polizisten, der allein die Tür öffnet sowie den Raum betritt und widerspricht auch den Erfahrungen von Spezialeinheiten, nach denen ein Raum möglichst nicht allein betreten und gesichert werden sollte.

Deshalb sieht eine andere Variante vor, dass sich die jeweils seitlich sichernden Positionen „3" und „9" aus der Formation lösen und gemeinsam zu einer Tür gehen. Dabei stellen sich die Einsatzkräfte genau so vor der Tüt auf, als würden sie wiederum ein Uhrzifferblatt betrachten, also links von der Tür die „9" und rechts die „3". Meist öffnet derjenige Beamte die Tür, auf dessen Seite der Türgriff gelegen ist. Zum Teil wird hier noch unterschieden, ob die Tür nach innen (in den Raum hinein) oder außen (vom Raum weg) geöffnet wird. Bei dieser genauen Unterscheidung wird eine sich nach innen öffnende Tür vom dem Türgriff näher gelegenen Beamten geöffnet, bei sich nach außen öffnenden Türen vom weiter entfern-

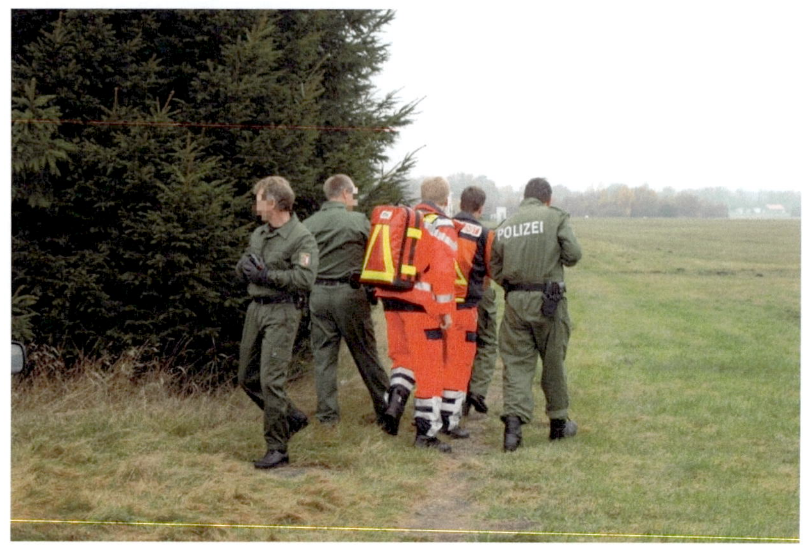

Abbildung 5.5: *Bewegung des Rettungsteams im Gelände*

ten. Ebenso wird verfahren, wenn das Rettungsteam selbst durch Türen gehen muss, wie sie als Glastüren z.B. in öffentlichen Gebäuden häufig vorkommen. Der Raum wird dann meist über Kreuz betreten, sobald ein Durchgang möglich ist. Die Beamten bewegen sich dann von der Tür weg an den Wänden entlang und sichern so den Raum, wobei jeder Beamte einen eigenen Verantwortungsbereich haben sollte, den er abdeckt. Alternativ kann der Raum auch statt über Kreuz in der „button-hook" Variante betreten werden, nach der sich beide Sichernden während des Betretens um 180° drehen. Es existieren noch weitere Varianten, Räume zu betreten und zu sichern, die im Bereich des Rettungsteams kaum eine Bedeutung haben. Bereits die aufgezählten Möglichkeiten zeigen, dass es keine wirklich standardisierte Vorgehensweise gibt.

Für das Begehen von Treppen muss die Formation angepasst werden. Die Rettungsdienstmitarbeiter orientieren sich eng an der Wand, während der Polizeibeamte, dessen eigentliche Sicherungsseite die Wand wäre, sich mit seinen Kollegen vor den Rettungsdienstkräften bewegt. Nach-

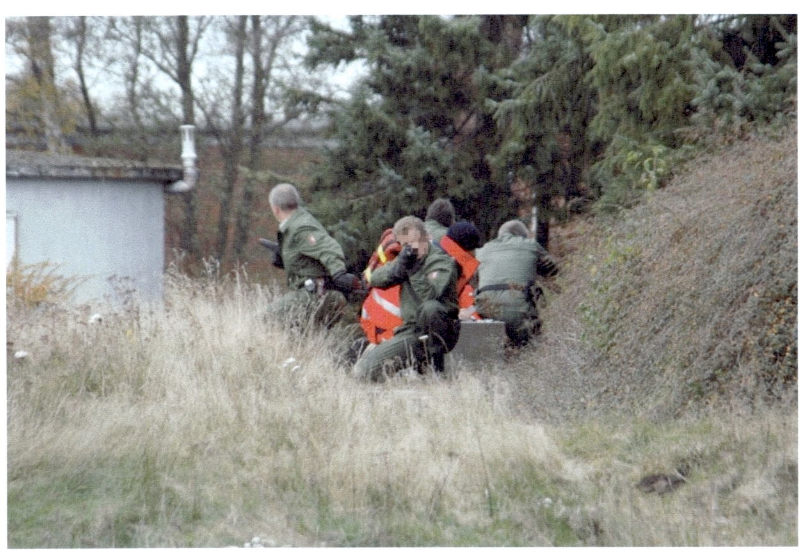

Abbildung 5.6: *Rettungsteam während der Annäherung zum Einsatzobjekt*

dem die Treppe überwunden ist, wird die Formation wieder hergestellt, indem der Beamte seine ursprüngliche Position einnimmt. Hierbei sollte er möglichst den Weg über den rückwärtig sichernden Beamten „6“ nehmen, da der zurückgelegte Weg sicherer ist als der unbekannte vor der Position der „12“ und er diesem im Schussfeld stehen würde. Besonders bei Treppen ist der enge Formationsgang elementarer Bestandteil, da sonst die Wegstrecke nicht zufriedenstellend zurückgelegt werden kann. Durch den hohen Aufwand an Koordination ist dieses Vorgehen recht trainingsintensiv; es ist auf jeden Fall zu vermeiden, dass auch bei solchen komplexeren Abläufen Lücken in der Formation entstehen, die die Rettungsdienstmitarbeiter zusätzlich exponieren. Lücken treten häufiger auf, wenn die Bewegung der Formation zu schnell ist.

Die Gesamtformation wird endgültig aufgelöst, wenn ein geeigneter Raum gefunden ist und der gesicherte Bereich eingerichtet werden kann. Die Rettungsdienstmitarbeiter bleiben dann in dem Raum, dessen Sicherung der Beamte der Position „6" übernimmt, während die Einsatzkräfte der Positionen „9", „12" und „3" die Zifferblattformation wieder herstellen und sich auf die Suche nach Patienten begeben. Das Rettungsdienstpersonal muss innerhalb des Raumes darauf achten, sich nicht möglichen Gefahren auszusetzen, bzw. solche Gefahrenquellen zu erkennen, wie Türen, Fenster oder Durchreichen zu benachbarten Räumen. Ein Raum mit mehreren Türen ist durch den Polizeibeamten der Position „6" nicht alleine zu sichern, sollte also vermieden werden. Das Personal des Rettungsdienstes wartet auf die Zuführung der Patienten durch die Polizeibeamten. Insbesondere findet sich in der Literatur zur Schutzfunktion der Polizisten:

> „Sollten die sichernden Polizeibeamten ihre Sicherungsaufgabe durch Verletzung nicht mehr wahrnehmen können, treffen die Rettungskräfte selbstständig Maßnahmen zu Ihrer Sicherheit. Geeignete Maßnahmen sind sind Verriegeln und Blockieren der Tür und Aufenthalt in einer ungefährdeten Ecke des Raumes."[53]

Diese erste Veröffentlichung des Konzepts hat auf rettungsdienstlicher und notärztlicher Seite eine kontroverse Diskussion ausgelöst, die nachfolgend betrachtet wird.

5.1 Kritik am Modell des Rettungsteams

Die Arbeitsgemeinschaft der Notärzte Norddeutschlands (AGNN) hat sich in einer Stellungnahme in mehreren Punkten gegen das Konzept ausgesprochen. Im Detail heisst es:

> „Die AGNN ist mit dem dort dargestellten Vorgehen nicht einverstanden und widerspricht dem beschriebenen Konzept aus der Sicht des Rettungsdienstes."

Als Begründung werden unter anderem angeführt:[55]

- Die Ausbildung, Ausrüstung und berufliche Verpflichtung befähigt den Rettungsdienst nicht zur Aktion in Gefahrenlagen im Sinne einer nicht geklärten Amoklage,
- deshalb könne die medizinische Versorgung nicht in einem Objekt stattfinden, aus dem ein gefahrloser Rückzug nicht garantiert werden kann,
- Der Transfer der Verletzten in einen sicheren Bereich (außerhalb des Objekts) müsse durch die Polizei erfolgen; sowie
- eine billigende Gefährdung des Rettungsdienstes nicht statthaft sei,
- da die Polizei nicht den uneingeschränkten Schutz des Rettungsdienstes garantieren könne.

Weiterhin schliesst die Stellungnahme:

> „Die AGNN hält das veröffentlichte Vorgehen aus rettungsdienstlicher Sicht für nicht sinnvoll und im Rahmen der Menschenrettung und Hilfeleistung auch für nicht erforderlich. Wir schlagen dagegen vor, rettungsdienstlichen Sachverstand in die Diskussion einzubeziehen und bieten unsere Unterstützung zur Weiterentwicklung der Lösungsansätze solch schwieriger Einsatzlagen ausdrücklich an."[55]

Auch der Bundesverband der Ärztlichen Leiter Rettungsdienst e.V. äußert sich auf seiner Internetseite im Rahmen der „Arbeitsgemeinschaft Rettungsdienst und Polizei". Dieser Arbeitskreis adressiert die „Zusammenarbeit von mit der Polizei aus rettungsdienstlich, notärztlicher Sicht bei besonderen Lagen, insbesondere Zusammenarbeit beim Amoklauf".[56] Im Detail heisst es:

> „Der BV hat bislang folgendes Stimmungsbild abgegeben:
> 1. Wir lehnen eine Einbeziehung zum derzeitigen Zeitpunkt von RD Personal in operative polizeiliche Abwehrmaßnahmen ab (einstimmig angenommen).
> 2. Wer ist dafür derzeit an einem solchen Konzept mitzuarbeiten oder mit der Polizei ein solches zu beüben (einstimmig abgelehnt worden).“[56]

Interessant ist in diesem Zusammenhang, dass typischerweise in den Interpretationen und Umsetzungen Rettungsteamkonzeptes von einer Rettungswagenbesatzung gesprochen wird, der gewöhnlicherweise kein Arzt angehört. Auch wurde in der bisher publizierten Literatur eine ärztliche Komponente im Rettungsteam nicht explizit erwähnt. Verständlicher wäre in diesem Zusammenhang eine Stellungnahme der Berufsverbände für den Rettungsdienst gewesen. Um eine Einschätzung der rechtlichen Situation und eine Empfehlung der Berufsverbände zu dem Konzept zu erhalten, wurden diese in die Erhebung miteinbezogen. Der Vorsitzende des Berufsverband für den Rettungsdienst e.V. (BVRD) wies darauf hin, das zur Beantwortung der Frage, ob eine Handlungsverpflichtung aus der Garantenstellung heraus trotz des Eigenschutzgebots bestehen könnte, eine eingehende juristische Prüfung notwendig sei. Eine Verletzung oder gar eine Tötung eines Mitarbeiter des Rettungsdienstes bei einem solchen Einsatz sei aus juristischer Sicht ein Arbeitsunfall im Sinne des SGB VII, insofern müßte der jeweilige Träger der gesetzlichen Unfallversicherung die durch das SGB vorgesehen Leistungen erbringen. Der Deutsche Berufsverband für den Rettungsdienst e.V. (DBRD) gab trotz Anfrage kein Kommentar ab. Da die erste Vorstellung des Konzepts in der rettungsdienstlichen Literatur aus Schleswig-Holstein stammte und dort das Vorgehen seitens der Polizeidirektionen trainiert wurde,[53] wird von polizeilicher Seite allgemein von einer Kenntnis des Rettungsdienstes und einer Teilnahme innerhalb des Konzepts ausgegangen. Daher bietet sich eine Bestandsaufnahme auf rettungsdienstlicher

Seite an – zunächst wurde erhoben, welche der in Schleswig-Holstein ansässigen Berufsschulen für den Rettungsdienst das Vorgehen den angehenden Rettungssanitätern und Rettungsassistenten vorstellen:

Rettungsdienstschule	Ort	Ist das Konzept Lehrinhalt?
Med-Ecole	Kiel	Nein
Schule für Rettungsassistenten der BF	Kiel	Nein
Sanitätsschule Nord	Hutzfeld	Nein
DRK Bildungswerk Nord	Lübeck	Nein
Lehrinstitut für den Rettungsdienst	Bad Segeberg	-Keine Aussage-
Rettungsdienstschule der RKiSH	Heide	Ja

Tabelle 5.1: *Rettungsdienstschulen in Schleswig-Holstein*

Als Begründung für die Nichtberücksichtigung des Konzepts wurden Bedenken gegenüber den Risiken für das Rettungsdienstpersonal im Vergleich zum Nutzen geäußert und darauf hingewiesen, dass die momentan zur Verfügung stehende Ausbildungszeit für eine umfassende Schulung des Personals nicht ausreichend sei. Zudem wurde angemerkt, dass die Rechts- und Haftungsfragen nicht ausreichend geklärt seien, um eine Aufnahme in die Ausbildung zu ermöglichen. Die Schule der Rettungsdienstkooperation in Schleswig-Holstein (RKiSH) wird laut Erhebung das Konzept in den Unterricht aufnehmen, sobald der erste Rettungsassistentenkurs ausgebildet wird, was zum Interviewzeitpunkt noch nicht der Fall war.

Da von polizeilicher Seite häufig pauschal von einer Kenntnis und der Teilnahme des Rettungsdienstes am Rettungsteam-Konzept ausgegangen wird, wurde beispielhaft erhoben, in welchen Rettungsdienstbereichen des Bundeslandes Schleswig-Holstein dieses Vorgehen vom Rettungsdienst zusammen mit der Polizei trainiert worden ist. Das Konzept des Rettungsteams wurde, nebenbei bemerkt, maßgeblich an der „Polizeidirektion für Aus- und Fortbildung und für die Bereitschaftspolizei“ in Eutin (Kreis Ostholstein) mitgestaltet. Das Bundesland gliedert sich in 15 Landkreise, in vier Landkreisen wird der Rettungsdienst von

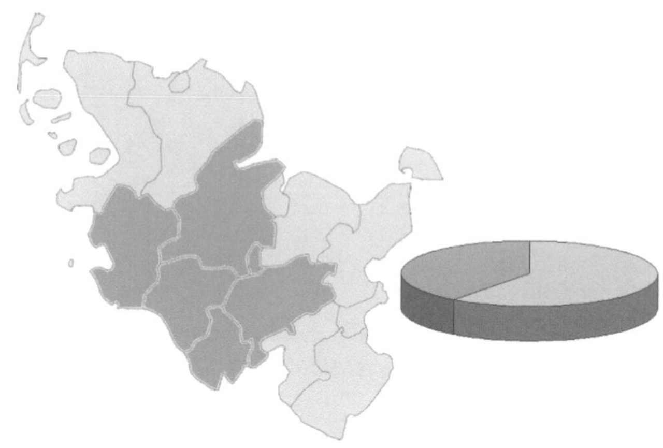

Abbildung 5.7: *Rettungsdienstbereiche in Schleswig-Holstein mit Umsetzung des Konzepts – Ja: 6 (dunkelgrau, 40 Prozent), Nein: 9 (hellgrau, 60 Prozent)*

Landkreis / kreisfreie Stadt	Schulung des Konzepts?
Flensburg	Nein
Kiel	Nein
Lübeck	Nein
Neumünster	Ja
Nordfriesland	Nein
Schleswig-Flensburg	Nein
Dithmarschen (RKiSH)	Ja
Rendsburg-Eckernförde (RKiSH)	Ja
Steinburg (RKiSH)	Ja
Pinneberg (RKiSH)	Ja
Segeberg	Ja
Plön	Nein
Ostholstein	Nein
Storman	Nein
Herzogtum Lauenburg	Nein

Tabelle 5.2: *Schulung und Anwendung nach Rettungsdienstbereichen in Schleswig-Holstein*

der Rettungsdienstkooperation in Schleswig-Holstein (RKiSH) durchgeführt, weshalb in diesen Landkreisen ca. 350 Rettungsdienstmitarbeiter nach dem Rettungsteam-Konzept ausgebildet wurden. Hierbei wurde jedoch bei der Erhebung die deutliche Einschränkung gemacht, dass die Polizei von einer Erfüllung aller medizinischen Bedürfnisse der Patienten durch den Rettungsdienst ausgeht, was nicht der Realität entspricht. Vielmehr sollte die Polizei möglichst schnell eine Möglichkeit schaffen, vital bedrohte Patienten zu evakuieren und schnellstmöglichst einer Klinikbehandlung zukommen zu lassen. Die Aufgabe des Rettungsdienstes könne nicht die Therapie im von der Polizei erwarteten Umfang sein, sondern eine Sichtung und Beurteilung der Patienten hinsichtlich ihrer Transportpriorität. Im Rettungsdienstbereich Neumünster war zum Erhebungszeitpunkt etwa die Hälfte des Rettungsdienstpersonals nach dem Konzept des Rettungsteams ausgebildet worden. Im Kreis Herzogtum Lauenburg wurden zur Zeit der Erhebung Überlegungen angestellt, das Konzept im nächsten Jahr in den Fortbildungskatalog aufzunehmen. Sämtliche Fortbildungen, die stattfanden, wurden an ein bis zwei Tagen durchgeführt, meist bestehend aus einer theoretischen Schulung und einem mehrstufigen praktischen Training. Während sich die theoretischen Schulungen weitesgehend glichen, unterschieden sich die praktischen Einheiten dahingehend, ob das Rettungsteam ohne oder mit Täterkontakt und ohne oder mit angelegten ballistischen Schutzwesten agierte. Medizinische Maßnahmen wurden in keinem Training detailiert simuliert. Hierbei wurde auch deutlich, dass die Reaktionen auf das Konzept seitens des Rettungsdienstpersonals je nach Trainingsgestaltung unterschiedlich ausfallen: In Trainingsdurchläufen, in denen auf das Rettungsteam durch den „Täter“ mit „Simunition FX“ (Farbgefülltes Projektil zu Trainingszwecken) eingewirkt wurde, fiel das Fazit der Teilnehmer laut Interview deutlich verhaltener aus als ohne Täterkontakt.

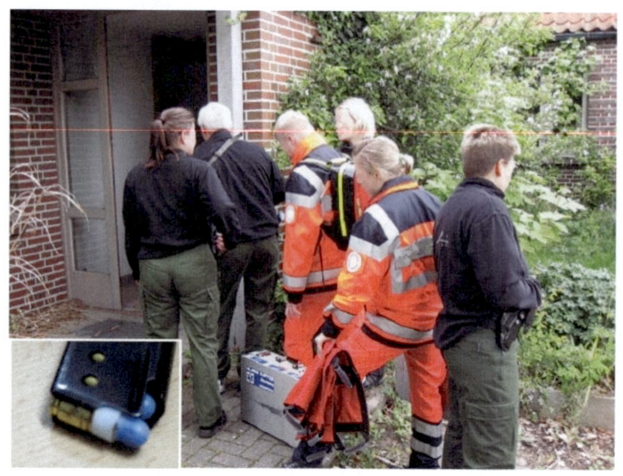

Abbildung 5.8: *Rettungsteam im Training; kl. Bild: FX-Trainingsmunition*

Bereits auf der Amok-Fachkonferenz der Polizeitrainier in Deutschland e.V. (PiD) im Jahr 2003 wurden im Rahmen eines Gastvortrages die Besonderheiten für den Rettungsdienst dargestellt, die sich bereits in den damaligen Testläufen des Rettungsteam-Konzeptes offenbarten: So wurde für wichtig erachtet, dass aus Praktikabilitätsgründen die Ausrüstung des Rettungsdienstes in Rucksäcken statt Koffern transportiert wird – Koffer sind hingegen im Rettungsdienst immer noch sehr verbreitet. Weiterhin wurde darauf hingewiesen, dass die Wichtigkeit einer Schutzweste als sehr hoch empfunden wird. Durch die Schutzweste und den Formationsgang, gegebenfalls auch über mehrere Stockwerke hinweg, wurden die physischen Belastungen des Rettungsdienstpersonals bereits 2003 allerdings als hoch eingeschätzt.[57] In den damaligen Testläufen, wie auch in den aktuellen Detailempfehlungen zum Rettungsteam, sollen die Rettungsdienstmitarbeiter mit Schutzwesten ausgestattet werden, die in den Streifenwagen zusätzlich mitgeführt werden.[53] Diese sind, je nach Modell, allerdings recht schwer und stellen so eine erhebliche Belastung für die Einsatzkräfte des Rettungsdienstes dar und engen die Bewegungsfreiheit zusätzlich ein. Auch hier hat sich in den Trainingsbeobachtungen herausgestellt, dass einige Fortbildungen ohne angelegte Schutzwesten durchgeführt wurden, die Rettungsdienstmitarbeiter also einen verfälschten Eindruck bekamen, da sie nicht die zusätzliche physische Belastung zu bewältigen hatten. Auch die Therapie mehrerer Schwerverletzter, womöglich über einen längeren Zeitraum hinweg, wurde bereits auf der Fachkonferenz 2003 als relevanter Aspekt identifiziert. Weiterhin decken sich die Erkenntnisse, dass die persönlich empfundene Unsicherheit der Rettungsdienstmitarbeiter durch mangelnde Kenntnis und Einschätzung von Polizei und Rettungsdienst untereinander signifikant beeinflusst wird. In der internationalen Literatur herrscht weitgehende Einigkeit, dass das Vertrauen der Teammitglieder untereinander am meisten vom gemeinsamen Arbeiten und Trainieren beeinflusst wird.[58] Bereits 2003 wurde festgestellt, dass eine standardisierte Taktik allein nicht ausreicht, sondern die gegenseitige Kenntnis unersetzlich sei. Gleichzeitig wurde bereits zu diesem Zeitpunkt deutlich, dass nicht von allen Rettungsdienstmitarbeitern die deutlich höheren psychischen und physischen Belastungen erwartet werden können und das die Beschaffung speziellen Materials notwendig sei.[57]

Zusammenfassend lässt sich zunächst festhalten, dass bereits im Jahr 2003 relevante Punkte zum realitätsnahen gemeinsamen Training identifiziert werden konnten, denen heute allerdings untergeordnete Bedeutung zugestanden wird. Daher sollten die Einsatzkräfte des Rettungsdienstes auch im Training genau den psychischen und physischen Belastungen ausgesetzt werden, die auch in der Realität auftreten, um nicht später falschen (Selbst-) einschätzungen zu unterliegen.

5.2 Tactical Emergency Medical Support (TEMS)

Der Rettungsdienst kann immer in ein Dilemma geraten, wenn Grundsätze der Eigensicherung gegenüber der Verpflichtung zu helfen, abgewogen werden müssen. Dies kann beispielsweise der Fall sein, wenn ein Polizeibeamter während eines Einsatzes verletzt wird und sich noch in einer Zone befindet, die noch nicht vollständig gesichert ist oder andere Personen in einer ähnlichen Situation medizinischer Hilfe bedürfen. Als ein Ausweg aus diesem Dilemma wurde Tactical Emergency Medical Support (TEMS) entwickelt und hat seine Wurzeln in der Militärgeschichte.

Die „Wound Data and Munitions Effectiveness Team“ (WDMET)-Studie von Angehörigen des US-Militärs in Vientam zeigte, dass 90 Prozent der im Kampf getöteten auf dem Gefechtsfeld starben und lediglich 10 Prozent, nachdem sie ein Lazarett erreichten. Dies unterstrich die Thesen, die bereits durch Napoleons Feldarzt Larrey formuliert wurden und unterstützte die Forderung nach weit vorgeschobener medizinischer Behandlung auf dem Gefechtsfeld. Die WDMET Daten ließen den Schluss zu, dass die größte Chance für lebensrettende Maßnahmen hauptsächlich in der frühen Zeit nach der Verwundung besteht. Insgesamt verstarben 42 Prozent sofort, 26 Prozent innerhalb von fünf Minuten, 16 Prozent überlebten in der Zeitspanne von fünf bis 30 Minuten und zehn Prozent starben zwischen 30 Minuten und zwei Stunden nach der Verwundung. Der restliche Anteil überlebte zwischen zwei und sechs Stunden bei verzögerter Evakuierung. Obwohl einige Verletzungen einfach nicht überlebt werden können, wurde festgestellt, dass die meisten Patienten von einer medizinischen Versorgung innerhalb der ersten 30 Minuten nach der Verwundung profitieren, da ebenfalls 42 Prozent der Patienten nach 30 Minuten verstorben waren. Daraus folgt, dass der größte Nutzen für die Patienten durch eine Zusammensetzung erbracht wird, die das medizinische Personal so früh wie möglich – Sekunden bis Minuten nach dessen Verletzung – zum Patienten bringt.[59,60]

Heute sorgt das US-Militär für umfassende medizinische Versorgung seiner Soldaten und liefert wichtige Impulse für andere Armeen der Welt, so z.B. für das Combat-First-Responder Konzept der Bundeswehr[61] und kann als Referenz für den Entwurf von zivilen Modellen dienen. Das Prinzip des Tactical Combat Casualty Care (TCCC) wurde am Casualty Care Research Center der Uniformed Services University of the Health Sciences (USUHS) entwickelt und bietet viele Parallelen zu zivilen Anwendungen. TCCC fokussiert drei Phasen der „taktischen" Verwundetenversorgung: „care under fire", „tactical field care" und „casualty evacuation care"(CASEVAC), in denen medizinische Maßnahmen in verschiedenem Umfang ergriffen werden: Im Bereich „care under fire", vielfach mit der zivilen „heißen Zone" gleichgesetzt, sind medizinische Maßnahmen stark auf lebensrettende Handgriffe begrenzt, wie das Stoppen von lebensbedrohlichen Blutungen, weil die Einsatzkräfte unter direktem Beschuss stehen. „Tactical field care", ähnlich der zivilen „warmen Zone", ist die Phase bzw. der Bereich, in dem kein direkter Beschuss stattfindet, jedoch eine Gefahr noch existent ist oder sein kann; dies ist am ehesten mit dem „gesicherten Bereich" des Rettungsteam-Konzepts vergleichbar. Innerhalb der CASEVAC-Phase bzw. der „kalten Zone" können alle Maßnahmen ergriffen werden, die auch in der herkömmlichen präklinischen Notfallmedizin gängig sind. Viele Aspekte der militärischen und zivilen Traumamanagementsysteme beeinflussen sich heute gegenseitig.[62,7] Seitdem der Gründer der National Tactical Officers Association (NTOA) 1982 die Integration von Rettungsdienstkräften in „Tactical Teams" forderte, wurde die Notwendigkeit von TEMS immer mehr erkannt.[63,64]

Das Konzept der taktischen Notfallmedizin im Polizeieinsatz beinhaltet die umfassende sowie integrierte Versorgung von Verletzten, die Beratung der Einsatzleitung in medizinischer Hinsicht und das medizinische

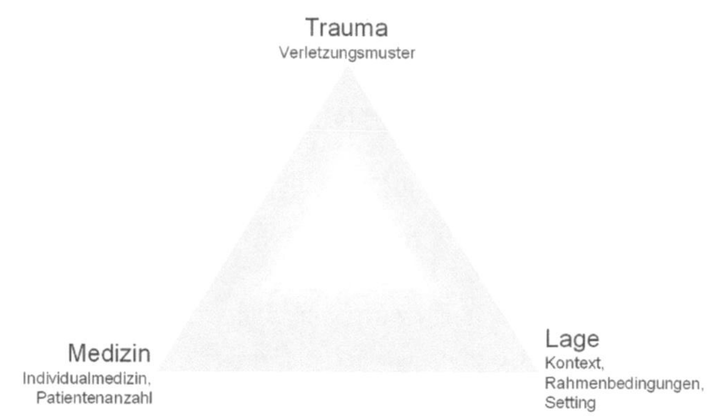

Abbildung 5.9: *Das Spannungsfeld der taktischen Notfallmedizin*

Informationsmanagement. Dieses Konzept der taktischen Notfallmedizin hat den Beitrag zur Sicherung und Erfolg von polizeilichen Einsätzen zum Ziel und geht als Spezialgebiet der Notfallmedizin weit über reines Traumamanagement hinaus, sondern umfasst auch die Prävention von Verletzungen, die medizinische Versorgung unter erschwerten Bedingungen und Fragen der allgemeinen Gesundheit, Ernährung und körperlicher Fitness aller beteiligten Einsatzkräfte;[65,66] daher wird statt des Begriffs „medical service“ der Terminus „medical support“ verwendet. Knapp formuliert handelt es sich um die Anwendung präklinischer Notfallmedizin mit dem Ziel, die polizeiliche Arbeit zu unterstützen und damit die Erfolgswahrscheinlichkeit von Polizeieinsätzen zu verbessern. Seitdem TEMS in den Vereinigten Staaten ab 1980 entworfen wurde, zeichnet es sich nicht nur durch zunehmende Akzeptanz sowohl auf polizeilicher als auch auf rettungsdienstlicher Seite aus, sondern entwickelt sich auch immer weiter zu einem evidenzbasierten Konzept.[67] Noch weiter ist der Begriff „protective medicine“ gefasst. Dieser beinhaltet nicht nur TEMS, sondern sämtliche Formen der medizinischen Unterstützung, wobei die zu unterstützende Einheit nicht zwingend aus dem Polizeidienst kommen muss, sondern auch andere Formen der Exekutive („law enforcement“) zur Aufgabe haben kann, wie Zoll, Bundespolizei oder weitere Behörden und Organisationen mit Sicherheitsaufgaben (BOS). Die Prämisse lautet gewissermaßen „protecting the protectors“ bzw. der Schutz der Beschützer. Bezogen auf Deutschland findet sich keine einheitliche Sprachregelung, die Bezeichnungen „taktische Medizin“ oder „Einsatzmedizin“ sind hauptsächlich im Bereich der Militärmedizin gebräuchlich; eine Abgrenzung zu Einsätzen staatlicher Organe im Bundesgebiet existiert nicht; daher wird auch hier meist „taktische Notfallmedizin“ als Begriff verwendet. Taktische Notfallmedizin als Oberbegriff im Sinne von „protective medicine“ beinhaltet daher eine Vielzahl von Einzeldisziplinen:

- Medizinische Beratung: Empfehlungen in Bezug auf die Gesundheit und körperliche Leistungsfähigkeit der betroffenden Einsatzkräfte, beispielsweise im Rahmen eines Gesundheitsplanes für eine Behörde oder Dienststelle
- Arbeitsmedizinische Aspekte: Planung detaillierter Maßnahmen wie Impfungen, Gehör- und Augenschutz, Prävention von Krankheiten
- Maritime Medizin, insbesondere Tauchmedizin und Wasserrettung
- Umgang mit Gefahrgut oder Kampfmittelräumdienst: Aufklärung über Auswirkungen verschiedener Stoffe, medizinische Betreuung und Überwachung der Arbeitsbedingungen der Kampfmittelbeseitiger
- Forensische Traumatologie: Anwendung der forensischen Wissenschaft am lebendem Patienten, wie Rückschlüsse von Verletzungen auf bestimmte Traumamechanismen oder Rekonstruktion von Unfällen und Gewalttaten
- Medizinische Unterstützung im professionellen Personenschutz, also die medizinische Versorgung einer Schutzperson

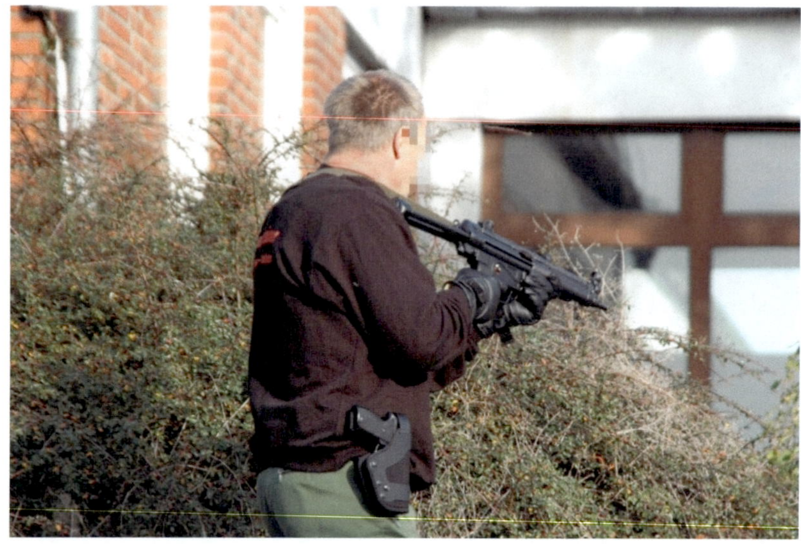

Abbildung 5.10: *Der Einsatz in Bedrohungslagen gehört normalerweise nicht zu den Aufgaben des Rettungsdienstes; hierfür ist eine spezielle Ausbildung unumgänglich*

- die Taktische Notfallmedizin im engeren Sinne: Sanitätsdienstliche Unterstützung von Polizeieinheiten, wie Verletzungsprävention, Erstversorgung unter Beschuss und in Gefahrenbereichen, spezielle Techniken zur schnellen Rettung von Patienten, Erhöhung der körperlichen Leistungsfähigkeit sowie Beschaffung von medizinischen Informationen und Material.

Im angloamerikanischen Raum unterhalten die meisten Strafverfolgungsbehörden auf (bundes-) staatlicher Ebene eigene Ausbildungsprogramme für taktische Notfallmedizin für Spezialeinsätze. Von Spezialeinsätzen wird meist immer dann gesprochen, wenn eine Lage oder ein Einsatz als zu komplex oder zu gefährlich für die Beamten der regulären Schutzpolizei bewertet wird- dies ist genau genommen auch bei Amokläufen der Fall, da bei Amoktaten jedoch möglichst sofort interveniert werden soll, ist hier dennoch die Schutzpolizei gefordert. In Deutschland verfügt jedes

Bundesland über mindestens ein Spezialeinsatzkommando (SEK), auf Bundesebene ist die 1972 gegründete GSG9 der Bundespolizei zuständig. Die Spezialeinsatzkräfte des Bundes und der Länder bilden eigene Sanitätskräfte aus, die dann in einer Doppelfunktion als Polizeibeamte und medizinische Erstversorger agieren können. Da diese Spezialkräfte jedoch unterschiedliche Vorlauf- und Anfahrtszeiten haben, ist ihre zeitgerechte Verfügbarkeit – insbesondere bei Amoklagen – nicht sicher. Daher stellt sich die Frage, ob der herkömmliche Rettungsdienst geeignet ist. Im Rahmen der Betrachtung dieser Fragestellung zeigt der Ort eines polizeilichen Spezialeinsatzes einige Hürden und Hindernisse: Der Umkreis des Tatorts ist normalerweise weiträumig abgesperrt. Innerhalb der Absperrung ist es meist allerdings nicht offensichtlich, welche Bereiche gefahrlos passiert werden können und ob solche Bereiche überhaupt vorhanden sind. Außerdem erscheint es sinnvoll, dass der Rettungsdienst nicht zu einer zusätzlichen Belastung wird, indem er mehr Probleme schafft als lösen kann. Allerdings ist das Zeitintervall vom Eintreffen des Rettungsdienstes bis zur Ankunft am Verletzten ein entscheidener Faktor für den Erfolg medizinischer Maßnahmen. Wie im Kapitel ?? gezeigt wurde, ist eine effektive Traumaversorgung äußerst zeitkritisch. Anhand einer Studie wurde jedoch gezeigt, dass in 12 Prozent aller Rettungsdiensteinsätze Absicherungsmaßnahmen der Polizei die Ankunft des Rettungsdienstes am Patienten verzögern, im längsten Fall waren es knapp 40 Minuten.[68] Die Einführung eines TEMS-Konzepts verkürzt demnach den Zeitverlust durch Sicherungsmaßnahmen, da medizinische Einsatzkräfte routinemäßig innerhalb des Sicherheitsbereiches eingesetzt werden.[69] Weiterhin wird die These, dass je weiter die medizinische Versorgung vorgeschoben ist, desto mehr die Mortalität der Patienten reduziert werden kann, durch weitere Studien gestützt. Anders formuliert würde es einen unnötigen Verlust von Menschenleben bedingen, außerhalb des Sicherheitsbereiches zu warten, bis ein Patient an den Rettungsdienst übergeben wird.[70] Grundsätzlich ist dies jedoch nur mit einer adäquaten Ausbildung möglich.

5.3 Behandlung im Bereich von TEMS

5.3.1 Stages of Tactical Medicine: Behandlungszonen

Bei Spezialeinsätzen der Polizei werden häufig ein innerer und ein äußerer Ring von Sicherungs- bzw. Absperrungsmaßnahmen gebildet: Im inneren Ring werden die Spezialeinheiten der Polizei direkt operieren, im äußeren Ring befinden sich Beamte der Streifenpolizei und schützen Unbeteiligte bzw. stellen sicher, das der innerer Ring nicht durchbrochen wird. Für die medizinische Entscheidungsfindung ist diese grobe Unterteilung weniger hilfreich, da die Durchführung bestimmter medizinischer Tätigkeiten, die Art und Weise der Patientenrettung sowie die zeitliche Planung vom konkreten Gefährungsgrad an der Position des Patienten abhängen. Die Unterteilung in inneren und äußeren Ring ist hier zu ungenau und nicht geeignet, die konkrete Bedrohung einzuschätzen und eine Entscheidung über den Umfang bestimmter Maßnahmen abzuleiten.[7] Daher werden drei Behandlungszonen unterschieden: die heiße, die warme und die kalte Zone,[66] wobei der Aufbau dieser Zonen nicht gleichmäßig, zusammenhängend oder konzentrisch sein muss. Vielmehr können dies ungleichmäßige Bereiche sein, in denen in Abhängigkeit von Deckung, Distanz zur Bedrohung und Geländegegebenheiten verschiedene Gefährdungsgrade herrschen. Den Bezeichnungen der heißen, warmen und kalten Zone wird entweder Ähnlichkeit mit den Phasen der taktischen Verwundetenversorgung im Militäreinsatz (Tactical Combat Casualty Care (TCCC)) – „care under fire", „tactical field care" und „combat casualty evacuation care" zugeschrieben oder die Bezeichungen werden sogar synonym verwendet.[71]

Innnerhalb der heißen Zone besteht eine direkte und unmittelbare Bedrohung, wobei die Festlegung subjektiv bestimmt wird. Generell be-

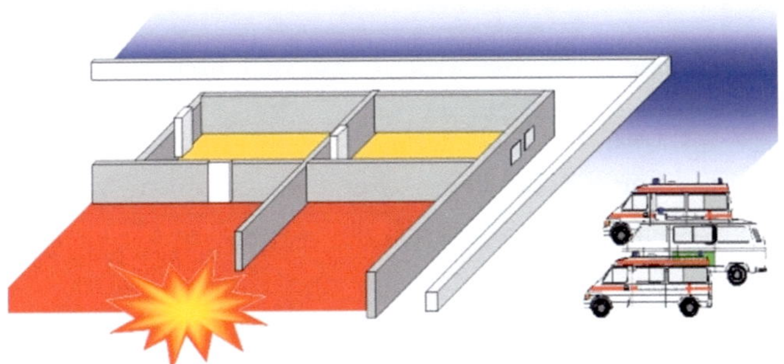

Abbildung 5.11: *Heiße Zone (rot) und warme Zone (orange) innerhalb des Gebäudes, kalte Zone (blau) außerhalb, z.B. im Bereitstellungsraum*

zieht sich der Begriff auf Bedingungen, die nur einen geringen Schutz für Einsatzkräfte sowie Patienten zulassen und die Wahrscheinlichkeit zusätzlicher Verletzungen sehr hoch ist, ist ist zum Beispiel der Fall, wenn Einsatzkräfte am Auffindeort eines Patienten unter Beschuss geraten. Daher ist die heisse Zone ein sehr gefährlicher Bereich, in dem eine normale Patientenversorgung ein erhebliches Risiko birgt. Hier hilft nur die schnelle Rettung des Patienten in einen sichereren Bereich, in dem die Behandlung möglich ist. Einzig schnelle, lebensrettende Maßnahmen wie das Öffnen und Sichern der Atemwege oder die zeitweilige Blutungskontrolle mithilfe eines Tourniquets sind zeitlich möglich und werden nach den Prinzipien von TEMS und TCCC vorgesehen. Übertragen auf das Rettungsteamkonzept sind die polizeilichen Einsatzkräfte diejenigen, die in der heißen Zone agieren, da sie die Patienten in die warme Zone retten. Obwohl sie Täterkontakt vermeiden sollen, ist dieser jedoch nicht ausgeschlossen, eine direkte Bedrohung kann also jederzeit auftreten. Ferner können die Transferwege in die warme Zone insbesondere in öffentlichen Gebäuden recht lang ausfallen, die Einsatzkräfte müssen daher in der Lage sein, lebensrettende Sofortmaßnahmen auch vor der Übergabe an den Rettungsdienst durchzuführen. Nach den Annahmen der taktischen Notfallmedizin gehört hierzu hauptsächlich das Stoppen von lebensbedrohlichen Blutungen – sofern dies möglich ist, z.B. durch die Anlage eines Tourniquet an einer Extremität oder das Freimachen der Atemwege. Die Untersuchung bewusstloser Patienten auf Lebenszeichen birgt den Vorteil, dass keine bereits verstorbenen Patienten in den gesicherten Bereich gebracht werden und so unnötige Transporte durchgeführt werden, die die Einsatzkräfte zusätzlichem Risiko aussetzen – ein elementarer Grundsatz der taktischen Notfallmedizin. Allerdings erfordert das stressstabile, sichere Auffinden von Lebenszeichen auch ein Mindestmaß an Training. Im Bereich von TEMS und TCCC führt jede Einsatzkraft eine eigene, kleinere medizinische Grundausstattung (Individual First Aid Kit (IFAK) bzw. Personal Supply Module (PSM)) mit, das primär für die Versorgung bei eigener Verwundung vorgesehen ist, um die Ausstattung der medizinischen Einsatzkräfte zu schonen oder bestimmte Maßnahmen sofort ergreifen zu können. Die persönliche Ausstattung kann jedoch auch genutzt werden, um bei Dritten lebensrettende Sofortmaßnahmen durchzuführen. Die Ausstattung variiert, enthält aber unter anderem auch immer Mittel zum Stoppen lebensbedrohlicher Blutungen.

Eventuell kann eine Selbsthilfe des Patienten unter mündlicher Anleitung des medizinischen Personals erfolgen und sich die Einsatzkräfte per „Fernevaluation“ (rapid and remote assessment methodology (RAM)) ein Bild vom Zustand des Patienten machen. Können Patienten sich noch selbst in eine sicherere Position bewegen, sollten sie dazu aufgefordert werden, die Bergung von Verstorbenen sollte nicht erwogen werden. In der kalten Zone sind durch Distanz oder baulichen Schutz keine nennenswerten Risiken vorhanden, die die Situation gegenüber der Routineversorgung verändern würden.

Hier ist ein Abweichen von den gewohnten Behandlungsabläufen nicht erforderlich und die gesamte Notfallausrüstung des Rettungswagens steht gewöhnlich zur Verfügung. Es kann lediglich darauf geachtet werden, dass Beweismaterial erkannt und gesichert wird. Das Hauptaugenmerk von TEMS liegt auf dem Agieren in der warmen Zone, in der die richtungsweisenden Entscheidungen der taktischen Notfallmedizin getroffen werden und die Besonderheiten relevant werden. In der warmen Zone besteht zwar eine potentielle Gefahr, jedoch keine unmittelbar akute. Diese Situation ist beispielsweise im Konzept des Rettungsteams bei Amoklagen im gesicherten Raum innerhalb des Tatobjekts gegeben und trifft auf die Rettungsdienstmitarbeiter zu. In dieser Zone kann sich die Situation für die Einsatzkräfte jederzeit ändern, woduch diese Ungewissheit und Unsicherheit ausgesetzt sind. Der Nutzen einer ausgedehnten medizinischen Versorgung muss gegenüber der Gefahr für Einsatzkräfte und Patient abgewogen werden, hierzu ist immer eine individuelle, laufende Einschätzung notwendig. Auch innerhalb des Begriffs „warm“ können noch verschiedene diffuse Abstufungen vorhanden sein, die sich beispielsweise aus der Anzahl der Täter, der Art der Waffen und der Verletzungsmuster der Patienten ergeben. Da diese Einschätzungen immer individuell zu treffen und laufend zu überprüfen sind, kann kein allgemeingültiger oder verbindlicher Algorithmus für Entscheidungsprozesse in der warmen Zone formuliert werden, wodurch die taktisch geschulten Einsatzkräfte die Situation kritisch beurteilen und analysieren müssen. Die Abwägung zwischen Risiko und Nutzen wird hierbei nur mit adäquater Ausbildung und Erfahrung möglich sein. Zudem bergen taktische Situationen Besonderheiten in der medizinischen Versorgung, ohne deren Kenntnis keine optimale Versorgung stattfindet, wie im folgenden noch angeführt wird.

Nicht nur in der jeweiligen Zone muss das Risiko eingeschätzt werden, sondern auch die Gefahren, die sich aus einem Transport für den Patienten ergeben. Nicht immer es ist möglich, einen Patienten so schonend und so weit überwacht wie gewohnt innerhalb der Zonen oder dazwischen zu transportieren. Ein Transfer kann beispielsweise nur möglich sein, indem er möglichst kurz gehalten wird. Medizintechnik, wie

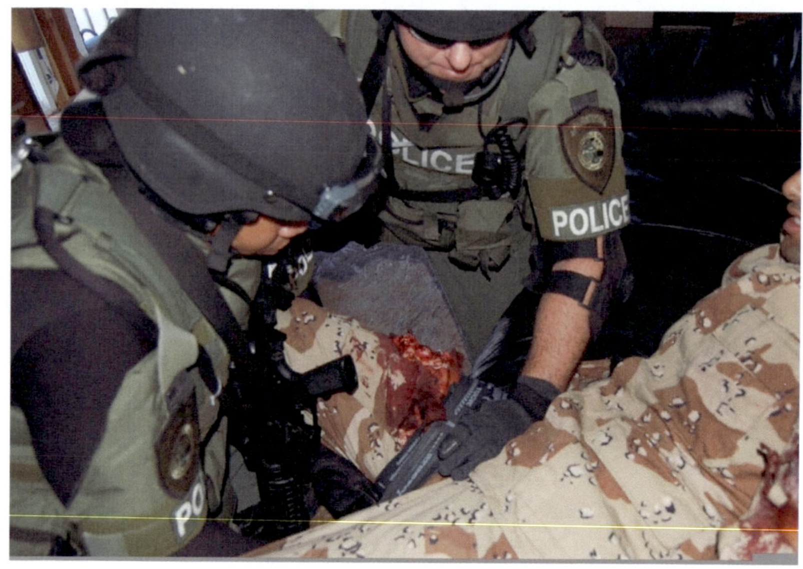

Abbildung 5.12: *TEMS-Training (im Bild das SWAT-Tourniquet) (mit freundlicher Genehmigung von TEMS Solutions, LLC)*

EKG und Beatmungsgerät würden in solchen Situationen eine zusätzliche Erschwernis darstellen, selbst im regulären Rettungsdienst gestaltet sich ein Transport eines vollständig überwachten und beatmeten Patienten aus seiner Wohnung heraus nicht immer einfach. Dieser zusätzliche Aufwand mündet im sogenannten Transferrisiko, welches die Gefahren des Transports während einer Rettung ausdrückt. Dieses beinhaltet zunächst die Zeit, die für den Transport in Anspruch genommen wird; diese ist abhängig von der Grösse der heißen und warmen Zone und der dementsprechend zurückzulegenden Wegstrecke. Die Wegstrecke selbst wird durch die Route bestimmt, die mit dem Patienten genommen wird, nicht immer ist auch hier die kürzeste Strecke die beste. Das Risiko wird beispielsweise vermindert, wenn die Möglichkeit besteht, die heiße Zone über „warme Inseln" zu durchqueren, auch wenn dies eine längere Strecke und so mehr Zeit bedeutet. Ein weiterer Faktor ist die Patientenversorgung während des Transports, unter Umständen können nicht alle Maßnahmen während des Transfers aufrecht erhalten werden. Die Auswirkungen dieser Therapieunterbrechung sind ein wichtiger Einflussfaktor auf das Transferrisiko, wie wenn die Beatmung für den Transfer unterbrochen werden müsste. Einfachere Maßnahmen sind vor dem Transfer gegebenenfalls möglich, wie die Einlage eines Wendl- oder Guedeltubus zum Offenhalten der Atemwege,[7] andere sind es nicht. Aufgrund des bestimmten Grads an Gefährdung sind medizinische Entscheidungen nach TEMS auf der Grundlage eines Kosten- Nutzen- Verhältnisses zu treffen. Kosten (Zeit, Gefährdungsgrad, limitierte Ressourcen) einer bestimmten Maßnahme oder eines Maßnahmenbündels müssen gegen den möglichen Nutzen für den Patienten und für den gesamten Einsatz abgwogen werden. Zwar macht die Ausrüstung und Ausbildung maximalmedizinische und individuelle Versorgung möglich, jedoch ist nicht immer „mehr Medizin" auch die „beste Medizin".[7] Auf der Kostenseite heißt „mehr Medizin" beispielsweise, als Last mehr Ausrüstung und Mensch transportieren zu müssen; ein erhöhtes Risiko während langwieriger Therapiemaßnahmen verletzt zu werden; eine längere Expositionsdauer zur Gefährdung und die Aufzehrung zusätzlicher Ressourcen in einem ressourcenarmen und begrenzten Umfeld. Während sich die Pathophysiologie des Traumas nicht ändert, bestimmt jedoch der Kontext die Wahl der medizinischen Maßnahmen. Grundsätzlich wird eine starke Blutung durch Kompression gestillt; muss der Patient jedoch erst in eine sicherere Zone gebracht werden, in der eine dauerhafte und effektive Kompression sichergestellt werden kann, wird taktisches Rettungspersonal eher eine zeitweilige Abbindung vornehmen, was im zivilen Bereich eher eine Ultima Ratio darstellt.[7] Bestimmte präklinische Maßnahmen müssen demnach an die Rahmenbedingungen einer taktischen Situation angepasst werden und wiederum haben andere Tätigkeiten nur in diesen Situationen ihre Berechtigung, wodurch der Bedarf an spezieller Ausbildung nochmals verdeutlicht wird.

Grundsätzlich stellt die Frage, ob ein Patient aus der (potentiellen) heißen Zone gerettet werden sollte, den fundamentalen Konflikt der taktischen Notfallmedizin im Sinne der Kosten bzw. Aufwand- / Nutzenabwägung dar; oder das, was für den Patienten getan werden kann, abgewogen gegenüber dem Risiko, dem sich die Einsatzkräfte aussetzen. Die Logik würde fordern, beide Aspekte gegeneinander rational abzuwägen. Allerdings zeigt die Erfahrung, dass ein solch rationales Abwägen häufig nicht geschieht.[72] Fehleinschätzungen können sowohl entweder gewissermaßen „Eigenschutz vor allem“ heißen oder es kommt zur fatalen Unterschätzung der Risiken. Sogar wenn das Gehirn nicht unter Stress arbeiten muss, kommt es häufiger zu unlogischen Entscheidungen, in denen Wünsche die wirklichen Notwendigkeiten überwiegen. Bei Ereignissen außerhalb der Routine kommt es zu weiteren Veränderungen in den Entscheidungsprozessen und durch Adrenalin steigt der gefühlte Handlungsdruck. Wenn Verletzungen in einer mehr oder minder konkreten Bedrohungslage versorgt werden sollen, bekommt die Medizin taktische Züge. Letztlich kann gute Medizin eine schlechte Taktik darstellen und eine schlechte Taktik kann dazu führen, dass alle Personen geschädigt werden.[73] Besonders bei Amokläufen oder „active shooter scenarios“ wird die Schere zwischen Bekämpfung der Bedrohung und medizinischer Versorgung deutlich. Die Lösung liegt generell darin, nicht das Risiko vollständig aufzuheben, sondern es einschätzbar und akzeptabel zu machen.[74] Der Weg dahin wird durch die taktische Notfallmedizin konkretisiert.

Prinzipiell lässt sich auch das Vorgehen bei einer Patientenrettung aus der heißen Zone in drei Phasen einteilen. Das Annäherungsrisiko bezeichnet das Verlassen eines sichereren Bereiches (aus der Deckung) zu dem Verletzten hin, wenn dabei die Deckung aufgegeben werden muss. Es beginnt, sobald die Einsatzkräfte die Deckung verlassen und dauert die zurückzulegende Wegstrecke bis zum Patienten. Sind die Einsatzkräfte am Patienten angekommen, beginnt die Phase des konkreten Hilfeleistungsrisikos, die so lange andauert, wie der Patient untersucht

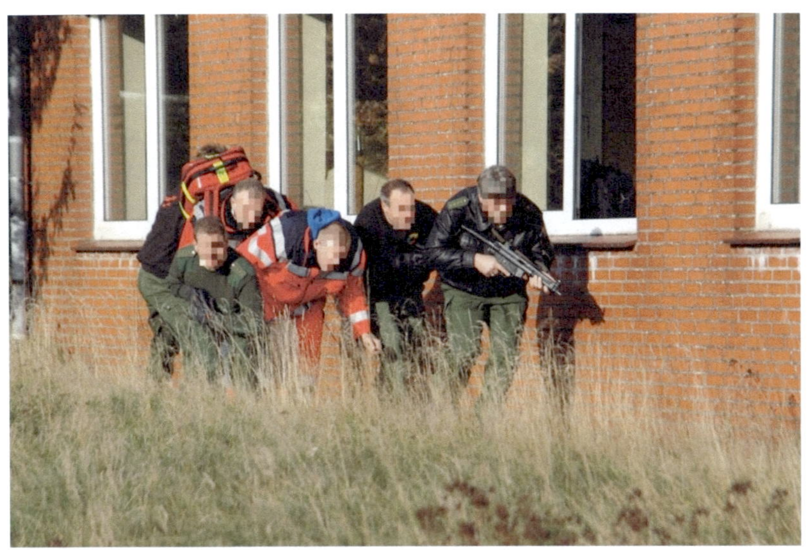

Abbildung 5.13: *Die medizinische Ausstattung kann bei der Bewegung im Team hinderlich sein, weshalb das richtige Vorgehen sorgfältig trainiert werden muss*

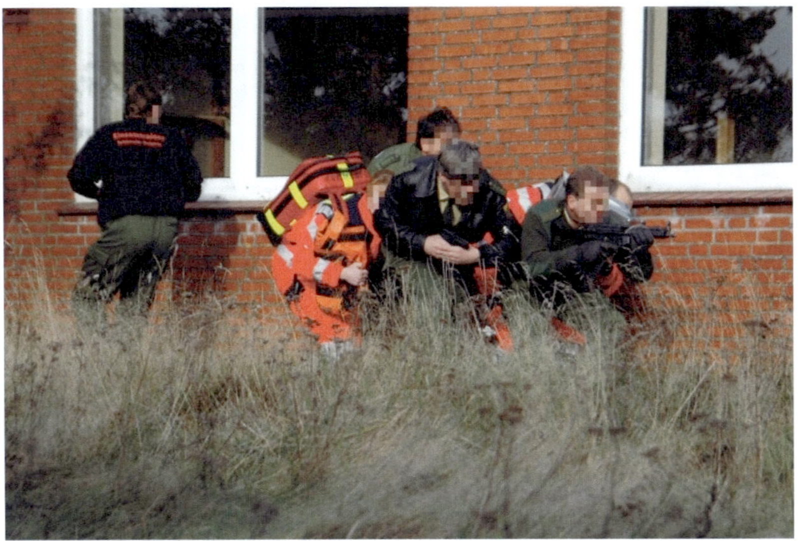

Abbildung 5.14: *Rettungsteam in der Deckung*

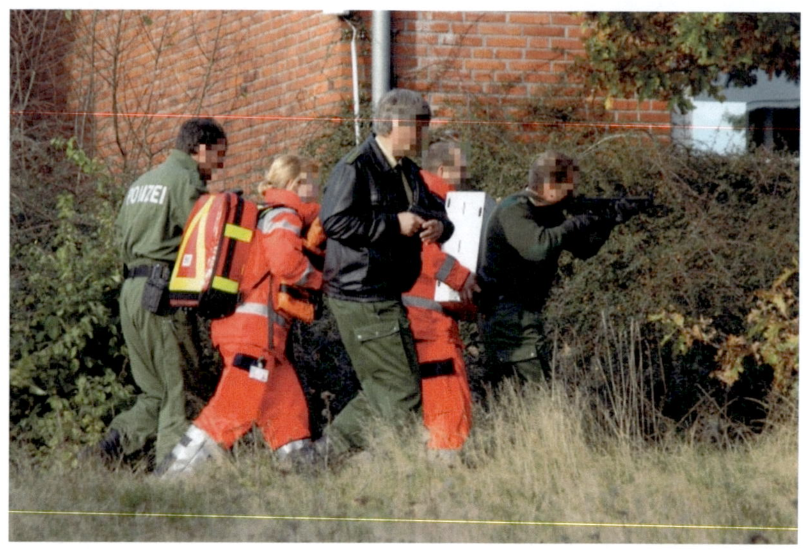

Abbildung 5.15: *Die signalfarbene Kleidung sorgt zwar für eine eindeutige Kennzeichnung der Rettungskräfte, lässt das Rettungsteams jedoch auch aufällig werden*

wird, lebensrettende Maßnahmen ergriffen werden und (gegebenfalls) der Transport vorbereitet ist. Hier ist das Risiko besonders hoch, da zunächst der Täter oder Gegner den Rettungsversuch bemerkt haben wird, die Einsatzkräfte relativ statisch sind und das Gefährdungsbewusstsein (im Sinne von situational awareness) schnell zurückgestellt ist. Das sich anschließende Rettungsrisiko besteht aus der Distanz, die zur warmen Zone zurückgelegt werden muss.[74] In vielen Situationen kann es schwer sein, vor der Ankunft am Patienten eine Aussage darüber zu treffen, ob der Rettungsversuch tatsächlich eine Rettung ist oder sich als Bergung (Patient verstorben) herausstellt. Die Fernevaluation bzw. remote assessment ist dabei hilfreich, wenn schwere Wunden offensichtlich oder mit dem Leben unvereinbare Verletzungen offensichtlich sind – wobei auch von Fällen berichtet wurde, in denen Patienten mit Schussverletzungen im Schädel und sichtbarem Hirnaustritt überlebten. Wenn es auch nach der Fernevaluation nicht möglich ist einzuschätzen, ob eine Rettung oder eine Bergung vorliegt, wird meist ein Rettungsversuch unternommen werden, wenn ein entsprechender Vorteil für den Patienten angenommen wird und dieser das Risiko einschätzbar scheint. Es ist dann immer noch besser, einige Sekunden für die Fernevaluation und Risikoabschätzung aufgewendet zu haben, da durch sie die alleinige Konzentration auf den Patienten vermindert wurde.[74] Auch wenn die Entscheidung, eine Rettung durchzuführen gefallen ist, sollte noch unterschieden werden, ob der Patient „sick“ (wahrscheinliches Versterben ohne medizinische Hilfe in 15-20 Minuten) oder nicht „sick“ (kann ohne medizinische Hilfe mindestens 20 Minuten ohne bleibende Schäden überstehen) ist.[74] Bei einem kritischen Patienten müssen die vor Ort befindlichen Kräfte eine Rettung durchführen, eher unkritische Patienten können durch die am besten geeigneten Einsatzkräfte oder sogar durch Spezialkräfte gerettet werden. Das deutsche Vorgehen bei Amoklagen trifft hier keine Unterscheidung, da alle Patienten vom Rettungsteam – also den zu einem bestimmten Zeitpunkt vor Ort befindlichen Einsatzkräften – gerettet werden.

Bevor der Rettungsversuch durchgeführt wird, sollte die Umgebung nochmals auf mögliche Deckungen und Gefahren abgesucht und die beste Route zum Patienten festgelegt werden. Bei der Route zur Rückkehr in die warme Zone sollte beachtet werden, dass nicht mehr alle Einsatzkräfte zur Bekämpfung eventueller Gefahren verfügbar sind, sondern darüber hinaus durch das zusätzliche Gewicht des Verletzten behindert werden. Eine große Gefahr während der Rettung des Patienten in die warme Zone besteht in einer zu großen Lücke zwischen den Einsatzkräften, die den Verletzten transportieren und denen, die ihre Sicherung übernehmen.[74] Zum Teil wird als Merkhilfe zur Rettung von Patienten aus Gefährdungslagen auch die Abkürzung „TARDIS“ verwendet.[75]

Dies verdeutlicht die Wichtigkeit einer vorsichtigen zügigen Annäherung und die Beschränkung auf notwendige Sofortmaßnahmen:

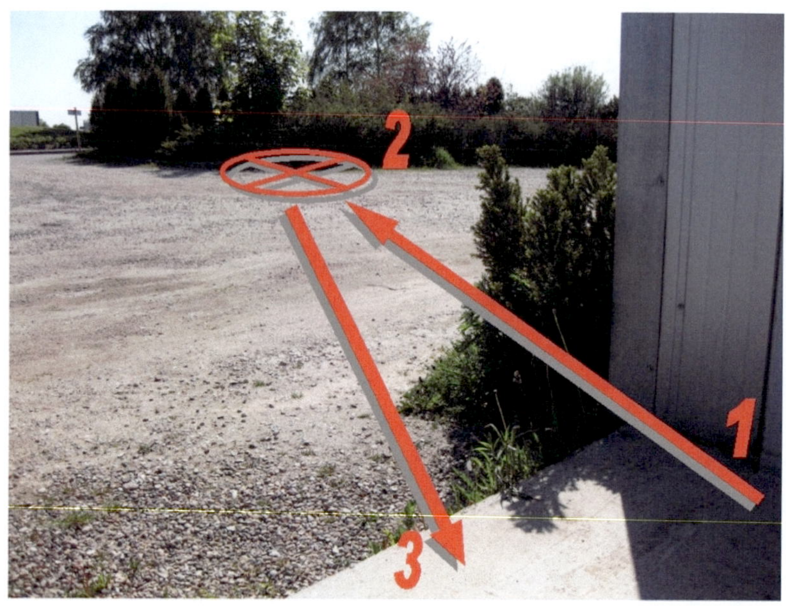

Abbildung 5.16: *1: Annäherungsrisiko, 2: Hilfeleistungs- bzw. Versorgungsrisiko, 3: Rettungs- bzw. Transferrisiko*

- **T**actical
- **A**ccess
- **R**apid
- **D**iagnosis and
- **I**ntervention**S**

Im Bereich der medizinischen Maßnahmen ergeben sich innerhalb der warmen Zone Besonderheiten. Beispielsweise muss eine definitive Sicherung der Atemwege (endotracheale Intubation oder Krikothyreotomie) in der warmen Zone nicht zwingend erfolgen, sondern kann in der kalten durchgeführt werden – vorher kann eine weniger invasive Methode ausreichend sein, bis der Patient in der kalten Zone übergeben wird. Ferner ist in der warmen Zone ein kontinuierliches Monitoring des beatmeten Patienten (Kapnometrie, SaO2, EKG) nicht immer möglich ist; besonders, wenn eine Vielzahl von Patienten zusätzlich versorgt werden muss. Eine weitere Besonderheit im taktischen Bereich nimmt die Reanimation bei Herz-Kreislauf-Stillstand ein. Zunächst ist die kardiopulmonale Reanimation bereits in der zivilen Rettungsmedizin eine aufwändige und ressourcenaufzehrende Prozedur. Wenn für das medizinische Personal überdies noch ein großes Risiko am jeweiligen Aufenthaltsort besteht, wird ihr ein untergeordneter Stellenwert zugewiesen. Außerdem konnte in einer Vielzahl von Studien nachgewiesen werden, dass die meisten Patienten, die in einer solchen Situation ohne Puls und Lebenszeichen aufgefunden werden, entweder noch direkt vor Ort oder auf dem Transport versterben. Daher wird die Sinnhaftigkeit der Reanimation nach penetrierendem Trauma sogar unabhängig vom Kontext zunehmend generell infrage gestellt. Es konnte nachgewiesen werden, dass von 215 Traumapatienten (97 stumpfes, 118 penetrierendes Trauma) ohne Lebenszeichen bei der Erstuntersuchung kein Patient die Entlassung aus dem Krankenhaus erlebte.[76] Ähnliche Ergebnisse konnten retrospektiv gewonnen werden, nach denen keiner von 138 betrachteten Traumapatienten nach Reanimation an der Einsatzstelle oder auf dem Transport überlebte.[77] Auch wurde nachgewiesen, dass Reanimationsmaßnahmen bei einem Massenanfall von Verletzten (MANV) nach Terroranschlägen nicht indiziert sind,[78] genauso wie bei Opfern von Explosionen und penetrierenden Verletzungen auf dem Gefechtsfeld.[73] Innerhalb des zivilen Rettungsdienstes wird dennoch sehr wahrscheinlich mit Wiederbelebungsmaßnahmen begonnen werden, weil die Rahmenbedingungen es zulassen: Nur ein Patient muss versorgt werden, der Zugriff auf alle Ressourcen des Rettungsdienstfahrzeuges ist möglich und es hat keine direkte negative Konsequenz, wenn die Ressourcen innerhalb des Einsatzes verbraucht werden. Daher werden die Mitarbeiter des regulären Rettungsdienstes ohne Ausbildung in taktischer Notfallmedizin auch in einer Situation Reanimationsmaßnahmen einleiten, wenn diese angesichts der Ressourcen nicht indiziert sind, was erneut die Kontextabhängigkeit der taktischen Notfallmedizin unterstreicht.

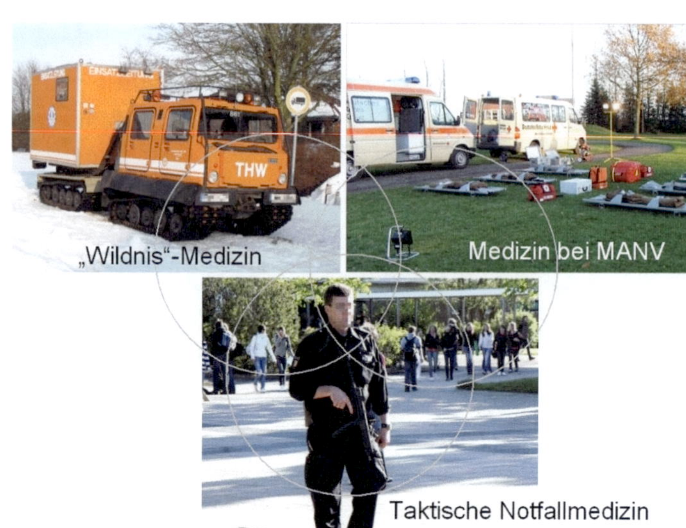

Abbildung 5.17: *Schnittmengen ergeben sich durch ähnliche Rahmenbedingungen (verlängerte Transport- und Versorgungszeiten, Patientenanzahl) mit der Expeditionsmedizin und der Versorgung bei Massenanfällen von Verletzten*

Im Rettungsdienst ist es ebenso üblich, sobald sich der Verdacht auf eine Verletzung der Halswirbelsäule (HWS) einstellt, diese zu immobilisieren, was angesichts der möglichen Folgen einer verborgenen und instabilen Fraktur mit einer Rückenmarksverletzung nur sinnvoll erscheint. Eine korrekte HWS-Immobilisation benötigt jedoch selbst mit zwei gut ausgebildeten und geübten Helfern ungefähr fünf Minuten. Dadurch kann es in der warmen Zone zu einer Erhöhung der Gefährdung kommen, deren Inkaufnahme nicht gerechtfertigt ist, wenn sie gegen eine geringe Wahrscheinlichkeit einer verborgenen HWS-Fraktur bei penetrierenden Verletzungen aufgewogen wird. Aus diesem Grund sollte eine HWS-Immobilisation erst in der kalten Zone durchgeführt werden.[79]

Es zeigt sich, dass im Bereich des Tactical Emergency Medical Support (TEMS) eine Vielzahl von Besonderheiten oder Unterschieden zu Einsätzen im zivilen Bereich zu beachten sind. Vielmehr wird hervorgehoben, dass TEMS-Provider alle Prinzipien herkömmlicher notfallmedizinischer Versorgung kennen und darüber hinaus wissen müssen, wann und wie von diesen abgewichen wird.[80] TEMS-Ausbildungen werden in den USA größtenteils an privaten Schulen durchgeführt, die polizeiliches und rettungsdienstliches Wissen zu einem Spezialgebiet zusammenführen. An diesen Schulen können auch zivile Rettungsdienstmitarbeiter für den Einsatzbereich von TEMS qualifiziert werden („TEMS-Provider"), wobei die Kurslänge für einen Grundlehrgang in taktischer Notfallmedizin mindestens fünf Tage beträgt, teilweise gefolgt von einem Aufbaukurs von weiteren fünf Tagen. Da die Kursteilnehmer alle bereits eine noch zum Teil umfangreichere Ausbildung als ein deutscher Rettungsassistent haben, konzentrieren sich diese Lehrgänge ausschließlich auf das taktische Vorgehen und die medizinischen Besonderheiten. Für den Grundlehrgang werden hierbei ca. 50 Stunden Lehrgangszeit veranschlagt,[81,82,83] in denen nur spezielle taktische und medizinische Fertigkeiten für den Bereich von TEMS gelehrt werden.

Wenn also für eine adäquate Ausbildung in taktischer Notfallmedizin von internationalen Ausbildungsstätten mindestens fünf Tage bzw. 50 Stunden veranschlagt werden, wird eine Ausbildung des deutschen Rettungsdienstes als Bestandteil des Rettungsteams ähnlich aufwändig sein müssen, da in der Aufgabenstellung keinerlei relevanten Unterschiede bestehen. Der Erfolg einer Ausbildung im Rahmen von ein- oder zweitägigen Fortbildung erscheint daher fragwürdig.

5.4 Systematische Bewertung von TEMS

Da in Deutschland kein vergleichbares Konzept zu Tactical Emergency Medical Support existiert, sollen die positiven Effekte solcher Ausbildungsprogramme auf die Gesamtheit der medizinischen Versorgung und speziell auf den Nutzen bei Amoklagen betrachtet werden.

Das American College of Emergency Physicians bezeichnete das System des Tactical Emergency Medical Support (TEMS)

> „as an essential component that helps maintain a healthy and safer environment for both law enforcement and the public.“[84,85]

Grundsätzlich unterscheidet sich TEMS in der Vorgehensweise von der regulären präklinischen Notfallmedizin dahingehend, dass die Gesamtmission des Teams höher gestellt wird als die medizinischen Ziele, also der medizinischer Anwender gegebenfalls die Behandlung eines Patienten verzögern oder verändert muss, weil die Gesamtmission es erfordert. Gleichzeitig wird die Bedeutung von TEMS bei „mass casualty shooting incidents“(Äquivalent zur Amoklage) unterstrichen, da sie am besten zwischen einer Versorgung im taktischen Umfeld und einer Sichtung der Opfer variieren könnten. Es zeigt sich also auch im internationalen Umfeld, dass das optimierte Vorgehen eines Rettungsteams bei einem hohen Patientenaufkommen weniger in der Anwendung intensivmedizinischer Maßnahmen, sondern vielmehr in einer adäquaten Sichtung (Triage) der Patienten liegt. Nach TEMS ausgebildetes Personal sei weiterhin besser in der Lage, die Rettungs- und Evakuierungsvorgänge bei Amoklagen zu koordinieren. Daher wird empfohlen, die Vorgehensweisen und Methoden vom TEMS auch im regulären Rettungsdienst auf breiter Basis zu verankern.[84] Im Bereich der taktischen Einsatzmedizin kann es vorkommen, dass selbst einfache Tätigkeiten schwierig durchzuführen sind, das ausgebildete Personal werde so geschult, sich auf schwierige Bedingungen vorzubereiten und sein Improvisationsvermögen zu verbessern – was wiederum im täglichen Dienst Vorteile hat. Zudem könnte nach TEMS ausgebildetes Rettungsdienstpersonal das Einsatztraining von Polizisten wirksam unterstützen und so wertvolle Beiträge zur Kooperation leisten.[86]

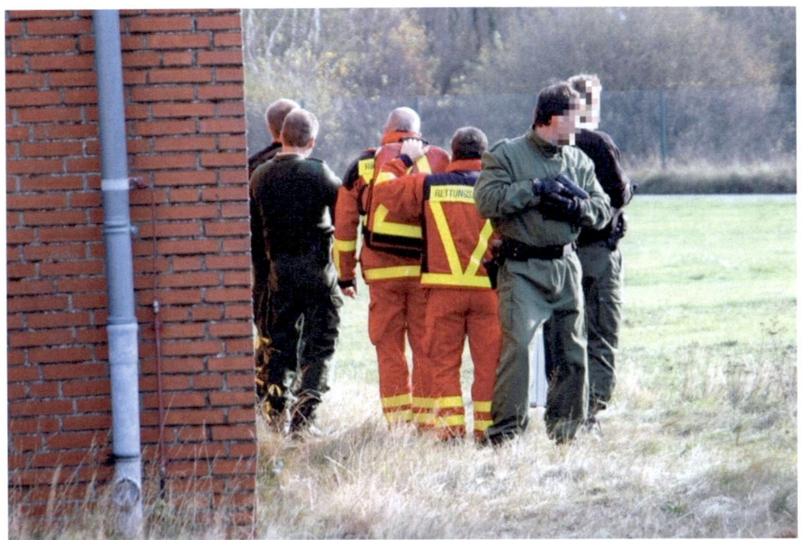

Abbildung 5.18: *Taktische Notfallmedizin bedeutet weitaus mehr als den gemeinsamen Einsatz von Rettungsdienst und Polizei*

Eine systematische Untersuchung der Literatur zum Thema TEMS ergab, dass keine allgemeingültige Lösung formuliert werden kann, sondern der optimale Aufbau regional unterschiedlich ausfällt. Obwohl es bislang keine systematischen Studien zu TEMS gibt, decken sich jedoch die Beiträge in der Literatur in vielen Punkten und lassen Rückschlüsse zu, aus denen Empfehlungen formuliert werden können.[87,88] Einigkeit herrscht in der Literatur über die Sinnhaftigkeit und die Vorteile einer Integration medizinischer Komponenten in einem taktischen Umfeld.[89]

Hervorgehoben werden die Vorteile eines „tactical awareness training“ auf in der Notfallmedizin tätige Ärzte, deren Beteiligung am Rettungsdienst in Deutschland zudem deutlich höher ist als in den Ursprungsländern der Literatur.[90]

Es stellte sich heraus, dass das am meisten verbreitete Modell die Beteiligung externer, ziviler Rettungsdienstkräfte ist, da die Vorteile einer umfangreichen medizinischen Ausbildung überwiegen[87,91,58] und die polizeilichen Einsatzkräfte ein höheres Vertrauen in die medizinische Leistungsfähigkeit haben. Der Aufwand des taktischen Trainings wird als geringer angesehen als eine vollwertige präklinische Ausbildung und kann mit entsprechenden Lehrgängen gut bewältigt werden.[58] Es wurde außerdem darauf hingewiesen, dass die Integration ziviler Rettungsdienstkomponenten und Kliniken mit Traumaschwerpunkt viele Vorteile für beide Seiten birgt, sowohl in Bezug auf das gemeinsame Training als auch auf die Optimierung der medizinischen Versorgung innerhalb des gemeinsamen Aufgabenspektrums.[92] Es herrscht Einigkeit darüber, dass die Verwendung ziviler Rettungsdiensteinsatzkräfte ohne spezielle Schulung nicht zielführend ist und eine zusätzliche Gefahr darstellt.[69,93,92] Ferner sei es inadäquat, sich auf normale – ungeschulte – Rettungsdiensteinheiten zu verlassen und diese in einem taktischem Umfeld einzusetzen, da TEMS weit mehr beinhalte, als eine normale Rettungswagenbesatzung in ein kombiniertes Rettungsteam zu setzen und viele Unterschiede zum Routinebetrieb bestehen.[58,62] Vielmehr würden Wissen über das taktische Umfeld, verknüpft mit speziellen Techniken zur Diagnose und Therapie auch unter widrigen Bedingungen notwendig sein: Das Arbeiten mit limitierter Ausrüstung, begrenztem Platz, unter Licht- und Geräuschdisziplin und Anwendung der rapid and remote assessment methodology (RAM) (auch als „medicine across the barricade“ bezeichnet – Untersuchung und Anleiten zur Selbsthilfe ohne direkten Patientenkontakt).[94] Diskussionsgegenstand ist auch, ob die speziellen Fertigkeiten der taktischen Notfallmedizin, insbesondere derer nach TC-CC, auch niedrigeren Ausbildungsstufen als Paramedics gelehrt werden sollten, da diese Tätigkeiten eigentlich Kenntnisse von Anatomie, Physiologie und Pathologie voraussetzen, die zum Teil weit über die medizinischen Basisausbildungen (Emergency Medical Technician – Basic: ca. 100 Ausbildungsstunden; – Intermediate: 200-400) hinausgehen.[3]

Gleichzeitig wird empfohlen, dass auch die polizeiliche Seite eine medizi-

Taktisch	Medizinisch
Zonen der Operation	Zonen der Behandlung
Schutzausrüstung	spezielle lebensrettende Maßnahmen
Licht- und Geräuschdisziplin	Patientenfernbeurteilung
Eindring- und Evakuierungstechniken	Besondere medizinische Gefährdungen
ggf. Beweissicherung	Diagnostik unter sensorischer Deprivation
Verständnis zum Umgang mit Schusswaffen	Gefahrgut, ggf. Dekontamination

Tabelle 5.3: *Kombination von Wissensbereichen innerhalb von TEMS*

nische Grundlagenschulung erhält, um die medizinischen Einsatzkräfte mit der Übernahme von Basismaßnahmen zu entlasten.[95] Es wird auch unterstrichen, dass die taktische Einsatzmedizin sich deutlich von der zivilen präklinischen Notfallmedizin unterscheidet und deshalb durch diese nicht oder zumindest nur schlecht substituierbar ist.[87] Augebildete Einsatzkräfte kennen alle Strategien herkömmlicher notfallmedizinischer Versorgung und können darüber hinaus einschätzen, zu welchem Zeitpunkt und mit welchen Maßnahmen von diesen abzuweichen ist.[80]

Die medizinischen Einsatzkräfte sollten ebenfalls Kenntnisse über Ballistik und Schusswaffen besitzen, selbst wenn sie nicht selbst bewaffnet sind. Obwohl international sehr kontrovers darüber diskutiert wird, ob die medizinischen Einsatzkräfte überhaupt bewaffnet sein sollten, stellt sich diese Frage in Bezug auf die hier vorliegende Fragestellung nicht, da dies in Deutschland nicht ohne Weiteres möglich ist. Obwohl Straftäter in der Regel immer weniger zwischen Polizisten und Rettungsdienstkräften unterscheiden, da beide eine Art Staatsvertretung darstellen, wurde jedoch im Rahmen einer Untersuchung festgestellt, dass immerhin 33 Prozent der in polizeilichen Operationen eingesetzten „Tactical Medics“ nicht bewaffnet sind und diese Programme dennoch hervorragend funktionieren können.[96,58,97] Festgehalten werden kann jedoch die international allgemein akzeptierte Erkenntniss, dass die rettungsdienstlichen Einsatzkräfte an einem Schiesstraining zumindest beobachtend teilnehmen sollten, um ein besseres Verständnis zum Umgang mit Schusswaffen zu bekommen, Risiken besser einschätzen zu können und „Mythen“ abzubauen.[98,99,100] Nach den Prinzipien von TEMS ausgebildete Einsatzkräfte können zudem besser in Chemisch-Biologisch-Radiologisch-Nukleare Lagen (CBRN) oder nach terroristischen Anschlägen eingesetzt werden als normaler Rettungsdienstkräfte. Für die Behandlung von verletzten Polizisten hat es sich ferner als vorteilhaft erwiesen, wenn die Rettungskräfte den Aufbau der ballistischen Schutzausrüstung kennen und in deren Handhabung geübt sind.[87]

Bezüglich der Ausrüstung werden die bereits in Kapitel 3.8 speziellen Hilfsmittel zur Traumaversorgung ausdrücklich empfohlen,[58] die im nachfolgenden Kapitel noch näher betrachtet werden.

6 Ausbildung, Techniken, Ausstattung und Training

Auch wenn für die hier genauer untersuchte Anwendung – der Rettungsdienst als Teil des Rettungsteams – womöglich nicht alle speziellen Anforderungen von TEMS vollständig zutreffen, so zeigt sich doch eine erhebliche Schnittmenge. Bezogen auf den Rettungsdienst ist das Konzept identisch mit der Konstellation von nicht bewaffneten TEMS-Providern, die Patienten in einem gesicherten Bereich behandeln. Da gezeigt wurde, dass diese Variante durchaus gängig ist und dennoch erhebliche Unterschiede gegenüber der herkömmlichen präklinischen Notfallmedizin bestehen, sollten diese Erkenntnisse auch konsequenterweise umgesetzt werden, wenn sich ein Rettungsdienstbereich entscheidet, seine Mitarbeiter nach diesem Konzept zu schulen. Weiterhin werden die Vorraussetzungen verdeutlicht, die für die Polizisten notwendig sind, um die Rettung der Patienten aus der heissen in die warme Zone zu optimieren.

6.1 Ausbildung

6.1.1 Patientenuntersuchung

Während der Erhebungen zum Thema wurde deutlich, dass das Hauptaugenmerk des Rettungsteams weniger auf der Durchführung von intensivmedizinischen Maßnahmen, besonders bei mehreren Patienten, liegen kann, sondern vielmehr auf der Sichtung der Patienten, der Beschränkung auf lebensrettende Interventionen und der Forcierung des Transfers in die kalte Zone. Die Beschränkung auf lebensrettende Maßnahmen und Triage bzw. Sichtung müssen weiterhin den Erkenntnissen von TCCC und TEMS entsprechen. Rettungsdienstbereiche, die das Konzept anwenden wollen, sollten konsequenterweise ihre Ausrüstung den angeführten Notwendigkeiten entsprechend anpassen und die Anwendung und verwandten Themenbereiche in diesem Zusammenhang schulen. Die notwendige Ausbildung stellt daher eine Mischung aus anerkannten Traumamanagementsystemen und TEMS dar und erfordert zudem Kenntnisse in der korrekten Durchführung einer Sichtung. Bezogen auf die polizeilichen Einsatzkräfte sollte zumindest überlegt werden, ob zusätzlich zur Ersten Hilfe das Erkennen und Stoppen lebensbedrohlicher Blutungen durch Tourniquets bis zum Transfer in die warme Zone ausgebildet werden sollte, um die Prinzipien von TEMS korrekt umzusetzen und die Vorteile einer persönlichen medizinischen Grundausstattung auszunutzen.

Häufig legen Traumamanagementsysteme ein ABCDE-Schema zur prioritätenorientierten Untersuchung von Traumapatienten zugrunde (oder orientieren sich ähnlich), welches dem Prinzip folgt, einen Patienten zu beurteilen und gleichzeitig „im Ablauf" zu behandeln.[7,101,102] Wird ein behandlungsbedürftiges Problem festgestellt, wird erst zum nächsten Problem übergegangen, wenn das Problem behoben wurde. Diese Erstuntersuchung soll nicht mehr als ein-zwei Minuten dauern und heißt je nach System „primary survey" oder „initial assessment". Ziel dieser zügigen Erstbeurteilung ist die Einstufung in „kritisch" oder „nicht kritisch", was die weitere Versorgung gestaltet – und die Behandlung lebensbedrohlicher Probleme und Vermeidung von Sekundärschäden fokussiert. Wird ein Traumapatient als kritisch eingestuft, soll die Verweildauer an der Einsatzstelle zugunsten des Transports so kurz gehalten werden, das lediglich lebensrettende Interventionen durchgeführt werden und ein schneller Transport angestrebt wird. Als Richtwert wird beispielsweise angegeben, dass die „time on scene“ zehn Minuten nicht überschreiten soll (bei TraumaManagement® 15 Minuten[28]). Im Handlungsfeld des Rettungsteams können diese Prinzipien nicht eingehalten werden, da auch bei kritischen Patienten erst die Transfermöglichkeit in die kalte Zone abgewartet werden muss, was durchaus länger als zehn Minuten dauern kann, ganz wie im Bereich von TCCC oder TEMS. Die Vorgehensweisen des zivilen Bereichs müssen daher angepasst werden. Gemeinsam ist auch allen Traumamanagementsystemen, dass die periodische Neubeurteilung eines Patienten („Secondary Survey“) beinhalten.

Innerhalb der verschiedenen Traumamanagementsysteme können unterschiedliche Schwerpunkte im ABCDE-Schema gesetzt werden. So steht das „A“ zunächst für freie Atemwege, bedeutet aber zugleich eine Protektion der Halswirbelsäule. Generell gliedern sich die Schritte der ABCDE-Untersuchung in:

- **A**irway/C-Spine: Kontrolle, ob Atemwege frei sind, ggf. frei machen (Wendl- oder Guedeltubus), Schutz der Halswirbelsäule
- **B**reathing/ Ventilation: Atmungstätigkeit, ggf. Beatmung/ Sauerstoffgabe, Pulsoxymetrie
- **C**irculation: Kreislaufsituation erfassen, Kontrolle äußerer Blutungen
- **D**isability: Defizit in der Neurologie: Bewusstseinszustand gemäß Glasgow-Coma-Scale, Pupillenkontrolle
- **E**xposure/ Environment und Evacuation: Patienten entkleiden und untersuchen, Unterkühlung vorbeugen und seine Evakuierungspriorität festlegen (Triage)

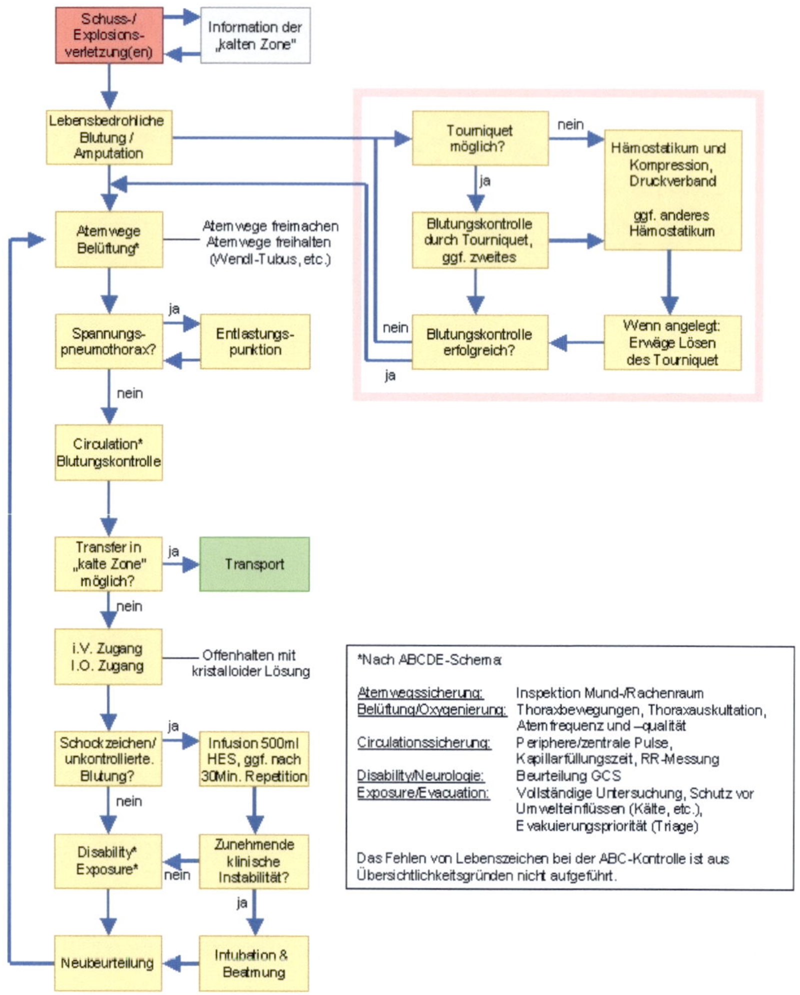

Abbildung 6.1: *Vorschlag zum Management von Schuss- und Explosionsverletzungen im gesicherten Bereich des Rettungsteams*[7, 5, 103, 104]

Kern der Arbeit des Rettungsteams ist, das herkömmliche Algorithmen nicht uneingeschränkt umsetzbar sind, da diese einen schnellen Transport in das Krankenhaus fordern, der hier erst nach dem Transfer in die kalte Zone möglich ist. Bis zu diesem Zeitpunkt gelten eher die Bedingungen der taktischen Patientenversorgung. Setzt man die Vorgaben verschiedener Traumamanagementsysteme und die Konzepte von TCCC und TEMS den Bedingungen des Rettungsteams im gesicherten Bereich gegenüber, so kann das in Abbildung 6.1 auf der vorherigen Seite dargestellte Vorgehen bei Schuss- und Explosionsverletzungen vorgeschlagen werden. Es beinhaltet sowohl das prioritätenorientierte Vorgehen nach dem ABCDE-Schema, als auch die spezifischen Schritte zur Entlastung eines Spannungspneumothorax oder die Kontrolle von Blutungen. Im Einzelfall kann es notwendig sein, eine massive und absolut lebensbedrohliche Blutung vor allen anderen Punkten zu stoppen („treat first, what kills first").[105] Ein mögliches „Hängenbleiben" in der Phase der Blutungskontrolle (hellroter Kasten im Bild) ist notwendig, da bei einer nicht kontrollierten lebensbedrohlichen Blutung alle weiteren Schritte wahrscheinlich hinfällig sind. Es ist unter Umständen in Anbetracht der verfügbaren Ressourcen nicht möglich, eine kontrollierte Beatmung bei den Patienten einzuleiten; dies ist von der jeweiligen Situation abhängig.

Der neurologische Status – hier „D" – „Disabilty" wird prinzipiell bereits mit dem ersten Patientenkontakt beurteilt, zumindest rudimentär. Die Ansprache des Patienten und seine Reaktionen hierauf geben bereits entscheidene Hinweise. Zu einer schnellen Einschätzung wird oft das AVPU-Schema genutzt:

- **A**lert – Patient ist wach, ansprechbar und orientiert
- **V**erbal response – Nur Reaktion auf laute Ansprache
- **P**ainful stimuli – Nur Reaktion auf Schmerzreiz
- **U**nresponsive, unconsious – Bewusstlos oder nicht ansprechbar

Für die Ersteinschätzung und schnelle Erstuntersuchung ist dieses Schema ausreichend. Bei einem neurologischen Status unterhalb von „Alert" muss nach den Ursachen gesucht werden, sofern diese nicht offensichtlich sind oder andere Maßnahmen vorrangig sind. Die anschließende regelmäßige Neubeurteilung lässt genug Zeit für eine Evaluation der Neurologie nach einem umfangreicherem Scoring System, wie der Glasow Coma Scale (GCS).

Im Schritt E – für Exposure, also dem Entkleiden des Patienten zur Untersuchung, wird die Kleidung häufig vollständig entfernt. Teilweise wurde auch in der Rettungsdienstausbildung die Meinung vertreten, dass nur eine vollständige Entkleidung des Patienten vor Ort eine suffiziente Suche nach Verletzungen ermöglicht. Dazwischen kursieren unterschiedliche Ansichten über Art und Durchführung der Ganzkörperuntersuchung bzw. des Bodychecks. Sicherlich kann Kleidung Verletzungen verdecken, wird sie allerdings vollständig entfernt, muss der Patient so früh wie möglich vor einem Auskühlen geschützt werden. Generell sollten im Freien nur Kleidungsteile entfernt werden, deren Körperstellen untersucht werden müssen; innerhalb des geheizten Rettungswagens kann die Kleidung vollständig entfernt werden. Die Anzahl der Kleidungsstücke, die zerschnitten werden, sollte der Schwere der Verletzung angepasst sein; also sollte so viel wie nötig, so wenig wie möglich, entkleidet werden.[7] Wenn eine korrekte Beurteilung aufgrund der vorherrschenden Lage nur durch ein komplettes Entkleiden zu realisieren ist, dann muss die Kleidung konsequent entfernt werden; anschließend ist der Patient vor Auskühlung zu schützen.

Im Bereich der taktischen Notfallmedizin birgt dies einige Probleme: Auch innerhalb der warmen Zone kann es notwendig sein, einen Patienten auf Verletzungen hin abzusuchen, die nicht sofort offensichtlich sind. Der Transfer in die kalte Zone bzw. in einen geheizten Rettungswagen zögert sich jedoch unter Umständen hinaus und ein vollständig entkleideter Patient ist schwieriger vor Unterkühlung zu schützen. Zunächst sollten blutgetränkte Kleidungsstücke entfernt werden, da sie keine Isolation mehr gewährleisten und darunter liegende Körperstellen sowieso inspiziert werden müssen. Trockene Kleidungsstücke dagegen können je nach Situation zunächst belassen werden. Es hat sich im Bereich der taktischen Medizin gezeigt, dass ein Streichen über Körperegionen („sweeping“) zur Verletzungsdetektion allein nicht sehr effektiv ist, besonders, wenn diese mit Kleidung bedeckt sind. Trägt der Helfer saubere Handschuhe, fallen unter Umständen Blutspuren nach dem Überstreichen auf, diese müssen jedoch nicht zwangsweise das eigene Blut des Patienten sein. Eine Alternative ist das Harken mit den angewinkelten Fingerendgliedern („raking“), da sich diese an Verletzungen verfangen, selbst wenn dünne Kleidungsschichten über der Wunde liegen. Diese Prozedur ist jedoch zeitaufwändiger als das Streichen, weshalb eine Kombination von beiden Techniken sinnvoll erscheint.

Generell können potentiell lebensgefährliche Verletzungen übersehen werden, wenn der Patient ungenügend untersucht oder entkleidet wird. Auf die Hypothermieprophylaxe ist jedoch gleichermaßen zu achten, da diese schließlich auch zu einer ernsten Komplikation werden kann. Wird ein Polizist verletzt, wird in der taktischen Notfallmedizin zum Teil empfohlen, zunächst die Schutzkleidung so weit wie möglich angelegt zu lassen und durch Streichen und Harken unter der Schutzweste nach Verletzungen zu suchen. Dabei kann die Schutzweste verschoben werden, soweit es notwendig ist, um Sicht auf darunterliegende Körperstellen zu erhalten. Die Untersuchung sollte zwar schnell, jedoch nicht hastig und im jeden Fall gründlich genug erfolgen. Die Weste dient so weiterhin seinem Schutz und verhindert gleichzeitig ein Auskühlen – bei darunter liegenden Verletzungen oder Interventionen in diesem Bereich (z.B. Entlastungspunktion) muss sie natürlich entfernt werden. Im Bereich der taktischen Notfallmedizin kann der Schritt „E“ zusätzlich für Evakuierungsdringlichkeit stehen und stellt damit den Übergang zur Triage dar, da hier der Patient für eine adäquate Einschätzung bereits ausreichend untersucht ist. Durch die Notwendigkeit der sofortigen Blutungskontrolle wird in der taktischen Notfallmedizin das „C“ für „Circulation“ meist vorangestellt, so dass sich „CAB“ ergibt.

Im militärischen Kontext wird deshalb meist „MARCH“ ausgebildet:[105]

- **M**assive (arterial) bleeding
- **A**irway
- **R**espiration
- **C**irculation
- **H**ead

Dieses Vorgehen ist sinnvoll für Personal, dass hauptsächlich für die taktische Notfallmedizin ausgebildet wird. Für den Bereich des Rettungsdienstes bietet sich die Überbrückung zu „ABCDE“ mithilfe des Leitspruches „treat first, what kills first“ an. Sicherlich wird ein Rettungsdienstmitarbeiter in der Lage sein, eine lebensbedrohliche arterielle Blutung zu erkennen, in diesem Falle vom gewohnten, zivilen Schema abzuweichen und zuerst die Blutung zum Stillstand zu bringen, bevor er die Atemwege sichert. Letztlich kommt es darauf an, einen ausreichenden Perfusionsdruck aufrecht zu erhalten und ein ausreichend starker Blutverlust kann in Extremfällen den Patienten schneller als ein verlegter Atemweg versterben lassen. Bei Extremitätenverletzungen kann mithilfe eines Tourniquets die Blutungskontrolle ausserdem schnell erreicht werden.

Zur Beurteilung von Schuss- oder Explosionsverletzungen existiert ferner noch das Akronym „ARCTIC“:

- **A**rea of hit
- **R**ange
- **C**avity affected
- **T**ype of weapon
- **I**mpact protection
- **C**ondition of patient

Dabei kann „Area“ sowohl für die Körperregion der Verwundung als auch für den Einsatzort interpretiert werden (ob weitere Gefährdungen bestehen). „Range“ bezeichnet die Abschätzung der Entfernung, aus der das Geschoss abgefeuert wurde und „Cavity“ die möglichen Wundhöhlen hinter der Eintrittwunde. Weiterhin stellen die Art der Waffe (hohe oder mittlere Energie und Kaliber) einen weiteren Punkt dar, wie der Schutz vor zusätzlichen Verletzungen durch weitere Schüsse oder Explosionen sowie die Behandlung des jeweiligen Patientenzustandes. Letztlich ist der letzte Punkt der wichtigste; schließlich geht es auch bei der taktischen Notfallmedizin primär darum, den Patienten und seine Verletzungen zu behandlen und nicht die verursachende Waffe – diese stellt zwar eine mitunter wichtige Information dar, ist jedoch trotzdem nur ein Teil in einem Gesamtpuzzle.

6.2 Spezielle Techniken und Ausstattung

Entschliesst sich ein Rettungsdienstbereich zur Ausbildung und Durchführung des Rettungsteam – Konzepts, sollten die materiellen Vorraussetzungen angepasst werden, zumal bereits für den regulären Rettungsdienstbetrieb die Einführung des hier angesprochenen Materials thematisiert wird.[29] Es wird auch darauf hingewiesen, dass die Tauglichkeit von Material unter Krankenhaus- oder normalen Rettungsdienstbedingungen als Hinweis auf die Anwendbarkeit unter taktischen Bedingungen als irrelevant einzustufen ist.[106]

Da die Erkenntnisse aus TCCC bzw. TEMS für die Arbeit des Rettungsteams zugrunde gelegt werden können, sollte die reguläre Ausstattung des Rettungsdienstes dahingehend überprüft werden, ob sie für die Therapie der lebensbedrohlichen Zustände der Opfer ausreichend ist. Nach den Erfahrungen der US-Armee haben drei Krankheitsbilder in dieser Therapiephase wesentlichen Vorrang: Die Sicherstellung bzw. die Aufrechterhaltung der Atmung, die Entlastung eines Spannungspneumothorax und die effektive Kontrolle von Blutungen.[107] Die Ausstattung sollte auf so viele Verletzungen, die „field-treatable“ sind, wie möglich anwendbar und daher mindestens für die meisten, wenn nicht alle, Ursachen von vermeidbaren Todesfällen ausgelegt sein.[106]

6.2.1 Airwaymanagement

Atemwegsprobleme stellen generell kein häufiges Problem innerhalb der taktischen Notfallmedizin dar und gravierende Interventionen sind äußerst selten notwendig.[80,108] Davon abgesehen, sind die Möglichkeiten einer kontinuierlichen Patientenüberwachung in der warmen Zone stark begrenzt und die Wahl der Atemwegssicherung sollte diese Überlegung beinhalten. Liegt keine Atemnot vor und ist bei Bewusstlosigkeit die Spontanatmung vorhanden, wird der Einsatz eines nasopharyngealen Tubus (z.B. Wendl-Tubus) empfohlen, da er eher toleriert wird als ein oropharyngealer Tubus (z.B. Guedel-Tubus) und während eines Transport weniger leicht disloziert. Die definitive Atemwegssicherung wird notwendig, wenn sich eine Obstruktion der Atemwege entwickelt oder eine Verlegung trotz Naso- oder Oropharyngealtubus anhält. Obwohl die endotracheale Intubation weiterhin Goldstandard ist, ist diese manchmal selbst unter weniger widrigen Bedingungen schwierig durchzuführen. Daher sollte der Einsatz von Kombi- oder Larynxtuben, die bereits häufig Bestandteil der rettungsdienstlichen Ausstattung sind, zumindest erwogen werden,[109] da bei diesen der zeitliche Aufwand auch geringer ausfällt und insgesamt wahrscheinlich weniger Komplikationen auftreten.

Generell nimmt die Atemwegssicherung innerhalb des taktischen Kontextes immer noch eine priorisierte Stellung ein, jedoch nicht die höchste.[71] Innerhalb der warmen Zone ist zunächst auch eine nur teilweise Sicherung des Atemweges besser als gar keine oder der missglückte Versuch einer definitiven. Diese ist in der kalten Zone wesentlich besser durchführbar, da dort die Ressourcenverfügbarkeit wesentlich höher ist. Vielfach wird immer noch postuliert, dass für medizinisches Einsatzpersonal bei Spezialoperationen die Koniotomie (Krikothyreotomie)

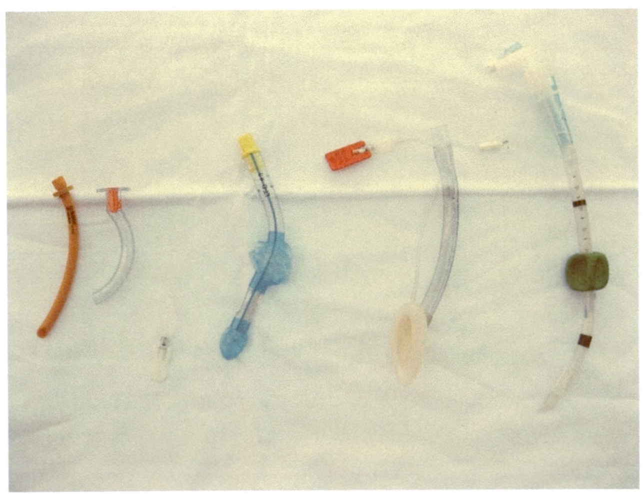

Abbildung 6.2: *Instrumente zur Atemwegssicherung: Nasopharyngealtubus (Wendltubus), Oropharyngealtubus (Guedeltubus), Larynxtubus, Larynxmaske sowie Kombitubus*

die Methode der Wahl sei, wenn es um definitive Atemwegssicherung gehe. Begründet wird dies damit, dass sich die Intubation bei Mittelgesichtsverletzungen als technisch schwierig erweist, die Laryngoskopie nicht genug beherrscht wird und die Lichtemission durch das Laryngoskop unerwünscht sei. Dies mag für militärische Spezialoperationen zutreffen, im Bereich der warmen Zone im Kontext des TEMS dürfte dies jedoch weitesgehend zweitrangig sein.

Im zivilen Bereich dürften die Einsatzkräfte eher über Erfahrungen und Training in der Laryngoskopie verfügen als in der Durchführung einer Koniotomie. Darüber hinaus gestalten sich Ausbildungsbemühungen zur Koniotomie recht aufwändig, relevant ist diese letztlich nur bei schwersten Gesichtverletzungen, die eine andere Atemwegssicherung unmöglich machen. Generell weisen Patienten, die nach einer penetrierenden Verletzung ihre Atemwege nicht mehr selbst offenhalten können, eine schwere Schädigung des zentralen Nervensystems auf, weshalb die Überlebens-

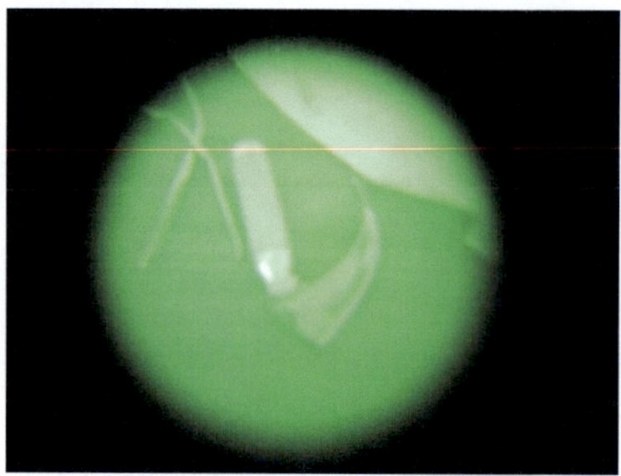

Abbildung 6.3: *Obwohl sogar über erfolgreiche endotracheale Intubationen unter Verwendung von Nachtsichtgeräten berichtet wurde, spielt sie zumindest in der warmen Zone bzw. in der Phase „tactical field care“ eine untergeordnete Rolle*

wahrscheinlichkeit gering ausfällt.[7] Für den Bereich der Atemwegssicherung rücken die einfacheren Hilfsmittel, wie Wendl- oder Guedeltuben, Larynxmasken, Larynx- oder Kombituben in den Vordergrund sowie die Notwendigkeit, Patienten mit Atemwegsproblemen möglichst schnell in die kalte Zone zu transferieren; insgesamt dürften die Möglichkeiten der regulären Notfallausstattung des Rettungsdienstes hierfür ausreichend sein. Die Bedeutung der korrekten Lagerung eines Patienten, z. B. in der stabilen Seitenlage, wird hier hervorgehoben, auch nach Einlage eines Nasopharyngealtubus.[106] Gerader dieser wird in der taktischen Notfallmedizin bevorzugt, da dieser bei dem typischen Patientengut besser toleriert wird. Die richtige Dicke und Länge werden durch Abmessen von der Nasenspitze bis zum Kinn bestimmt, auch die Dicke des kleinen Fingers ist gut als Anhaltspunkt geeignet. Das Bestreichen mit Gleitmittel hat sich wichtig erwiesen, notfalls können auch andere Flüssigkeiten genutzt werden.

Schussverletzungen können, je nach Verlauf, leicht den Thorax in Mitleidenschaft ziehen und einen Pneumothorax hervorrufen, wenn Luft mit der Atmung von außen durch die Wunde in den Pleuraspalt gelangt und zu einem Kollaps der Lunge führt. Gelangt Luft in die Brusthöhle, ohne wieder nach außen entweichen zu können (z.B. durch einen Ventilmechanismus), ruft dies zusätzlich zu den Atmungsbeschwerden einen Spannungspneumothorax hervor, der einen Druckanstieg im Pleuraraum der verletzten Seite entwickelt und das Mediastinum von der Verletzung weg verschiebt. Die dadurch entstehende Kompression der vena cava und der – aufgrund des ansteigenden intrathorakalen Drucks – sich einstellende erhöhte pulmovaskuläre Widerstand verkleinern dramatisch den venösen Rückfluss, was zu einem deutlichen Abfall der Vorlast führt. Hierdurch verliert die Leistung des Herzens an Effektivität und bedingt schnell einen (zusätzlich lebensbedrohlichen) kardiogener Schock.[110] Eine Sofortmaßnahme stellt eine Entlastungspunktion dar, die von den meisten Mitarbeitern der zivilen US-Rettungsdienste durchgeführt wird und auch von Sanitätssoldaten, Einsatzersthelfern der Armee und von TEMS-Providern beherrscht werden soll. Ein Patient mit einer penetrierendem Thoraxtrauma infolge einer Schuss- oder Schrapnellverletzung wird generell als Folge der ersten Verletzung ein mehr oder minder ausgeprägten Pneumothorax aufweisen; selbst wenn ein Patient keinen Spannungspneuthorax hat, wird der Zustand des Verletzten durch eine Entlastungspunktion nicht wesentlich verschlechtert werden. Die Maßnahme hat sich zwar gegenüber der Thoraxdrainage, die zudem nicht in den Bereich des Rettungsassistenten fällt, am Tiermodell innerhalb eines kürzeren Zeitraumes als gleichwertig erwiesen;[111] dennoch herrschen einige Kontroversen darüber, ob die Thoraxdrainage nicht die effektivere Alternative darstellt.[75] Weiterhin stellten weitere Studien fest, dass zwar in 40-67 Prozent der Fälle noch die nachträgliche Einlage einer Thoraxdrainage notwendig war,[112] die jedoch in Deutschland eine ärztliche Maßnahme darstellt. Dennoch stellt die Nadeldekompression eine lebensrettende Sofortmaßnahme dar, die unter den Umständen der taktischen Notfallmedizin wesentlich leichter durchzuführen ist; obwohl die dünne Kanüle leicht dislozieren bzw.abknicken kann, wenn sie nicht entsprechend gesichert wird.

Thoraxwunde und
- Schlürfende, saugende oder blubbernde Wundgeräusche
- Abnorme Thoraxbewegungen
- Atemnot oder Bluthusten
- Blasenbildung an der Blutungsquelle

Tabelle 6.1: *Beispiele für Symptome einer offenen Thoraxverletzung*

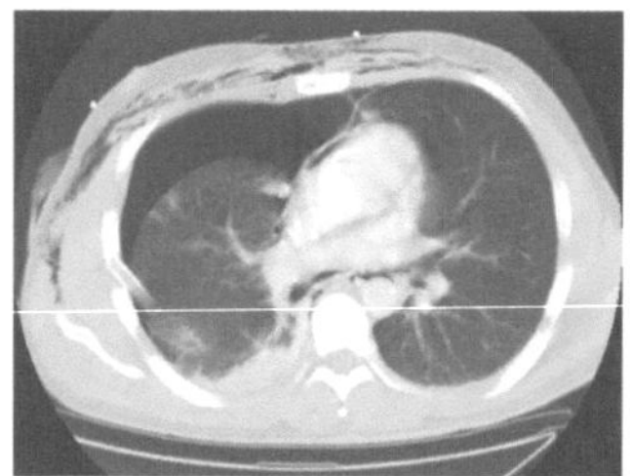

Abbildung 6.4: *Pneumothorax im CT: rechtsseitiger Lungenkollaps (im Bild links)*

Um bei offenen Thoraxwunden (grober Anhaltspunkt ist der Bereich zwischen dem Hals und dem Bauchnabel, für die Rückseite entsprechend) die Entwicklung eines Spannungspneumothorax zu verhindern, wird empfohlen die Wunde mit einem luftundurchlässigen Verband abzudecken, der an drei Seiten verklebt wird. Dadurch entsteht ein Ventil, dass das Eindringen von Luft in den Thorax während des Einatmens verhindert, das Austreten von Luft während des Ausatmens jedoch ermöglicht.[113] Generell sollte eine offene Thoraxwunde, sobald sie bemerkt wird, mit einer Hand (mit Einmalhandschuh) abgedeckt werden, bis ein luftundurchlässiger Verband angebracht ist. Bei Finsternis kann dabei der Finger einer Hand, der auf die Wunde deutet, als Referenzpunkt für die andere Hand dienen, die den Verband aufklebt. Um Improvisationen zu vermeiden, werden auch speziell hierfür entwickelte Produkte angeboten, die zudem für eine solche Anwendung zugelassen sind (z.B. Asherman Chest Seal, Bolin Chest Seal) und die für die Bestückung zusätzlicher Traumataschen empfehlenswert sind.[112] Die Ventile sollten direkt über der Wunde platziert werden. Es wird jedoch darauf hingewiesen, dass die integrierten Ventile zwar zur Verhinderung eines Spannungspneumothorax hilfreich sind, die Hauptanforderung jedoch die Klebefähigkeit und effektive Abdichtung trotz Körperflüssigkeiten oder Haarwuchs ist – deshalb sind auch Produkte verfügbar, die ohne einen Ventilmechanismus arbeiten. Es können notfalls auch Klebepads verwendet werden, die sonst zur Verbesserung der Leitfähigkeit bei Defibrillationen eingesetzt werden. Im Tierversuch haben sowohl das Asherman Chest Seal als auch das Bolin Chest Seal ihre prinzipielle Wirksamkeit gezeigt, wobei dem Bolin Chest Seal eine bessere Klebefähigkeit auf flüssigkeitsverschmierter Haut zugestanden wurde.[114] Außerdem verfügt das Bolin Chest Seal über drei Ventile, deren Konstruktion die Gefahr einer Verlegung durch Abknicken reduziert. Von Einigen wird diesen Hilfsmitteln eher eine untergeordnete Rolle zugewiesen und bemerkt, dass sie zur Sicherung von Thoraxdrainagen nützlicher sind.[75] Da sowohl Ein- als auch Austrittswunde zu behandeln sind und mehrere Projektile den Körper getroffen haben können, sollten auch mehrere Abdeckungen mitgeführt werden.[106] Entwickelt sich ein Spannungspneumothorax, wenn eine offene Verletzung bereits luftdicht abgedeckt wurde, kann der Verband für kurze Zeit entfernt werden, damit die Luft aus dem Thorax entweichen kann (da eine Öffnung der Brusthöhle bereits besteht).

Anschließend wird der okklusive Verband wieder angebracht, um ein Eindringen der Außenluft zu verhindern. Der Patient muss sorgfältig überwacht und der Verband bei neuem Auftreten der Symptomatik nochmals für kurze Zeit entfernt werden. Die Entlastungspunktion ist notwendig, wenn sich ein geschlossener Spannungspneumothorax entwickelt oder bereits besteht. Sie sollte durchgeführt werden, wenn zunehmende Atemnot oder Probleme bei der Beatmung auftreten, ein einseitig abgeschwächtes oder fehlendes Atemgeräusch bemerkt wird und ein dekompensierter Schock mit einem Blutdruck unter 90 mmHg systolisch vorherrscht.[7] Notwendig sind eine ausreichend dimensionierte Kanüle, eine Spritze, Klebeband und Hautdesinfektionsspray. Als Punktionsort werden der zweite (gelegentlich dritte) Interkostalraum in der mittleren Klavikularlinie empfohlen, da dieser Ort auch nach der Immobilisierung

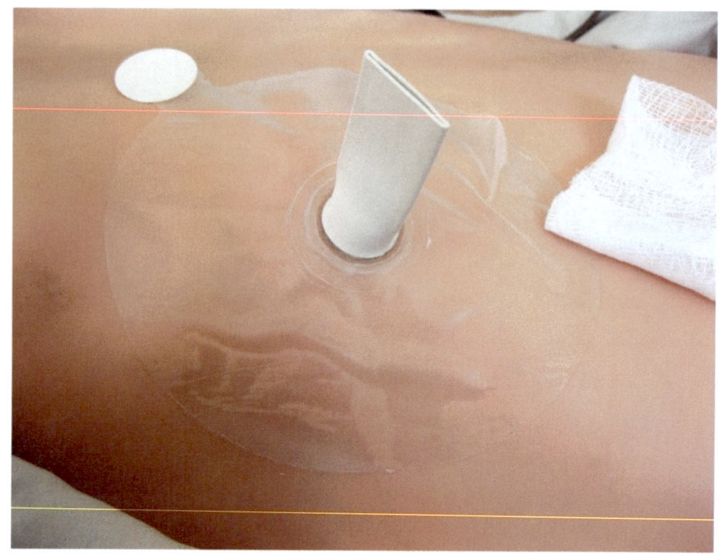

Abbildung 6.5: *Asherman Chest Seal mit Ventil*

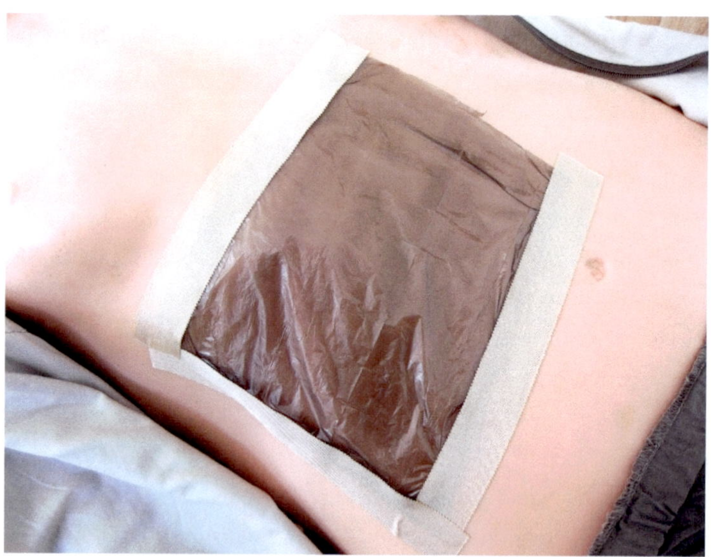

Abbildung 6.6: *Improvisiertes Flatterventil durch eine an drei Seiten verklebte luftdichte Abdeckung*

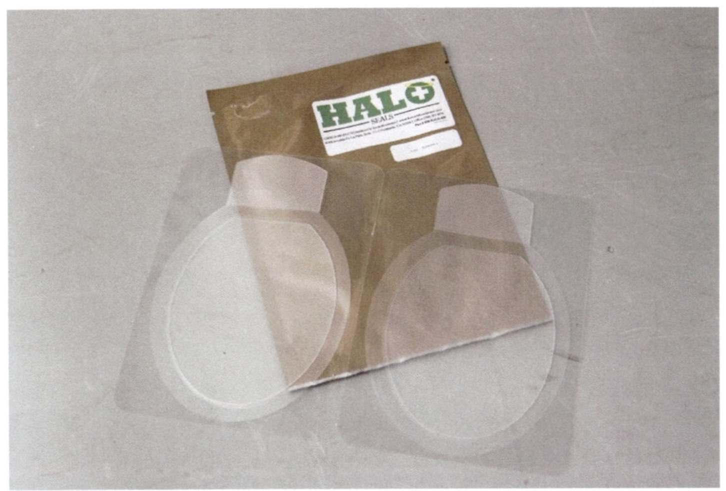

Abbildung 6.7: *Das HALO Chestseal, zweifach für die Behandlung von Ein- und Austrittswunden (Mit freundlicher Genehmigung von Tactical Medical Solutions, Inc.)*

des Patienten besser zugänglich ist als die mittlere Axiliarlinie. Diese wiederum birgt jedoch den Vorteil, dass auch normalerweise zu kurze Kanülen genutzt werden können und die Gefahr verringert wird, den Herzmuskel zu penetrieren, wenn die Punktion nicht sorgfältig durchgeführt wird.[106] Die Kanüle soll zwischen 10 und 14 Gauge groß sein, in Ausnahmefällen kann auch eine 16 Gauge Kanüle genutzt werden. Besonders bei jungen Männern oder Soldaten sollte allerdings beachtet werden, das der Brustmuskel häufig sehr ausgeprägt und die Kanülengröße bzw. -länge dementsprechend anzupassen ist. Die Kanüle wird entlang des oberen Randes der jeweiligen Rippe durchgeführt, um nicht die Gefäße und Nerven zu verletzen, die am unteren Rand der Rippen verlaufen (bei einer Punktion im zweiten Interkostalraum wird die Kanüle daher am oberen Rand der dritten Rippe entlang geführt).

Die bisher teilweise empfohlene Mindestlänge von 4,5 cm kann außerdem in einem signifikantem Patientenanteil zu kurz sein.[106] Nachdem

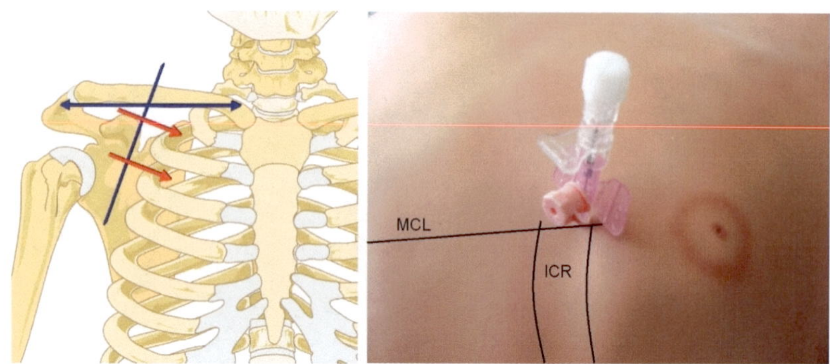

Abbildung 6.8: *Entlastungspunktion im 2. oder 3. Interkostalraum auf der Medioklavikularlinie (rechts: Übung mit kleiner Kanüle am Phantom)*

die Symptome bemerkt wurden, wird über die Auskultation der Lunge festgestellt, welche Thoraxseite vom Spannungspneumothorax betroffen ist, die Punktionsstelle aufgesucht und desinfiziert. Die Haut sollte von der freien Hand unter Spannung gesetzt werden, während die Kanüle mit aufgesetzter Spritze am oberen Rippenrand platziert wird. Sobald die Brusthöhle erreicht ist, sollte Luft entweichen und die Kanüle darf nicht weiter vorgeschoben werden. Nachdem die Nadel aus der Kanüle entfernt worden ist, sollte weiter Luft entweichen. Die Kanüle wird mit Klebeband gesichert. Das Anbringen eines Flatterventils auf der Kanüle wird nicht empfohlen.[7] Der Erfolg der Maßnahme wird durch Auskultation der Lunge überprüft und der Patient weiter genau überwacht. Zur Auskultation von Atemgeräuschen ist ein hochwertiges Stethoskop hilfreich, die oft gebräuchlichen Flachkopfstethoskope geben bestimmte Frequenzen nur eingeschränkt wieder. Die Durchführung der Nadeldekompression verwandelt einen Spannungspneumothorax in einen offenen Pneumothorax; der positive Effekt der Druckentlastung überwiegt dabei normalerweise die negativen Konsequenzen eines offenen Pneumothorax. Die Entlastungspunktion wird derzeit in Deutschland nicht flächendeckend ausgebildet, obwohl sie einfach durchzuführen ist und sogar nichtmedizinisches Personal sie nach einer entsprechenden Schulung für mindestens sechs Monate korrekt durchführen kann.[115]

	Spannungspneumothorax	Hämatothorax
Erste Symptome	Atemnot	Schocksymptome
Halsvenen	meist gestaut	meist nicht gestaut
Atemgeräusche	abgeschwächt	abgeschwächt
Klopfschall des Thorax	hypersonor	dumpf
Trachealverschiebung	seltenes, spätes Zeichen	meist nicht vorhanden

Tabelle 6.2: *Symptome von Spannungspneumothorax und Hämatothorax*[7, 116]

Fliesst Blut in den Pleuraspalt, entsteht ein Hämatothorax. Er resultiert meist aus denselben Mechanismen, die zur Entstehung eines Pneumothorax führen. Da allerdings der Pleuraspalt Raum für ca. 2500-3000 ml Blut bietet, kann die Blutung zu einer Hypovolämie führen, die für den Patienten bedrohlicher ist als das komprimierte Lungengewebe.[7] Die Blutungsquelle kann sowohl von den Muskeln, als auch von allen Gefäßen im Thorax oder vom Lungenparenchym ausgehen. Symptome sind Brustschmerz, Kurzatmigkeit abgeschwächtes Atemgeräusch und dumpfer Klopfschall sowie Anzeichen eines Schocks; neben der Flüssigkeitstherapie sollte ein schneller Transport angestrebt werden. Die hochdosierte Sauerstoffgabe ist obligat.

6.2.2 Kontrolle von Blutungen

Die Extremitätenblutung stellt die häufigste vermeidbare Todesursache auf dem Gefechtsfeld dar (im Vietnamkrieg mehr als 60 Prozent), daher hat das Stillen signifikanter Blutungen im hier betrachteten Kontext eine hohe Priorität und ist wichtiger, als Flüssigkeit zu infundieren oder Sauerstoff zu verabreichen, selbst bei offensichtlichem Volumenmangelschock.[7] Da im gesicherten Bereich des Rettungsteams dieselben Maßnahmen ergriffen werden können, wie in der Phase „tactical field care“

des TCCC, soll zuerst versucht werden, eine Blutung durch direkte Kompression zu stoppen und den Druck durch einen Druckverband kontinuierlich aufrecht zu erhalten, wofür verglichen mit den herkömmlichen Produkten im zivilen Bereich verbesserte, modulare Systeme entwickelt wurden. Während dieses Prozedere gegenüber dem Vorgehen im Rettungsdienst keinen Unterschied darstellt, tut dies die Empfehlung nach TCCC, wenn die Blutung nicht allein durch Kompression zu stoppen ist und die Anlage eines Tourniquet (spezielles Hilfsmittel zur Abbindung) erwogen werden kann.

Tourniquets

Tourniquets sind ein wirksames Mittel zur Kontrolle lebensbedrohlicher Blutungen durch Extremitätenverletzungen. Dennoch ist ihre Verwendung Gegenstand vieler Debatten, mit vielen unbeantworteten Fragen und erheblichen Bedenken hinsichtlich der möglichen Komplikationen ihrer Anwendung. Deshalb wird im zivilen Bereich die Anwendung von Tourniquets zurückhaltend diskutiert. Der erste Bericht über die Anwendung eines Tourniquet zur Blutungskontrolle nach Verwundung entstand durch den französischen Feldarzt Etienne Morel im Jahre 1674. Der Begriff Tourniquet kommt dabei vom französischen „tourner“ im Sinne von „drehen“. Vorher wurden enganliegende Bandagen proximal von Wunden als Hilfe bei Amputationen ab 1517 eingesetzt. 1916 wurden die Komplikationen der Blutsperre identifiziert und das Royal Army Medical Corp Journal erklärte „sind wir geneigt zu glauben, dass Tourniquets eine Erfindung des Bösen sind“.[117]

In einem Beobachtungszeitraum von 4 Jahren mit Tourniquetanwendung durch die israelische Armee gab es keine Berichte über Todesfälle aufgrund von unkontrollierten Extremitätenblutungen unter 550 betrachteten Patienten[118] und eine retrospektive Studie der US-Armee zeigte, dass 57 Prozent der verstorbenen Patienten innerhalb der Studie durch eine frühe Tourniquetanwendung hätten wahrscheinlich geret-

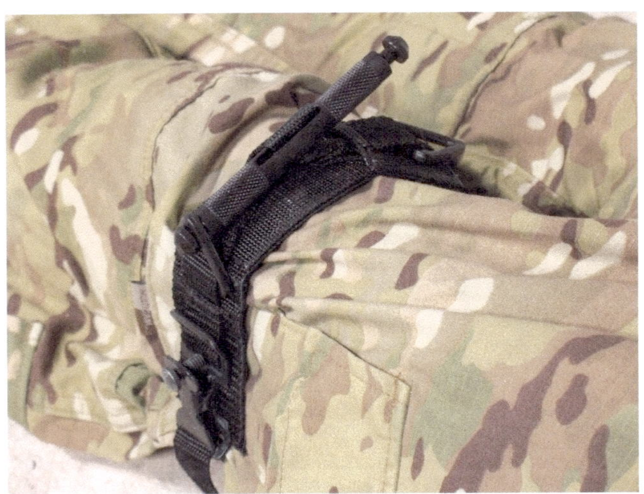

Abbildung 6.9: *SOF® Tactical Tourniquet (SOFTT) (Mit freundlicher Genehmigung von Tactical Medical Solutions, Inc.)*

tet werden können, während bei den Überlebenden mit Tourniquetanlage keine nennenswerten Komplikationen durch die Anwendung auftraten.[119] Auch im zivilen traditionellen Unterricht wird empfohlen, dass bei starken arteriellen Blutungen die Nutzung einer pneumatischen Blutsperre hilfreich und lebensrettend sein kann.[117] Es ist wahrscheinlich, dass die Verwendung von Tourniquets für externe Blutungskontrolle aus den folgenden Gründen nicht mehr empfohlen wurde: Der Großteil der externen Blutungen kann durch direkten Druck kontrolliert werden.

Zuvor wurden Tourniquets nicht korrekt angewendet, bzw. auch dann, wenn sie nicht indiziert waren, so dass die Risiken die Vorteile überwogen. In einem veröffentlichten Bericht über die militärische Tourniquetverwendung waren 47 Prozent von 110 Fällen wurden nicht klinisch indiziert.[118]

Die Unterbrechung des arteriellen Blutflusses führt zu einer Ischämie (unverletzten) Gewebes. Kontinuierlicher Druck länger als zwei Stunden

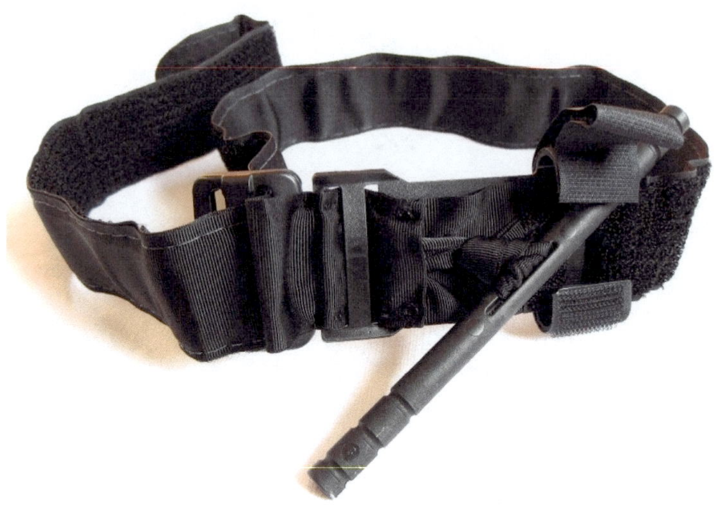

Abbildung 6.10: *Combat Applications Tourniquet (CAT)*

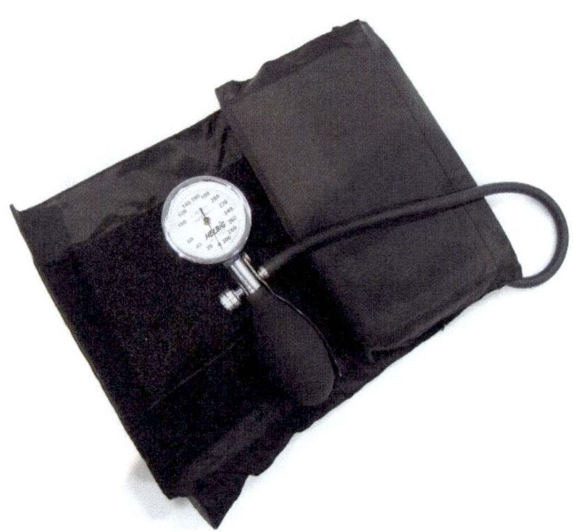

Abbildung 6.11: *Eine Blutdruckmanschette (hier für Beine) kann zur Abbindung genutzt werden, hält jedoch nicht immer den Druck über einen längeren Zeitraum konstant aufrecht*

kann zu permanenten Nervenschädigungen, Muskelverletzungen (einschließlich Kontrakturen, Rhabdomyolyse und Kompartmentsyndrom) sowie Gefäßverletzungen und Nekrosen führen.[117] Muskelschädigungen sind bei sechsstündiger Anwendung nahezu immer der Fall, genau wie die Wahrscheinlichkeit einer notwendigen Amputation. Zahlreiche Studien wurden durchgeführt, um die maximale Anwendungsdauer zu bestimmen, bevor Komplikationen auftreten. Allgemeine Schlussfolgerung ist, dass ein Tourniquet mit geringem Risiko einer dauerhaften ischämischen Schädigung für 2 Stunden platziert werden kann. Allerdings bezieht sich die Mehrheit der Literatur auf pneumatische Tourniquets bei elektiven Eingriffen und normovolämischen Patienten. Auf hypovolämische Traumapatienten mit nicht-pneumatischen Tourniquets mag dies nicht zutreffend sein. Es gibt nur sehr wenige Daten über die Komplikationsraten von indizierten präklinischen Tourniquetanwendungen und deshalb gibt es keine sichere zeitliche Empfehlung. Lakstein hat festgestellt, dass 5,5 Prozent der 110 präklinischen Tourniquetanwendungen zu neurologischen Komplikationen führten, mit einem ischämischen Intervall zwischen 109-187 Minuten, wobei es jedoch in keinem der Fälle zum Verlust der Extremität kam. Die mittlere Ischämiezeit in der Anwendung eines Tourniquets ohne Komplikationen betrug 78 Minuten.[118]

Reperfusion von minderdurchblutetem Gewebe kann durch Entzündungsmediatoren schädigenden Einfluss auf lebenswichtige Organe haben, wenn die Reperfusion nach 60 Minuten Minderperfusionsdauer eintritt.[117] Falsch angewendete Tourniquets führen zu einem erhöhten Blutungsrisiko distaler Weichteilverletzungen und beschädigte Arterien, wenn zwar der venösen Abfluss, nicht aber der arterielle Blutzufluss unterbunden werden.[117] In Fällen, in denen ein Tourniquet bei einem hypotensiven Patienten vor einer Reanimation angewendet wird, kann eine Blutung gestoppt sein. Wird der Patient erfolgreich reanimiert und dadurch ein höherer Blutdruck erzielt, kann die Blutung wieder auftreten, obwohl ein Tourniquet bereits angelegt ist. In diesen Fällen kann es notwendig

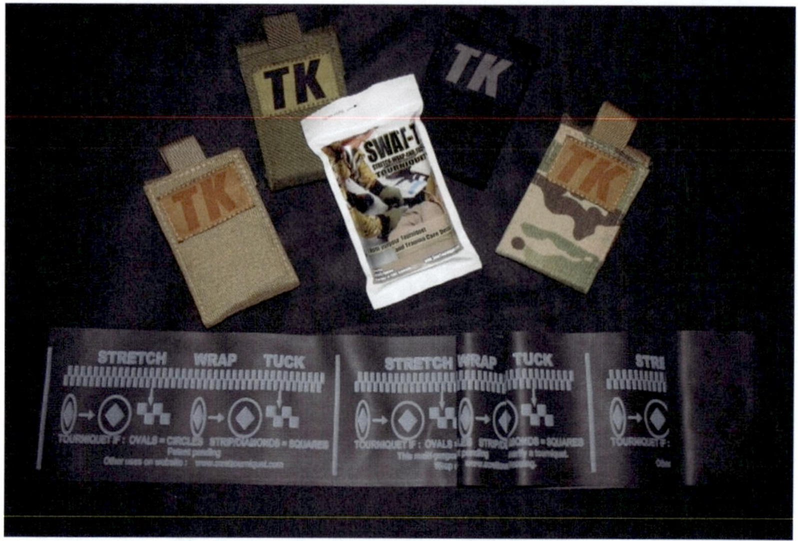

Abbildung 6.12: *„SWAT“ steht für „stretch, wrap and tuck“ – ein Tourniquet auf Basis eines elastischen Bands (mit freundlicher Genehmigung von TEMS Solutions, LLC)*

sein, den Druck des Tourniquets zu erhöhen. Das periodische Lockern einer Abbindung, wie es teilweise empfohlen wurde, um Gewebeschäden durch Minderdurchblutung zu verringern, hat oft zu zusätzlichen Blutungen und Versterben des Patienten geführt.[117] Oft wurden Tourniquets nicht ausführlich hinsichtlich ihres Wirksamkeits- und Komplikationsprofils getestet. Darüber hinaus werden sie oft improvisiert, während kommerziell gefertigte Modelle klinisch getestet wurden und in militärischer Nutzung sind.[117]

Ordnungsgemäß angewandte Tourniquets sind schmerzhaft, was zu unzureichender Fixierung oder zur präklinischen Entfernung führte. Stabilisierte Patienten bedürfen einer ausreichenden Analgesie.[117] Der Schmerz darf nicht dazu führen, dass die Tourniquetanlage verworfen wird, wenn sie indiziert ist.[120] Das Militär ist federführend bei der Wiedereinführung der Tourniquets in die moderne Anwendung. Als ein neues Paradigma

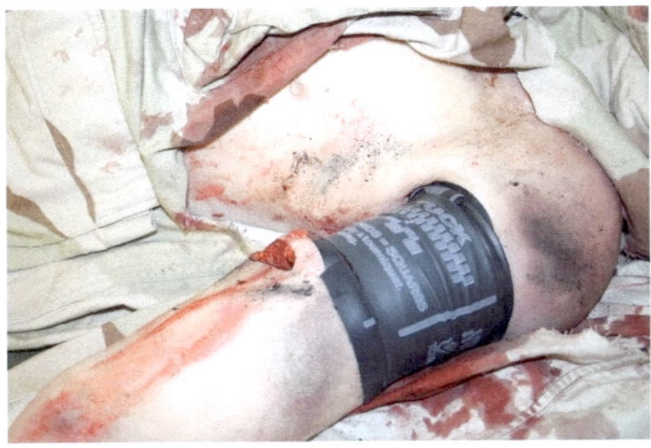
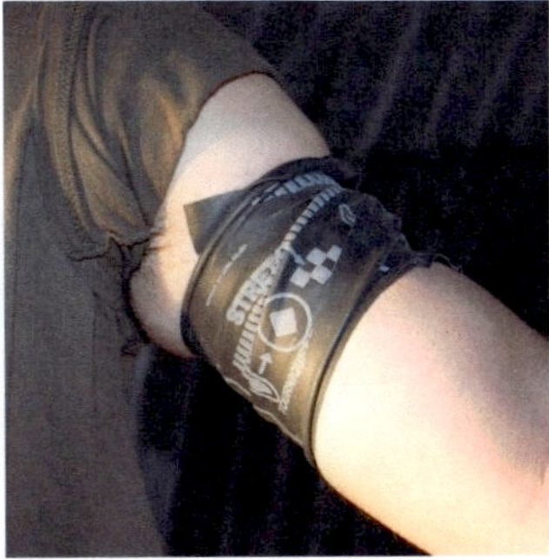

Abbildung 6.13: *Die Nutzung des „SWAT-T“ ist sowohl als Tourniquet auch als Bandage möglich (mit freundlicher Genehmigung von TEMS Solutions, LLC)*

wird gelehrt, dass die Kontrolle stärkster ("catastrophic") Blutungen nun eine höhere Priorität hat als die Sicherung der Atemwege bzw. der Atmung. Die Fortschritte in der Körperpanzerung haben zur Folge, dass die Extremitätenverletzung nun am häufigsten auftritt. In Kampfhandlungen sind penetrierende Hochgeschwindigkeitsverletzungen und Explosionsverletzungen verbreitet, die in ausgedehnten Verletzungen und Verstümmelungen resultieren. Soldaten benötigen daher ein schnell anzuwendendes System zur Blutungskontrolle, das notfalls an sich selbst angewendet werden kann, wenn man unter Feuer steht. Die Erforderlichkeit eines Tourniquet wird neu bewertet, wenn das Feuergefecht vorüber ist.

Normalerweise sind Verletzungen im zivilen Kontext und massiver Blutung selten. Dennoch können Tourniquets auch im zivilen Bereich nützlich sein: Penetrierende Verletzungen nehmen zu (Bezug auf England und Wales) und auch zivile Dienstwaffenträger können von selbst angelegten Tourniquets profitieren. Weitere Anwendungsfelder sind terroristische Attentate, Notfälle in abgelegenen Landstrichen oder Medizin in der Wildnis sowie Industrie- oder Landmaschinenunfälle, bei denen Gliedmaßen eingeklemmt oder zerfetzt werden. Personal der präklinischen Notfallmedizin sollte zumindest vertraut mit Tourniquets sein, die industriell hergestellt wurden und in Studien nachweislich effektiv waren, anstatt im Zweifelsfall Improvisationen zu nutzen, die mehr Zeit in der Anwendung benötigen und ein erhöhtes Komplikationsrisiko bergen.[117]

Mit einer breiten Verfügbarkeit von gewerblichen Tourniquets gab es mehrere experimentelle Studien mit menschlichen Freiwilligen zum Vergleich verschiedener Typen.[117,121] Eigenschaften wie Leichtigkeit der Selbstanwendung unter Beschuss sind für den Rettungsdienst weitgehend irrelevant, die physikalischen Eigenschaften eines Tourniquets dagegen schon. Ein Tourniquet muss den arteriellen Blutfluss vollständig und nachhaltig stoppen. Der dafür erforderliche Druck steigt exponentiell mit dem Umfang der Extremität. Aus diesem Grund wird wesentlich mehr Spannung benötigt, um die arterielle Durchblutung eines Beines im Vergleich zu einem Arm zu unterbinden. Es existiert ebenso ein umgekehrtes Verhältnis zwischen Tourniquetbreite und dem minimal benötigten Druck zum Unterbinden des arteriellen Blutflusses. Je breiter jedoch die Manschette, desto größer die Menge des Gewebes das komprimiert werden muss und so umso schwieriger, die notwendige Spannung zu erzeugen. Auch die Breite des Gurtbandes erhöht tendenziell die Neigung der Manschette, sich zu falten, was mehr Druck auf das Zentrum und nicht die Außenkanten ausübt und so die funktionelle Breite verringert.[117]

Vor der Tourniquetanlage sollten jedoch andere Maßnahmen ausgeschöpft oder nicht ausreichend sein, wie die Anwendung eines hämostatischen (Druck-)Verbands. Insbesondere die Technik des Abdrückens wurde viele Jahre in der Ersten Hilfe und im professionellen Rettungsdienst gelehrt, allerdings konnte in Studien nicht nur kein eindeutiger Nutzen des Hochlagerns und Abdrückens einer Extremität gezeigt werden,[7] sondern wurde auch bewiesen, dass dies den Blutfluss nicht ausreichend unterbindet.[120] Abbindungen werden hingegen unter OP-Bedingungen seit langer

Zeit erfolgreich angewendet. Da im präklinischen Bereich bei massiven Blutungen letztlich jedes rote Blutkörperchen zählt und die Schockbekämpfung keinen Erfolg haben wird, bis die Blutung zum Stillstand gebracht wurde, sollte eine Abbindung erwogen werden, wenn andere Mittel fehlschlagen. Es bestehen Komplikationsmöglichkeiten bei ungeigneten, falsch oder zu lange angelegten Abbindungen, die von Nervenschäden bis zum möglichen Verlust der Extremität reichen, weshalb Abbindungen lange Zeit verpönt waren. Mögliche Komplikationen müssen jedoch in Extremfällen („life before limb") in Kauf genommen werden. Eine prospekive Studie mit 232 Patienten zeigte ein deutliches Risikoverhältnis zugunsten der Tourniquetanwendung, da es in keinem der Fälle zu einem Verlust der Extremität durch die Verwendung kam und die Nutzung nicht mit einer erhöhten Morbidität in Verbindung gebracht werden konnte.[122]

Abbindungen werden im OP für 120-150 Minuten ohne signifikante Schäden angewandt. Dieses Zeitfenster sollte eine korrekte Anwendung industriell gefertigter Tourniquets im Rettungsdienst ebenfalls ermöglichen. Es muss sichergestellt sein, dass die Spannung so fest angezogen wird, dass der arterielle Blutfluss sicher unterbrochen ist. Wird nur der venöse Blutfluss unterbrochen, verschlimmert dies durch Stauung die Problematik. Generell sollte ein Tourniquet direkt proximal der Verletzung angelegt werden. Die alte Regel, eine Abbindung wegen der Schädigung oberflächlicher Nerven nicht unterhalb des Knies oder Ellenbogens anzulegen, lässt mehr Gewebe ischämisch werden als notwendig und sollte daher kritisch überdacht werden. Gelegentlich wird empfohlen, die Abbindung von Zeit zu Zeit zu lockern, um eine Gewebeperfusion distal der Abbindung zu ermöglichen. Da zu diesen Zeitpunkten jedoch keine effektive Blutungskontrolle erfolgt ist, ist dies nicht unproblematisch.[7] Bezogen auf das zur Verfügung stehende Zeitfenster sollte eine Lockerung daher nicht erfolgen, bis nicht die Blutung sicher gestillt werden kann. Die Zeit, zu der die Abbindung angelegt wurde, muss notiert wer-

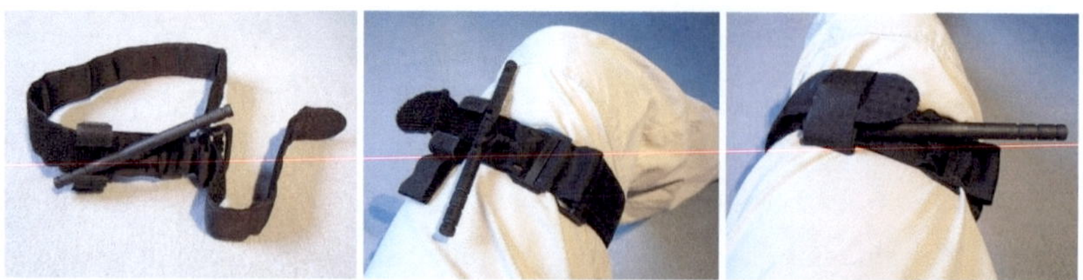

Abbildung 6.14: *Tourniquet offen, locker angelegt und fest geschlossenen*

den; im militärischen Bereich erfolgt dies meist, indem ein „T“ mit dem Zeitpunkt auf die Stirn des Patienten geschrieben wird.

Obwohl die Blutversorgung dadurch sicher unterbrochen werden kann[121] und und die Anwendung meistens nur wenige, unerhebliche Komplikationen hervorrief,[118] wird diese Maßnahme oft als letzte Möglichkeit bewertet. Die Komplikationen sind direkt abhängig von der Beschaffenheit des Tourniquet (Breite, Festigkeit) und der Art der Anwendung. Je breiter das hämostatische Band ist, desto weniger Druck muss ausgeübt werden, um den arteriellen Blutfluss zu unterbrechen, weshalb sich breite Blutdruckmanschetten auch ideal eignen, wenn sie den Druck sicher über längere Zeit halten, jedoch nicht immer verfügbar sind. Das Traumamanagementsystem International Trauma Life Support (ITLS) schlägt derzeit dagegen die sofortige Benutzung von industriell gefertigten (also nicht improvisierten) Tourniquets bereits vor, wenn eine Blutung nicht durch direkten Druck gestoppt werden kann.[101] Auch das System TraumaManagement® hat die Verwendung von Tourniquets bereits aufgenommen.[28] Daher sollten solche Hilfsmittel beschafft und die Anwendung ausgebildet werden, zumal Tourniquets immer mehr für den zivilen Bereich, z.B. bei einem Massenanfall von Verletzten (MANV), empfohlen werden[117,123] und darauf hingewiesen wird, dass regelrecht angewandte Tourniquets nicht nur sicher sind, sondern auch Leben retten.[7,124]

Basierend auf einer israelischen Studie wurde gezeigt, dass zwei Drittel der Tourniquetanwendungen an den unteren Extremitäten erfolgen und ein Drittel an den oberen.[118] Es ist außerdem sehr wahrscheinlich, dass eine starke Blutung an den unteren Extremitäten mehr Aufmerksamkeit erfordert, als eine an den oberen und vermutlich schwerer zu kontrollieren sein wird.[106] Daher wird auch empfohlen, gegebenenfalls einen zweiten Tourniquet nebem dem ersten anzubringen, falls ein distaler Puls weiterhin vorhanden sein sollte. Außerdem konnte ebenso erwiesen werden, dass in mehr als 18 Prozent mehr als ein Tourniquet an demselben Patienten verwendet wurde; weshalb auch die Ausstattung zumindest zwei oder mehr Tourniquets beinhalten sollte. Geeignete Tourniquets sollten so einfach wie möglich anzuwenden sein und nicht über komplexe interne Mechanismen verfügen, die nicht eingesehen und Fehlfunktionen nicht bemerkt werden können. Es sollte darauf geachtet werden, dass immer die neueste Version eines Tourniquets verwendet wird, da diese Weiterentwicklungen auf der Basis von Fehlerberichten aus der realen Anwendung darstellen.[106]

Prinzipiell sollte ein Tourniquet so distal wie möglich, aber mindstens 5 cm oberhalb der Verletzung platziert werden, wobei bestenfalls Gelenke ausgespart werden sollten und die Anwendung idealerweise direkt auf der nackten Haut erfolgt, um ein Verrutschen zu vermeiden.[117] Das Entfernen von Kleidungsstücken kann jedoch zeitaufwändig sein und einen größeren Aufwand als Nutzen darstellen, da korrekt angelegte Tourniquets auch auf dünnen Kleidungsschichten funktionieren. Hier spielen Kontext und Rahmenbedingungen die entscheidene Rolle. Die Effektivität der Maßnahme wird dabei vom Stillstand der Blutung abhängig gemacht und nicht vom Fehlen distaler Pulse. Wenn die Tourniquetanlage nicht effektiv ist, sollte ein Versuch der Neupositionierung unternommen bzw. der Druck erhöht werden. Sollte die Blutung nach wie vor nicht stillstehen, kann erwogen werden, ein zweites Tourniquet proximal zum ersten anzulegen. Beachtet werden sollte auch, dass leichte Sickerblutungen trotz effektiver Anlage des Tourniquet auftreten können, wenn

Knochenmarkshöhlen verletzt wurden.[117,125] Wie bereits erwähnt, sollte die Zeit der Anlage notiert und übernehmenden Einsatzkräften mitgeteilt werden.

Derzeit existieren mehrere Produkte auf dem Markt, die größtenteils für die militärische Anwendung als geeignet angesehen wurden. Innerhalb einer Studie folgerte das US-Militär, das drei Modelle unter Laborbedingungen eine hundertprozentige Effektivität haben: Das Combat Application Tourniquet (CAT), das Special Operations Forces Tactical Tourniquet (SOFTT) und das Emergency Medical Tourniquet (EMT).[126] Aus der realen Anwendung wurde berichtet, dass das EMT die höchste Effektvität habe, gefolgt vom CAT und vom SOFTT.[122] Allerdings ist das EMT ein pneumatisches Modell, weshalb es eher für den Rettungsdienst und innerklinischen Gebrauch und das CAT für die militärische Anwendung favorisiert wurde.[127] Unter den „Feldmodellen“ waren das CAT und das SOFTT demnach am effektivsten. Weitere betrachtete Modelle, wie das Mechanical Advantage Tourniquet (MAT) hatten in den Versuchen konstruktions- oder funktionsbedingte Fehlfunktionen, die an die Hersteller gemeldet wurden. Es konnte weiterhin erwiesen werden, dass bei korrekter Anwendung die physikalische Konstruktionsart eines Tourniquet zweitrangig ist, da sowohl pneumatische als auch mechanische (Gummiband oder Knebel) effektiv sind,[120] weshalb auch Modelle abseits der Knebeltechnik entwickelt werden, wie beispielsweise das „SWAT-Tourniquet“ auf Basis eines Elastikbands.

Interessant sind in diesem Zusammenhang Untersuchungen, hinsichtlich der Exposition abgebundener Gliedmaße in kalter Umgebung, die im zweiten Weltkrieg erstmals angewendet wurden und trotz sehr langer Abbindezeiten (über acht Stunden) erfolgreich zur Rettung der Gliedmaße führten.[117] Die lokale Hypothermie wurde experimentell untersucht und als Methode vorgeschlagen, Abbindezeiten bei elektiven chirurgischen Eingriffen zu erhöhen, bevor Muskelschädigungen auftreten. Im Tiermodell mit Ratten, deren Gliedmaße mit kalten Gelpacks um 4°C reduziert wurden, konnte nach drei Stunden keine abbindungsbedingte Neuropathie nachgewiesen werden. Im Modellversuch mit Schweinen wurde die Hauttemperatur auf einen Mittelwert von 9,3°C sowie das Muskelgewebe auf einen Mittelwert von 16°C reduziert und nach dreistündiger Abbindung dadurch eine Verringerung der Muskelschädigung generiert. Daher wird zumindest bei sehr langen Evakuierungszeiten überlegt, einzelne Gliedmaßen gezielt einer Hypothermie zuzuführen.[117] Dies dürfte allerdings im zivilen Anwendungsbereich der taktischen Notfallmedizin kaum notwendig sein.

Anwendung von Tourniquets

Der Begriff Tourniquet ist im Englischen auch für venöse Staubänder gebräuchlich, deshalb sind in dem hier betrachteten Zusammenhang arterielle Tourniquets gemeint. Tourniquets haben eine wechselhafte Geschichte hinter sich, obwohl sich die grundlegende Konstruktion nicht wesentlich veränderte. Sie wurden sowohl als lebensrettend erachtet oder als Instrument des Bösen bezeichnet. Durch die Möglichkeit, arterielle Blutungen schnell und sicher zu unterbinden erleben sie derzeit eine Renaissance in den Krisenherden dieser Welt. Traditionell wurden Tourniquets und Abbindungen allenfalls als ultima ratio, also als letzte Mölglichkeit, angesehen. Man glaubte, die hervorgerufenen Schädigungen seien für einen häufigeren Einsatz zu groß und wurden daher nicht wesentlich in die Ausbildung des Rettungsdienstes integriert. Schädigungen wurden tatsächlich dadurch hervorgerufen, dass improvisierte Tourniquets zum Teil ineffektiv waren und angelegt wurden, wenn sie nicht indiziert waren und für lange Zeit am Patienten belassen wurden. Dies führte zu unnötiger Ischämie, Muskel- und Nervenschäden, Gangränen und Amputationen. In der Nutzung durch adäquat ausgebildete Einsatzsanitäter der Streitkräfte kam es zu einer teils enthusiastischen Neuauflage der Tourniquets in der miltärischen Anwendung. Korrekt angewandte Tourniquets retten nun zusammen mit einer möglichst kurzen Transportzeit Leben auf dem modernen Gefechtsfeld. Die Gemeinsamkeiten zu Ausnahmesituationen im zivilen Bereich sollten auch dazu führen, die Nutzung von Tourniquets im regulären Rettungsdienst neu zu bewerten.

Tourniquets bergen, wie nahezu alle medizinischen Maßnahmen, gewisse Kontraindikationen und Gefahren in ihrer Anwendung. Die Verwendnung und möglichen Komplikationen sollten daher vor einer breiten Einführung in den regulären Rettungsdienst festgehalten und ausgebildet werden. Der teilweise Enthusiasmus aus dem militärischen Bereich sollte nicht zu einer unreflektierten Übernahme in die zivile Verwendung führen. Die algorithmusbasierte Anwendung durch adäquat ausgebildete Rettungsdienstmitarbeiter schafft jedoch eine wertvolle Möglichkeit, arterielle Extremitätenblutungen zu unterbinden und so lebensrettend zu sein. Im Hinblick auf terroristische Anschläge wurden Tourniquets bereits in der zivilen Anwendung bei Massenanfällen von Verletzten (MANV) diskutiert. Unabhängig vom auslösenden Ereignis kann es bei jedem MANV zu einer grossen Anzahl von Patienten mit schwer zu beherrschenden Blutungen kommen. In der ersten Phase nach Eintritt des Ereignisses kommt dem Rettungsdienstpersonal die Aufgabe zu, eine grosse Menge an Patienten zu sichten und die Versorgung der Opfer einzuleiten. Zu diesem Zeitpunkt ist es größtenteils ressourcenabhängig nicht indiziert, beispielsweise Blutungen durch die Anlage eines Druckverbandes und länger aufrecht zu erhaltenden Druck auf die Wunde zu stillen, da das Personal andere Prioritäten abarbeiten muss. In dieser Situation mag es sinnvoll sein, Tourniquets initial einzusetzen und damit die Blutung zunächst zu stoppen, bis die Patienten später definitiv versorgt und die Tourniquets gegebenenfalls wieder entfernt werden können. Was so auf dem Gefechtsfeld erfolgreich gehandhabt wird, sollte auch für die zivile Versorgung überlegt werden.

Durch die verbesserte Körperpanzerung treten nun häufiger lebensbedrohliche Verletzung der Extremitäten auf dem Gefechtsfeld in den Vordergrund. Zusammen mit den Erkenntnissen seit des Vietnamkrieges, erleben Tourniquets derzeit eine Renaissance. Zusätzlich kommen nach wie vor erschwerende Rahmenbedingungen wie Umweltbedingungen, verlängerte Versorgungs- und Transportzeiten sowie eine hohe Anzahl von Verletzten mit limitierten Sichtungs- und Therapieressourcen hinzu, die unter bestimmten Vorraussetzungen auch im zivilen Rettungsdienst anzutreffen sind. Soldaten werden im Rahmen der „Individual First Aid Kits (IFAK)“ mit Tourniquets ausgestattet und in ihrer Anwendung ausgebildet. Der Trend von „ABCDE“ zu „MARCH“ im Traumamanagement unterstreicht zusätzlich die neue Bedeutung der effektiven Blutungskontrolle. Derzeit erlebt auch der Rettungsdienst die Anfänge eines liberaleren Umganges mit Tourniquets, dennoch bleibt die Verwendung eine kontroverse Diskussion. Die meisten Rettungsdienstbereiche bilden die Abbindung immer noch als letzten Möglichkeit aus und setzen die vorherigen Maßnahmen direkter Druck, Druckverband, Hochhalten der Extremität, Abdrücken und teilweise Kühlung voraus. Von diesen Maßnahmen kann sich einzig der direkte Druck auf gesicherte Erkenntnisse beziehen, wohingegen – wie bereits erwähnt – das Abdrücken als ineffektiv erwiesen wurde. Trotz der Erfolge bei regelrechter Anwendung haben sich Tourniquets in der zivilen Rettungsdienstausbildung noch nicht vollständig durchgesetzt und noch weniger sind sie als Ausstattung vorhanden. Dies kann in Einzelfällen dazu führen, dass improvisierte Tourniquets eingesetzt werden, die sehr wahrscheinlich ineffektiv sind und zu unnötigen neurovaskulären Schädigungen führen.[118]

Tourniquets wirken, indem sie Muskeln und anderes Gewebe um die arteriellen Gefäße herum so komprimieren, dass das Gefäßlumen kollabiert und der Blutfluss distal unterbrochen wird, wobei der nötige Druck vom Umfang der Extremität und Breite des Tourniquets abhängig ist. Es können verschiedene Komplikationen bei der Anwendung auftreten.

Falsche Anwendung oder zu lange Anwendungsdauer (1,5-2 Stunden) führten zu der Annahme, dass so Muskel-, Nerven- und Gefäßschädi-

Lokal	Systemisch
Schwellungen Hämatome, Infektionen Nekrosen Kompartmentsyndrom Direkte Gefäßschädigung	Erhöhter venöser Druck Hirnembolien tiefe Beinvenenthrombosen Inflammatory Response Syndrome Fibronlyse arterieller Hypertonus kardialrespiratorische Dekompensation

Tabelle 6.3: *Mögliche Komplikationen von Tourniquets*[123, 128, 129]

gungen hervorgerufen werden. Irreversible Schäden wurden auf Anwendungszeiten von mehr als sechs Stunden zurückgeführt.[123] Daher wurde die sichere Anwendungsdauer eines Tourniquets ebenso kontrovers diskutiert. Studien am Tiermodell haben gezeigt, dass es zwar bereits nach wenigen Minuten zu physiologischen Veränderungen kommt, jedoch innerhalb einer Stunde keine signifikanten Hinweise auf muskuläre Schädigungen auftraten. Nach zwei Stunden kam es zu Laktatazidose, die Muskelschäden nahelegte.[130] Daher wird meist eine Anwendungsdauer von 60-90 Minuten empfohlen, in Einzelfällen als akzeptable Obergrenze zwei Stunden.[128] Patienten mit Risikofaktoren wie höheres Alter, bestehende Gefäßerkrankungen oder Trauma bedingen eine höhere Komplikationswahrscheinlichkeit. Zum Teil wurden Nervenschäden nach 30 Minuten Anwendungsdauer festgestellt, Muskelschäden teilweise nach einer Stunde, tatsächliche nekrotischen Veränderungen nach drei Stunden.[131] Die aktuellen militärischen Erfahrungen legen jedoch eine sichere Anwendung bei kurzen Anwendungsdauern nahe. Alle möglichen Komplikationen vergrössern sich mit fortschreiter Anwendungsdauer. Unglücklicherweise wurde lange Zeit gelehrt, dass einmal angelegte Abbindungen belassen werden sollten, bis sie von einem Arzt (meist in der Klinik) wieder entfernt werden. Dies wurde darauf zurückgeführt, dass periodische Lockerungen die Blutungen verschlimmern können. Diese „Reperfusionsintervalle“ sind ebenso eine kontroverse wie sie die generelle

Anwendung der Tourniquets war. Derzeit wird eher dazu tendiert, nach einer initialen Anlage eines Tourniquets im weiteren Verlauf die grundsätzliche Notwendigkeit zu überprüfen und es entweder zu belassen oder durch einen hämostatischen Druckverband zu ersetzen. Tourniquets können auch zu venösen Komplikationen, wie stärkeren venösen Blutungen oder venösen Thrombosen bzw. Embolien führen. Baut die Abbindung nicht genügend Druck auf, um den arteriellen Blutfluss zu unterbinden, kommt es zu einer Stauung und die Blutung kann unter Umständen verstärkt werden. Thrombosen können durch Stillstand des venösen Blutflusses ebenso auftreten, als Konsequenz kann es – insbesondere nach der Tourniquetentfernung – zu Lungenembolien kommen. Allerdings kommen diese Beobachtungen aus dem OP-Bereich, wobei nicht eindeutig geklärt werden konnte, ob die Thrombenbildung aus der Tourniquetanlage oder aus dem Eingriff selbst resultierte.[123] Letztlich können auch unter diesen Aspekten elastische Binden und Druckverbände kritisiert werden, die zudem auch zu einer ungewollten Abbindung führen können, wenn sie zu fest angelegt werden. Systemische Veränderungen im Säure-Basen Haushalt können auf Tourniquets mit langer Anwendungsdauer zurückgeführt werden. Gewebeischämie resultiert in einer Laktatazidose in den betreffenden Bereichen, die später in das restliche Gefäßsystem eingeschwemmt wird; dies führt zur Ischämie-Perfusionsverletzung. Hyperkaliämie und systemische Azidose können neben anderen Problemen zu Herzrhythmusstörungen führen. Die klinische Erfahrung ist uneinheitlich und mag auch von der Anästhesie abhängig sein.[123] Hypertonus und erhöhter Zentralvenendruck sind klinisch häufig dokumentiert, können jedoch möglicherweise auf den chirurgischen Eingriff zurückgeführt werden. Das Austreichen und Hochlagern der Extremitäten zum Erreichen der Blutleere kann zu einer Autotransfusion führen, was unter den anderen Bedingungen eines Tourniquets im präklinischen Einsatz nicht auftreten und nebensächlich sein dürfte. Andere systemische Veränderungen (z.B. Fibrinolyse) sind möglich, jedoch nicht signifikant aufgetreten.[129,132] Schmerz ist eine gängige Begleiterscheinung. Berichtet wird teilweise von unerträglichen Schmerzen bis hin zu gut tolerierten Tourniquets ohne Analgesie. Größtenteils wird eine Analgesie jedoch notwendig sein.

Die sichere präklinische Anwendung von Tourniquets ist von mehreren Faktoren abhängig; Indikationen, Anlage und Entfernung sowie maximale Anwendungsdauer sollten verbindlich festgelegt sein. Adäquate Ausbildung und Training ist hierbei unabdingbar. In die Anwendung sollten Erfahrungen sowohl aus dem chirurgischen, innerklinischen als auch aus dem militärischen präklinischen Bereich einfliessen. Die grundlegenden Aspekte sind hierbei die Konstruktion, der Anwendungsort, der aufgebaute Druck sowie die Anwendungsdauer („tourniquet time"). Bezogen auf die Konstruktion sollten verständlicherweise weiche Materialen mit abgerundeten Kanten eher verwendet und Verstärkungen durch Drähte vermieden werden. Pneumatische Tourniquets, vom Aufbau einer Blutdruckmanschette sehr ähnlich, verteilen den Druck gleichmäßig auf das Gewebe, sind meist jedoch schwerer, größer und müssen den aufgebauten Druck für längere Zeit konstant aufrecht halten können. Meist wird innerklinisch die Platzierung an der dicksten Stelle der Extremität empfohlen, um eine maximale Auflagefläche und minimalen Anwendungsdruck zu erreichen. Im präklinischen Bereich wird dagegen die Platzierung direkt oberhalb der Verletzung ausgebildet, wobei Gelenke als Anwendungsort vermieden werden sollen. Diese Anweisung resultiert vermutlich aus der Befürchtung, eine Amputation durchführen zu müssen, wenn die endgültige Versorgung erreicht wurde. Mit adqäquater Konstruktion und kurzer Anwendungsdauer kann eine proximalere Anlage überlegt werden, um eine maximale Auflagefläche und minimalen Anwendungsdruck sicherzustellen.[123] Es sollte der minimalste Anwendungsdruck gewählt werden, der den arteriellen Blutfluss sicher unterbricht. Die „Reperfusionsintervalle", die zum Teil im Bereich der Expeditionsbzw. „Wildernis"- Medizin gelehrt werden,[133,61] sind für die präklinische Anwendung nicht sinnvoll. Es wurde gezeigt, dass diese Maßnahme lediglich Komplikationen verringern mag, wenn die Reperfusion über 30 Minuten beträgt. Denkbar ist jedoch der Ansatz, zwei Tourniquets direkt nebeneinander zu platzieren und sie abwechseln anzuziehen, um die Druckschäden auf das darunter liegende Gewebe zu vermindern.[123] Jede Nutzung muss exakt dokumentiert und übernehmendem Personal übergeben werden, wodurch ein eventuelles Übersehen des Tourniquets verhindert wird. Der Beginn der Anwendungszeit sollte entweder auf der Sichtungskarte oder direkt auf dem Patienten (z.B. auf der Stirn) vermerkt werden. Es wurde auch empfohlen, dass ansprechbare Patienten jede Person, die in ihre Behandlung involviert ist, von der Tourniquetanlage in Kenntnis setzen.[123] Aus dem selben Grund sollten Tourniquets niemals verdeckt werden. Wie bereits erwähnt wurde, gab es Beobachtungen, in denen sich eine Kühlung der Extremität als vorteilhaft erwiesen hat. Das Abdecken des Tourniquets hat folglich zwei negative mögliche Konsequenzen: Das Übersehenwerden und den Wärmeerhalt (der sich nur auf die Extremität negativ auswirken kann – die sonstige Hypothermieprophylaxe bleibt hiervon unberührt). Daher sollte eine abgebundene Extremität am besten unbedeckt gelassen werden, ausser es besteht die Gefahr direkter Kälteschäden. Es kann ferner hilfreich sein, eine gut sichtbare Markierung am Tourniquet anzubringen, weshalb die zivilen Modelle auch zunehmend in orange oder blau gefertigt werden. Generell sollte ein Tourniquet für seinen Zweck entworfen sein. Improvisierte Tourniquets neigen zu ungleichmäßiger Druckverteilung, sind oft nicht breit genug und schädigen so das darunter liegende Gewebe. Hierzu zählen auch Ratschengurte oder Gürtel, die zudem Hautteile einklemmen können. Dreiecktuchkrawatten oder Verbandstoffe reissen oft, wenn sie mit einem Knebel unter Zug gebracht werden.[134] Improvisierte Abbindungen sollten generell vermieden werden. Zuletzt – und am Wichtigsten – muss die Anwendungsdauer so kurz wie möglich gehalten werden. Letztlich bedeutet dies, den Patienten so schnell wie möglich in die Klinik zu bringen. Bei Massenanfällen von Verletzten (MANV) sollten Patienten mit Tourniquets gesondert an die rettungsdienstliche

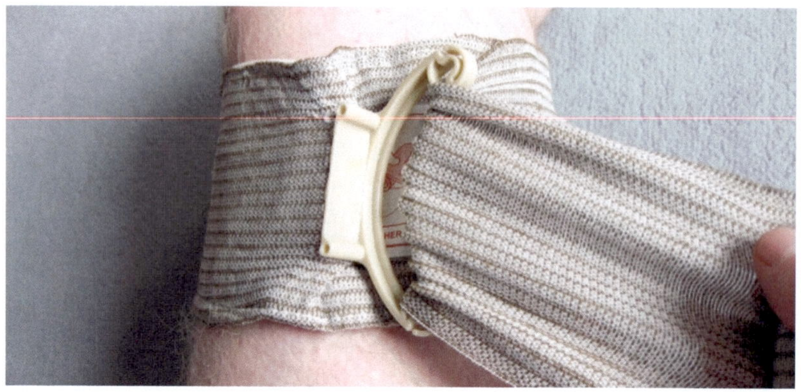

Abbildung 6.15: *Die Emergency Bandage verfügt über einen Bügel, durch den die Binde geführt wird. Der Bügel legt sich auf die Wundauflage und übt so Druck aus.*

Einsatzleitung gemeldet werden, um eine höhere Priorität für sie zu erreichen. Patienten mit einer Abbindung sollten bestenfalls mit „Sofort, I / Rot“ gesichtet werden. Zusätzlich sind Algorithmen für das Entfernen von Abbindungen und der Ersatz durch (hämostatische) Druckverbände im Rahmen der Zweitsichtung möglich.[123]

Druckverbände eignen sich zum Stoppen der meisten Blutungen, sowohl von Extremitäten als auch anderer Areale. Speziell entwickelte Druckverbände sind beispielsweise die „Emergency Bandage“ (auch „Israeli Dressing“; „Izzy“), „Uriel“ oder die „Olaes Bandage“. Druckverbände lassen sich auch mit elastischen Verbandpäckchen und Druckpolstern improvisieren, wie es seit Jahren in der Ersten Hilfe und im Rettungsdienst gelehrt wird. Die Funktionsweise ist das Ausüben von Druck auf die verletzten Gefäße, um den Blutfluss soweit zu reduzieren, dass die Blutgerinnung an der Kompresse einsetzen kann. Alledings muss der Druck so gewählt werden, dass keine venöse Stauung entsteht. Tourniquets, die als Druckverstärker über einem Druckverband platziert werden, bergen häufig dieses Problem. Druckverbände erzielen einer Studie zufolge in den Händen ausgebildeten Personals gute Ergebnisse und Blutstillung bei allen moderaten Blutungen und den meisten (81 Prozent) starken (nicht massiven) Blutungen.[135] Nachteil der Druckverbände ist, dass die meisten lange Zeit zur effektiven Anlage und mehrere Hände benötigen. Außerdem müssen sie regelmäßig begutachtet werden, um Gewissheit über den Stillstand der Blutung zu haben; dies benötigt einen regelmäßigen freien Zugang zur Wunde und gute Lichtverhältnisse. Umgekehrt gibt es Umstände, in denen dies womöglich nicht gewährleistet werden kann oder nicht genügend Personal zur Verfügung steht. Dagegen ist es bei modernen, industriell gefertigten Tourniquets unwahrscheinlich, dass sie die einmal aufgebaute Spannung verlieren und die Blutung wieder einsetzt. Nach einer Blutdruckerhöhung kann es notwendig sein, eine höhere Spannung aufzubauen, um die Blutung weiterhin am Stillstand zu halten. Im Bereich der taktischen Notfallmedizin kann es notwendig sein, dass eine Blutstillung durch den Patienten selbst erreicht werden muss, beispielsweise mit den Materialien in seinem Individual First Aid Kit. Das eigen-, wenn nicht sogar einhändige, Anlegen von Druckverbänden kann extrem schwierig sein und ist dabei sehr zeitaufwändig. Heutige industriell gefertigte Tourniquets sind speziell für die einhändige Anwendung vorgesehen. Es kann außerdem schwierig sein, einen Druckverband an einer amputierten Extremität mit massiver Strukturschädigung (Zerfetzung mit massiver Blutung) anzulegen. Zusammengefasst eignen sich Druckverbände sehr gut zur Blutungskontrolle bei moderaten und einigen starken Blutungen, jedoch häufig nicht für massive Blutungen, zur einfachen eigenhändigen Anlage oder wenn die personellen Ressourcen nicht ausreichend sind.[123] Gerade für starke bis massive Blutungen wurden Hämostatika entwickelt. Obwohl sie sehr hilfreich sein können, sind sie nicht so einfach anzuwenden wie ein Tourniquet. Studien mit Tiermodellen haben gezeigt, dass nicht alle Hämostatika schnell genug wirken oder nicht wirksam genug sind, um stärkere Blutungen zu stoppen.[136] Die HemCon Bandage (Wirkstoff Chitosan) wurde zunächst im Einsatz der US Armee als wirksam beschrieben, kam jedoch hauptsächlich bei venösen Blutungen erfolgreich zur Anwendung.[137] QuikClot hatte anfangs den Nachteil, durch eine exotherme Reaktion Verbrennungen verursachen zu können, neuere Varianten (z.B. QuikClot Combat Gauze) sind hiervon nicht betroffen. Die Hämostase kann nur effektiv eingeleitet werden, wenn die Wirkstoffe direkt zur Blutungsstelle – also direkt an das verletzte Gefäß – gebracht werden. Die HemCon Bandage musste selbst bei grossen Wundhöhlen unter direkter Sicht direkt auf die Blutungsquelle gebracht werden, um so effektiv wie möglich zu sein,[136] was bei grossen Blutansammlungen nur schwer möglich ist. Dennoch sind wirksame Hämostatika sehr hilfreich, wenn eine Tourniquetanlage beispielsweise nicht möglich ist oder die Blutung durch hämostatische Druckverbände gestoppt werden kann. Sie sind allerdings meist relativ teuer und für die Anwendung bei Massenanfällen von Verletzten nicht so optimal geeignet wie Tourniquets,[138] die zudem weniger Zeit in der Anwendung benötigen. Systemische Hämostatika, die insbesondere bei hypothermen, azidotischen (Poly-)Traumapatienten mit Koagulopathien und meist inneren Blutungen zum Einsatz kommen, sind in der Entwicklung und ersten – auch erfolgreichen – Anwendung in den militärischen Operationssälen. Sie sind jedoch derzeit kaum, wenn überhaupt, im präklinischen Einsatz[123] und sind zudem sehr kostenintensiv.

Überlegungen zur Tourniquetnutzung im Rettungsdienst

Im Bereich von TEMS Im Moment findet eine Neubewertung der Notfallmedizin im Polizeieinsatz statt und Einsätze mit Schusswaffenbeteiligung werden auch vom zivilen Rettungsdienst zunehmend aus einer taktisch-militärischen Perspektive (heiße/ warme/ kalte Zone) betrachtet. Die Aufrüstung im kriminellen Kontext bringt Sturmgewehre und andere Hochgeschwindigkeitswaffen in das zivile Umfeld und die Polizei ist zumindest auf den amerikanischen Kontinenten nicht immer in der Position mit der höheren Feuerkraft. Ein viel zitiertes Beispiel ist das „Hollywood-Shootout“, bei dem im Jahr 1997 zwei schwerbewaffnete Bankräuber über längere Zeit nicht unter Kontrolle gebracht werden konnten. Mit der Aufrüstung ist eine Veränderung in den möglichen Verletzungen verbunden und auch für die Polizei in Deutschland wird es zur professionellen Selbstverständlichkeit, eine ballistische Schutzweste zu tragen. Diese verringern zwar in gewissem Maße das Verletzungsrisiko des Torsos, schützen jedoch nicht die Extremitäten als potentiellen Grund für tödliche Verletzungen.[139] Beim Hollywood-Shootout verlor ein Polizist durch einen Oberschenkeltreffer fast 40 Prozent seines Blutvolumens, was er durch ein Tourniquet möglichwerweise hätte verhindern können. Einer der Täter starb später durch Verbluten durch einen weiteren Treffer in den Oberschenkel, da sich der Rettungsdienst weigerte, den Tatort zu betreten.[123] Ein durch die Polizisten bzw. das SWAT Team angelegtes Tourniquet – gegebenenfalls mit Instruktionen durch das Rettungsdienstpersonal – hätte möglicherweise auch ihn retten können.[123] Nicht nur durch Schusswaffen, sondern auch durch die Anwendung von Sprengstoffen wird die Grenze zwischen militärischen und zivilen Massenanfällen von Verletzten und damit verbundenen Verletzungsmustern zunehmend verwischt. Sogar vor dem Oklahoma City Bombing zeichnete das FBI und das ATF eine hohe Anzahl von Sprengstoffstraftaten auf.[140,141] Die berühmte goldene Stunde der Traumaversorgung kann unter diesem Umständen nicht eingehalten werden. Die meisten Todesfälle durch Trauma im militärischen Kontext treten sehr früh vor dem Erreichen einer medizinischen Versorgungseinrichtung auf. Davon sind viele durch Verbluten zu Tode gekommen[142] und die Extremitätenblutung ist nach wie vor die führende vermeidbare Todesursache auf dem Gefechtsfeld.[143] Ebenso wie die Soldaten an den Krisenherden dieser Welt derzeit im Gebrauch von Tourniquets ausgebildet werden, sollte Polizisten das notwendige Wissen zum Stoppen lebensbedrohlicher Blutungen vermittelt werden. Das Retten des Gegenübers vor einem eventuellen Verbluten nach einem Schusswaffengebrauch kann darüber hinaus positive psychologische Effekte haben. Für das medizinische Personal im Bereich der taktischen Notfallmedizin ist die Kenntnis über die Anwendung von Tourniquets obligat.

Massenanfall von Verletzten Die isolierte Extremitätenblutung kann ebenso in einem eigentlich rein zivilen Kontext vorkommen. Es wurde von vermeidbaren Todesfällen durch inadäquate präklinische Maßnahmen berichtet[123] und einer Studie zufolge hatten 57 Prozent der Todesfälle mit penetrierendem Extremitätentrauma eine Verletzung, die für eine Tourniquetanlage geeignet gewesen wäre.[144] Während mögliche terroristische Anschläge mit CBRN(E) Beteiligung auch in Deutschland viel Aufmerksamkeit bekommen haben, wurden den konventionellen Attentaten wenig Beachtung geschenkt, obwohl sie die häufigste Form der terroristischen Aktivitäten darstellen.[123] Erfahrungen haben gezeigt, dass über die Hälfte der Schwerverletzten nach solchen Ereignissen penetrierende Extremitätenverletzungen erleidet.[145] Detonationen rufen durch die primären, sekundären und tertiären Effekte totale oder subtotale Amputationen und penetrierende Extremitätenverletzungen hervor und Erfahrungen haben gezeigt, dass eine Menge komplexer Verletzungen wie zerquetschte Extremitäten, Amputationen, Schrapnellwunden zusätzlich zu Kopf-, Wirbelsäulen- und Gefäßschädigungen auftreten.[123] Dabei wurde festgestellt, dass diese Ereignisse die Schwere der Verletzungen wie bei militärischen Konflikten mit den vergleichsweise kurzen Versorgungs- und Transportzeiten in Krankenhäuser des zivilen Umfeldes kombinieren.[146] Daraus abgeleitet, benötigen die Patienten lediglich kurze und einfache lebensrettende Maßnahmen: Die kurzzeitige Anwendung von Tourniquets um den Blutverlust zu minimieren, ist hier rational und sinnvoll.[123] Selbst Patienten, deren Hauptproblem nicht die Blutung ist, profitieren von einer schnellen Hämostase, da hierdurch die Kapazitäten zum Sauerstofftransport so gut wie möglich bewahrt werden.

Bei der Sichtung der Patienten sind allenfalls sehr schnell durchzuführende Maßnahmen möglich. Das Anlegen eines effektiven Druckverbandes würde hier zu viel Zeit in Anspruch nehmen, die Anlage eines Tourniquet dagegen nicht. Meist wird mehr als zehnminütiger Druck auf die

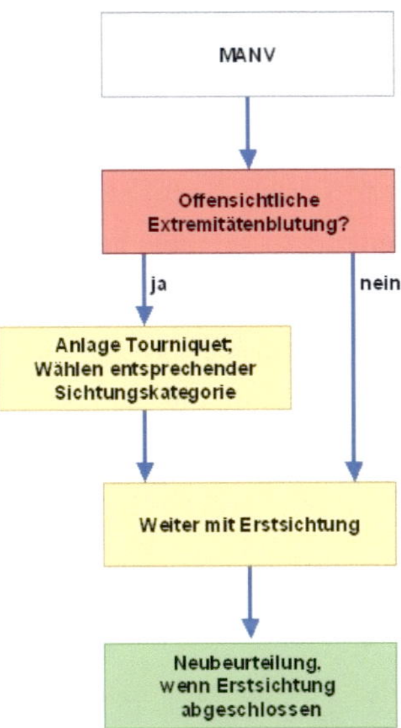

Abbildung 6.16: *Vorgeschlagener Algorithmus zur Anwendung von Tourniquets bei Massenanfällen von Verletzten*[123]

Verletzung empfohlen, um eine effektive Blutstillung zu erreichen, was bei einem MANV in der frühen Phase kaum durchzuführen sein dürfte – zumal die Blutungskontrolle nicht die einzige zu treffende Maßnahme sein wird. Daher wird diskutiert, bei einem MANV sogar eher als erstes, nicht als letztes Mittel im Sinne einer ultima ratio zu nutzen.[123] Ein während der Sichtung angelegtes Tourniquet mit dokumentiertem Anwendungszeitpunkt hilft so den Einsatzkräften, Patienten vor einem späterem hämorrhagischen Schock oder dem Verbluten zu bewahren. Die Traumamanagementsysteme stellen bereits die Bedeutung des Stoppens offensichtlicher äußerer Blutungen während der Erstuntersuchung heraus. Sind mehr Ressourcen verfügbar, können die Patienten mit angelegtem Tourniquet neu evaluiert und Tourniquets unter Umständen durch einen (hämostatischen) Druckverband ersetzt werden. Obwohl gelehrt wurde, dass eine einmal angelegte Abbindung bis zum Erreichen des Krankenhauses nicht wieder entfernt werden sollte, mag dies dennoch sinnvoll sein, besonders, wenn sich der Transportzeitpunkt weiter verschiebt. Auch die TCCC Guidelines empfehlen, ein in der Phase „care under fire" angelegtes Tourniquet anschliessend auf Notwendigkeit zu überprüfen. Algorithmen wurden für die initiale Tourniquetanlage und anschließende Neubewertung entwickelt und erfolgreich angewendet.[118] Da Tourniquets simpel in der Anwendung sind, können auch Laien notfalls instruiert werden. Generell sollten Tourniquets ein weiteres Hilfsmittel für den professionellen medizinischen Anwender darstellen, zumal die Praxis des Abdrückens nie mit einem positiven Effekt belegt werden konnte,[123] sondern die Ineffektivität nachgewiesen wurde.

Tourniquets können ebenso im regulären Rettungsdienst nützlich sein, hierfür werden jedoch adäquate Ausbildung, festgelegte Indikationen und Anwendungsarten notwendig sein, auch um die historisch bedingten Befürchtungen zu zerstreuen und ungerechtfertigtes Meiden der Tourniquets zu verhindern. Die Anwendung von Tourniquets passt gut in das Prinzip „scoop and run" und vermag auch Reanimationen nach Trauma (etwas) bessere Erfolgschancen einzuräumen, da die Blutung effektiv gestoppt wird. Die Volumengabe während der Reanimation würde sonst das noch bestehende Blutvolumen sowie die Gerinnungsfaktoren schlicht immer mehr verdünnen.[123,147] Eine Verwendung des Tourniquet vor allen anderen Methoden der Blutstillung bei offensichtlicher Extremitätenblutung im Sinne von „MARCH" ermöglicht ein größeres Fenster für zeitintensivere Maßnahmen, wie die der Atemwegssicherung. Nachdem diese unternommen wurden, kann die Aufmerksamkeit erneut auf die Blutung gerichtet und die Abbindung gegebenenfalls durch andere Maßnahmen ersetzt werden.[123] Der Transport der Patienten zum Krankenhaus wird außerdem durch eine Tourniquetanlage erleichert, da der Druck auf den Verband nicht manuell aufrecht erhalten werden muss, wodurch das Personal andere Maßnahmen ergreifen kann. Besonders im taktischen und ressourcenarmen Bereich ist dies sehr vorteilhaft, da sich die Einsatzkraft anderen Patienten widmen kann. Es ist bekannt, dass improvisierte Tourniquets ineffektiv oder sogar schädlich und zudem unter Stress schlecht anzuwenden sind, weshalb es besser ist, im Vorwege industriell gefertigte für den Rettungsdienst zu beschaffen.

Amputationen Vergebliche Blutungskontrolle mit Druckverbänden Druckverbandanlage nicht möglich
Signifikante Extremitätenblutung und Vorhandensein von: - Notwendigkeit der Atemwegssicherung - Notwendigkeit einer Beatmung - Schock - Notwendigkeit anderer dringender Maßnahmen/ Untersuchungen - Mehrere Blutungsquellen
Pfählungsverletzung mit Extremitätenblutung In taktischen Lagen Bei Finsternis oder anderen schweren Umweltbedingungen Massenanfall von Verletzten (MANV)

Tabelle 6.4: *Empfohlende Indikationen für Tourniquets*[123]

Beispiel für die Tourniquetanwendung im Rettungsdienst bei schwerer Extremitätenblutung Die Tabelle listet denkbare Indikationen für die Tourniquetnutzung auf, auch außerhalb der taktischen Notfallmedizin oder bei Massenanfällen von Verletzten. Das Ziel ist, Extremitätenblutungen schnell, sicher und effektiv zu kontrollieren, um dem Personal die Kapazität für andere Maßnahmen zu geben – sowohl bei einem als auch bei einer Menge von Patienten. Die Nutzung von Tourniquets bei MANV im militärischen Bereich ist gängige erfolgreiche Praxis und eine Adaption in den zivilen Bereich ist daher naheliegend. Während der ersten Sichtung bietet Tourniquets die Möglichkeit, offensichtliche Extremitätenblutungen schnell (selbst für die Erstsichtung in einem vertretbaren Zeitfenster) zum Stillstand zum bringen, wie im Algorithmus dargestellt. Das Blutvolumen der Patienten wird so bewahrt, während die Einsatzkräfte weitere Patienten sichten. Besonders bei vielen Patienten kann es in der ersten Phase zeitlich nicht möglich sein, effektive Druckverbände anzulegen. Nachdem andere Maßnahmen, wie die Atemwegssicherung der Patienten getroffen wurde, ist das Personal eher in der Lage, ein Tourniquet durch andere Maßnahmen zu ersetzen. Die Neubeurteilung zu Notwendigkeit eines Tourniquet unter etwas ruhigeren Vorraussetzungen erhöht den sicheren Umgang mit der Abbindung.[123] Das Vorgehen zur Neubeurteilung wird ebenfalls in einem Algorithmus dargestellt. Um die Anwendungszeiten der Abbindungen so gering wie möglich zu halten, wird empfohlen, die Patienten mindestens mit der Kategorie „Dringend / II, gelb“ sowie einer Transportpriorität zu sichten. Der zeitliche Beginn der Tourniquetanwendung sollte unbedingt vermerkt werden.

Anwendung von Tourniquets im regulären Rettungsdienst Gewöhnlich wid die Nutzung von Tourniquets im Rettungsdienst durch Ausbildung oder Vorschriften streng limitiert. In den meisten Fällen eines einzelnen Patienten mit einer Extremitätenblutung wird ein Tourniquet nicht erforderlich und ein Druckverband erfolgreich sein. Dennoch sollte für den Fall von Amputationen mit ausgedehnten Strukturschädigungen, massiven Blutungen, mehreren Patienten oder Einzelpatienten mit einer Extremitätenblutung und einem weiteren Atemwegs- oder Kreislaufproblem ein Tourniquet verfügbar und die Rettungsdienstmitarbeiter in der Anwendung trainiert sein.[123] Auch ohne Notarzt sind Rettungsdienstmitarbeiter in der Lage, sicher fachlich Komplexe Entscheidungen aufgrund von Algorithmen zu treffen. Eine Einsatzkraft, die den Algorithmus zur kardiopulmonalen Reanimation beherrscht, wird auch in der Lage sein, einen entsprechenden Algorithmus zur Tourniquetanwendung umsetzen zu können, ebenso die Indikationen zur Neubeurteilung und Entfernung einer Abbindung. Die Blutungskontrolle ist besonders bei polytraumatisierten Patienten wichtig, die mehrere Maßnahmen und einen schnellen Transport benötigen.

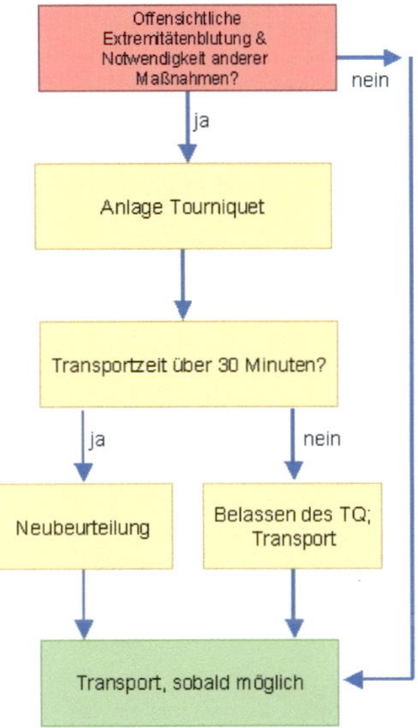

Abbildung 6.17: *Vorgeschlagener Algorithmus zur Anwendung von Tourniquets im regulären Rettungsdienst*[123]

Die Anwendung eines Tourniquets zur Kontrolle einer Extremitätenblutung erlaubt, andere Maßnahmen und den Transport schneller durchführen zu können, während der Blutverlust minimiert wird. Es wird vorgeschlagen, bei polytraumatisierten Patienten zuerst Extremitätenblutungen mit einem Tourniquet zu stoppen und anschließend Atemwegsmanagement oder Kreislaufstabilisierung durchzuführen, wie es das militärische „MARCH“ vorgibt.[123] Nachdem die weiteren dringenden Maßnahmen abgeschlossen wurden, kann überprüft werden, ob die Abbindung noch notwenig ist. Wenn der Transport nur kurze Zeit in Anspruch nimmt und die Höchstanwendungsdauer für Abbindung keinesfalls überschritten wird, sollte der schnelle Transport durchgeführt werden, bevor die Abbindung entfernt wird. Bei verzögertem Transportzeitpunkt oder langen Transportwegen kann der Ersatz durch einen Druckverband erwogen werden. Ebenso wird empfohlen, Polizisten – zumindest Spezialkräfte – mit Tourniquets auszustatten.

Neubeurteilung und Entfernen von Tourniquets Bisher wurde gelehrt, Abbindung erst in der Klinik bzw. durch einen Arzt in einer definitiven Versorgungseinrichtung entfernen zu lassen, unabhängig von der Applikationsdauer. Zum Teil wurde auch empfohlen, die Abbindung in regelmäßigen Abständen zu lockern, wenn der Transport längere Zeit in Anspruch nimmt, um eine kurzzeitige Reperfusion zu ermöglichen. Beide Varianten sollten unterlassen werden; die Datenlage unterstreicht, dass eine sichere Neubeurteilung der Notwendigkeit und das Entfernen gut durch standardsisierte Algorithmen und adäquate Ausbildung sichergestellt werden können.

Zukünftiges Ständig werden neue Features in industriell gefertigte Tourniquetmodelle aufgenommen. So kann es beispielsweise sinnvoll sein, eine konische Form nachzubilden, um breitere Druckbänder besser an die Extremitäten anpassen zu können, so den erforderlichen Druck zu reduzieren und die Anwendungszeit gegebenenfalls zu erhöhen.[128] Die Polsterung der Druckbänder hat direkten Einfluss auf Hautschädigungen und kann durch zusätzliches Unterpolstern mit Verbandstoff vermindert werden.[148] Die Druckbänder werden für den zivilen Gebrauch zunehmend in leuchtenden Farben hergestellt, um die Gefahr ds Übersehens zu reduzieren. Es wird auch davon gesprochen, elektronische Sensoren in die Tourniquets zu integrieren, die den arteriellen Blutfluss überwachen und den Anwendungdruck selbstständig regulieren können, so das nur der jeweilig notwendige Minimaldruck aufgebaut wird. Denkbar ist auch die Anwendung von Timern, um die Anwendungzeiten überwachen zu können.[123]

Derzeit gibt es keine verlässlichen Daten zur Tourniquetanwendung bei Kindern, obwohl diese in Krisengebieten, terroristischen Anschlägen oder Katastrophen die gleichen Verletzungsmuster davontragen wie Erwachsene. Daher liegt zumindest nahe, dass auch Kinder von einer schnellen Kontrolle der Extremitätenblutung profitieren können. Allerdings

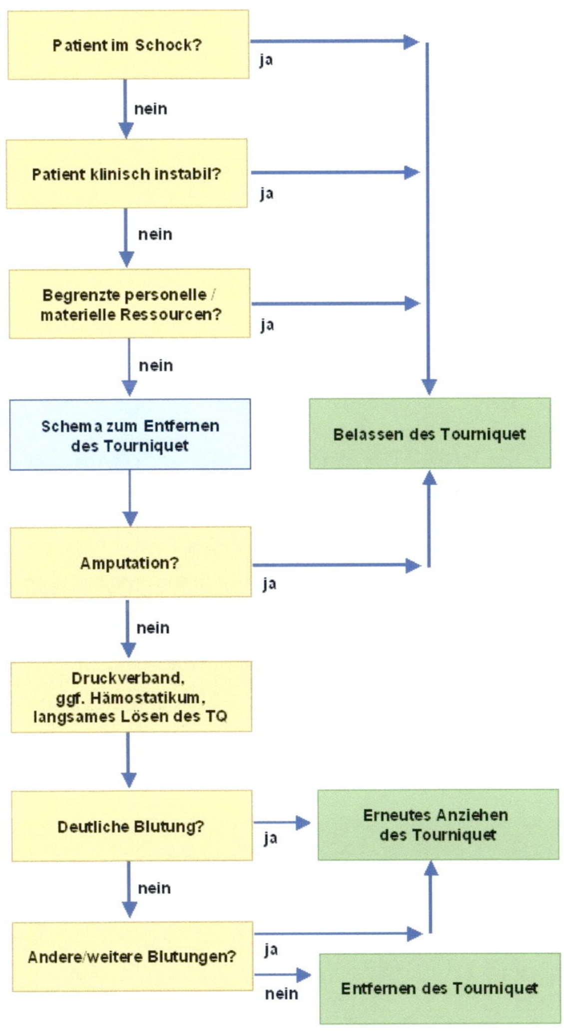

Abbildung 6.18: *Vorgeschlagenes Schema zur Neubeurteilung und Entfernen von Tourniquets*[123]

sollten sicherheitshalber weitere Erkenntnisse zur Tourniquetanwendung bei Kinder bezüglich der Größe, Anwendungsdauer und physiologischen Prozesse abgewartet werden.

Die sichere Anwendung von Tourniquets durch medizinisches Personal kann nur durch entsprechendes Training sichergestellt werden. Hierzu sollte eine Aufarbeitung der kontroversen Historie ebenso gehören wie eine klare Abgrenzung zu den Alternativen der Blutungskontrolle und eine Unterscheidung der Anwendungsbereiche des Militärs, der taktischen bzw. der regulären Notfallmedizin und bei Massenanfällen von Verletzten. Die Überprüfung der Effektivität und des Entfernens nach einem standardisierten Algorithmus sollte weiterhin ebenso eingeschlossen sein wie der praktische Umgang im Fallbeispieltraining.

Bisher wurde die Risikoabwägung in Bezug auf Tourniquets anhand der Phrase „life before limb" durchgeführt, was die befürchteten Gefahren um die Abbindung deutlich macht. Tatsächlich kann nicht vollständig ausgeschlossen werden, dass eine Amputation nach einer Tourniquetanwendung notwendig ist. Daher empfehlen einige Autoren, besonders aufgrund der Fehler in der Tourniquetanwendung, die Verwendung zu untersagen. Es wird angeführt, dass es keine nennenswerten klinischen Gründe gibt, Tourniquets anzuwenden, außer in militärischen Szenarien oder Katastrophenlagen.[149] Immerhin wird von anderen Autoren hervorgehoben, dass es einige wenige Umstände gibt, in denen eine Tourniquetanwendung sinnvoll sein kann.[117] Betrachtet man die Erfahrungen des Militärmedizin aus dem Irak und Afghanistan, zusammen mit der erfolgreichen Nutzung von Abbindungen unter OP-Bedingungen, dürfte zumnehmend klarer werden, dass Anwendung der Abbindung als letzte Möglichkeit („ultima ratio") nicht mehr zeitgemäß ist. Im Gegenteil dazu empfehlen die prominenten Traumamanagementsysteme bereits die Verwendung. Gerade im Hinblick auf die Gefahr terroristischer Anschläge, Amoktaten oder andere kriminellen Handlungen sowie Massenanfälle von Verletzten sollte die Toruniquetanwendung auch im regulären Rettungsdienst schnell verbreitet werden, nicht nur im Kontext der taktischen Notfallmedizin – besonders, da sich die Datenlage verdichtet, dass die jahrelang gelehrte Praxis des Abdrückens keinen praktischen Nutzen hat. Die Komplikationen können durch konsistente Anwendung von Algorithmen, minimale Anwendungzeiten und schnellen Transport auf ein Minimum reduziert werden. Wenn es die Umstände erlauben, können Tourniquets hinsichtlich ihrer Notwendigkeit neu beurteilt und gegebenenfalls durch Druckverbänd ersetzt werden. Die Anwendung muss sorgfältig dokumentiert werden, um auch später zusätzliche Erkenntnisse gewinnen zu können.

Hämostatika und Verbände

Durch die möglichen Komplikationen wurde in jüngerer Zeit stark in die Entwicklung von hämostatischen Verbänden investiert, die auf chemischen oder physikalischen Wege die Gerinnung auch bei starken Blutungen fördern. Diese Produkte können zugleich eingesetzt werden, wenn die Anlage eines Tourniquet nicht möglich ist, zum Beispiel bei stark blutenden Thoraxwunden. Sämtliche auf dem Markt verfügbare Produkte haben Stärken und Schwächen, die jeweils zu berücksichtigen sind. Zahlreiche hämostatische Verbandmittel wurden vom US-Militär untersucht, wovon zunächst die HemCon-Wundauflage und das QuikClot-Granulat beschafft wurden. Die Hemcon-Wundauflage besteht hauptsächlich aus Poly-N-Acetylglucosamin bzw. Chitosan, welches aus den Schalen von Krabbentieren gewonnen wird und dabei keine allergische Potenz besitzt. Die Effektivität von HemCon konnte im Tiermodell nachgewiesen werden,[150] zeigte in der Praxis eine 90-prozentige Erfolgsrate[136] und wirkt primär durch Adhäsion (Anhaftung). QuikClot besteht aus inertem Zeolithmaterial, das sich im Tiermodell bei schweren und lebensbedrohlichen Blutungen als sehr effektiv erwiesen hat[151] und wird als Granulat in die Wunde gestreut. Dabei kommt es zu einer exothermen Reaktion, da das Produkt Wasser aus der Wunde absorbiert und so Ge-

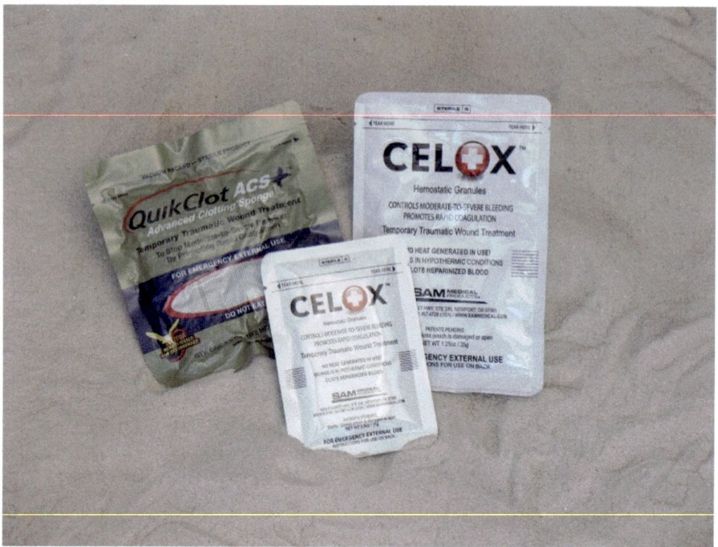

Abbildung 6.19: *QuikClot Advanced Clotting Sponge (Päckchenform), Celox (Granulat) (Mit freundlicher Genehmigung von Tactical Medical Solutions, Inc.)*

rinnungsfaktoren konzentriert.

Diese Wärmeentwicklung kann zu Verbrennungen führen, neuere Varianten von QuikClot weisen eine verminderte Wärmeentwicklung auf. Zwischenzeitlich sind viele hämostatische Produkte auf dem Markt verfügbar, weshalb von der US-Armee ab 2008 zwei Produkte benannt wurden, wovon eines erstes Mittel der Wahl und das Zweite als „backup" dienen sollte, falls das Erste versagen sollte. In 2009 wurde jedoch das Reservemittel wieder entfernt. Grundsätzlich ist es jedoch sinnvoll, zwei unterschiedliche Wirkstoffe als Hämostatika mitzuführen und die generelle Ausstattung mit solchen Produkten wird von nahezu allen Spezialisten explizit empfohlen,[152,153,154] auch für den regulären Rettungsdienst.[29] Teilweise wird empfohlen, statt eines granulatähnlichen oder pulverigen Materials besser speziell behandelte Gaze zu verwenden, da das Pulver durch die starke Blutung unter Umständen weggespült wird, bevor es

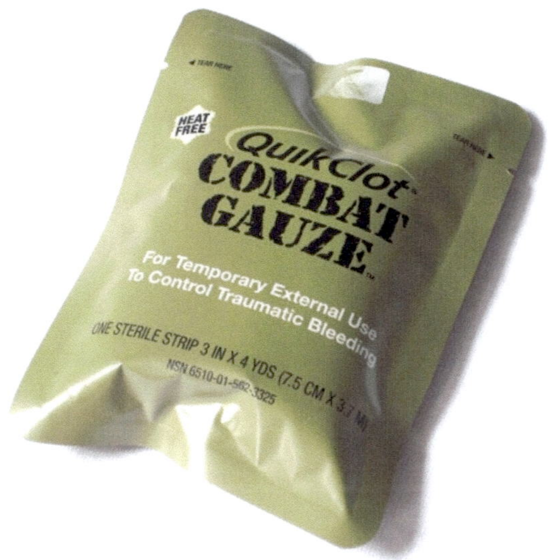

Abbildung 6.20: *QuikClot Combat Gauze (speziell behandelte Gaze)*

seine Wirkung entfaltet.[106] Im Tiermodell mit Produkten, die nicht in pulveriger Form vorlagen (TraumaStat, Celox-D Packs, HemCon Bandage und QuikClot Combat Gauze) hat sich QuikClot Combat Gauze als am effektivsten erwiesen, wurde als Hämostatikum der Wahl in die TCCC-Guidelines aufgenommen und auch ausdrücklich für die Anwendung im zivilen Bereich empfohlen.[155]

Generell kann es bei Schuss- oder Explosionsverletzungen, ob mit oder ohne Hämostatikaverwendung, notwendig sein, einen Wundkanal und eine Blutung zu tamponieren. Hierzu ist sterile Gaze bzw. Verbandmull notwendig, um Druck auf die verletzten Gefäße auszuüben und entsprechendes Verbandmaterial, um die Gaze zu fixieren. Verbandmaterial wird meist die Form gängiger Verbandpäckchen haben und eine Wundauflage beinhalten oder nicht. Idealerweise sollte es einfach – möglichst sogar weitesgehend einhändig – zu platzieren sein, Druck auf die Wunde ausüben können und einen integrierten Sicherungsmechanismus

Wirkstoffname	Wirkstoff	Wirkmechanismus	Vorteile	Nachteile	Präparate
Chitosan	Poly-N-Acetyl-Glucosamin-derivate	Gerinnungsaktivierung: Gefässwandadhäsion, Thrombozytenaggregation, NO-Auswaschung	Kaum Nebenwirkungen, Granulat kann in tiefe Wunden geschüttet werden	ggf. Allergien, Effektivität unterschiedlich	HemCon® Celox® Celox Gauze® Chitostypt® Chitoskin® RDH Bandage® Syvek®
Microporous Polysaccharide Hemospheres" MPH® Polysaccharide	Kartoffelstärke	Flüssigkeitsaufnahme: Hämokonzentration, Konzentration von Gerinnungsfaktoren	Kaum Nebenwirkungen, Resorbierbar: muss nicht ausgewaschen werden		TraumaDex®
Kaolin	Aluminium-silikat	Gerinnungsaktivierung: Kontaktaktivierung der Thrombozyten	kaum Nebenwirkungen, keine Gewebeschäden, kostengünstig		Combat Gauze®
Zeolith	Silikat-/ Tonmineral	Flüssigkeitsaufnahme: Hämokonzentration, Konzentration von Gerinnungsfaktoren	hohe Effektivität, Granulat kann in tiefe Wunden geschüttet werden	Hitzeentwicklung, Verbrennung nicht ausgeschlossen, Gewebeschäden	QuikClot ACS+® QuikClot® QuikClot Combat Gauze® und weitere
Smektit	Silikat (Schicht-silikat)	Flüssigkeitsaufnahme: Hämokonzentration, Konzentration von Gerinnungsfaktoren: Bilden einer teigartigen Masse, Tamponade der Wundhöhle; Gerinnungsaktivierung: Kontaktaktivierung der Thrombozyten	hohe Effektivität, Granulat kann in tiefe Wunden geschüttet werden	Gewebeschäden, Embolierisiko nicht ausgeschlossen	WoundStat®
Quick Relief® Topical Powder	Hydrophiles Polymer-und Kaliumsalz, Rinderthrombin	Flüssigkeitsaufnahme: Hämokonzentration, Konzentration von Gerinnungsfaktoren, Wundschorfbildung, Gerinnungsaktivierung	Resorbierbar: muss nicht ausgewaschen werden Sofortige Wundschorfbildung	Nur für leichte bis mittelstarke Blutungen	SuperQR® UrgentQR® BioSeal Advanced® WoundSeal®
Humanfibrin	Gerinnungs-faktoren	Aktivierung der Gerinnungskaskade	hohe Effektivität	teuer, Kühlung notwendig, wenig Erfahrungen in der Präklinik	TISSEEL® Dry Fibrin Sealant Dressing

Abbildung 6.21: *Übersicht ausgewählter hämostatischer Verbandmittel*[7, 156, 157]

haben. Elastische Verbandpäckchen können mehr Druck auf die Verletzung ausüben als unelastische. Moderne Verbandpäckchen besitzen nicht nur integrierte Häkchen, mit denen der Verband ohne Klebestreifen fixiert werden kann, sondern auch Streifen aus Hakenklett, die ein ungewolltes abrollen des Verbandpäckchens (und Herunterfallen in den Schmutz) verhindern.

Gebräuchliche Verbandpäckchen kombinieren einen Verbandrolle mit einer sterilen Wundauflage. Zusätzlich sind meist sterile Wundauflagen („Zellstoffmullkompessen“) in verschiedenen Größen vorhanden. Diese stellen jedoch keinen Ersatz für den notwendigen Verbandmull bzw. Gaze zum tieferen Tamponieren von Wundkanälen dar.[106] Hier bieten moderne modulare Verbändpäckchen aus der taktischen Notfallmedizin kombinierte Lösungen aus meist ausreichender Gaze und elastischer sowie sich selbst sichernder Binde an. Der Rückgriff auf herkömmliche Gaze zur Tamponade und elastische Binden ist eine weniger elegante, jedoch meist günstigere Lösung. Gaze ist in verschiedenen Formen erhältlich; entweder als Rolle, als mehrere Einzelquadrate oder als gefaltetes Band („Z-packed"). Verletzte durch Kampfhandlungen haben meist mehrere Wunden bzw. mehrere Wunden an mehr als einer Körperregion und im urbanen Umfeld sind schwerere Verletzungen durch Geschosse häufiger zu erwarten;[106] weshalb an einem Patienten durchaus eine Menge an Verbandmaterialen notwendig sein können.

Anders als gelegentlich empfohlen, sollte kein zweites Verbandpäckchen über einem Druckverband platziert werden, der durchblutet. Das zweite Päckchen würde keinen Effekt haben, außer eine weiterhin nicht kontrollierte Blutung zu verdecken. Wichtig ist auch die Größe der Wundauflagen, die mitgeführt werden. Untersuchungen nach IED-Detonationen legen nahe, dass mindstens eine grosse Verbandauflage bzw. ein grosses Verbandtuch pro Person mitgeführt werden sollte; die Erfahrung hat gezeigt, dass eine grosse Wundauflage – z.B. zur Abdeckung abdomineller Wunden – nicht durch anderes Material ersetzt werden kann.[106]

Blutungen können innerhalb dieses Kontextes extrem kritische Auswirkungen haben, weshalb der hämorrhagische Schock (Blutungsschock) ein lebenswichtiges Thema bei der Verwundetenversorgung ist. Generell ist ein Schock eine schwerwiegende Verringerung der Gewebedurchblutung mit sauerstoffangereicherten roten Blutkörperchen, was einen anaeroben Zellstoffwechsel und eine geringere intrazelluläre Energieproduktion bedingt, was wiederum zum Tod führen kann. Da diese Definition auf der Pathophysiologie basiert, muss zum Erkennen nach den klinischen Zeichen eines Schockzustandes gesucht werden, die jedoch in

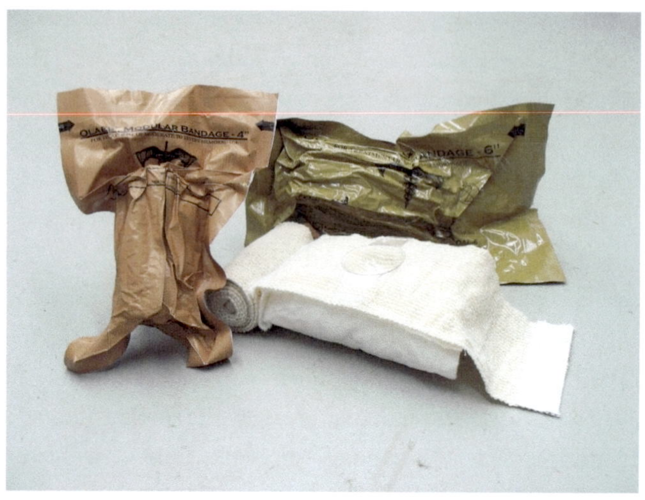

Abbildung 6.22: *OLAES Verband: Modularer Aufbau mit Gaze zur Tamponade, luftundurchlässiger Folie und Druckpunkt mit Sichtfenster (Mit freundlicher Genehmigung von Tactical Medical Solutions, Inc.)*

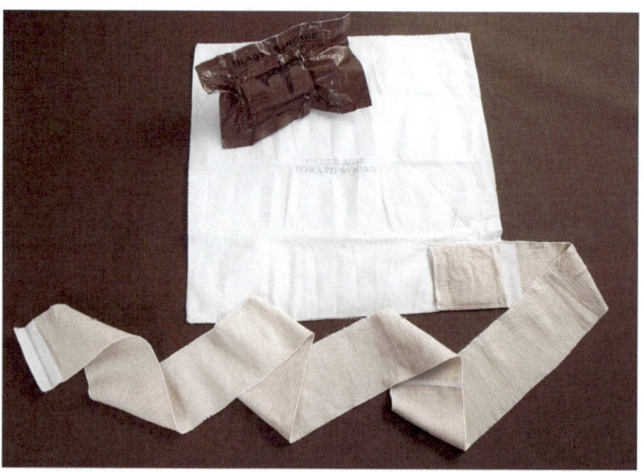

Abbildung 6.23: *Blast Bandage: Besonders große Wundauflage zur Versorgung abdomineller Verletzungen, sowie luftundurchlässige Verschlussfolie (Mit freundlicher Genehmigung von Tactical Medical Solutions, Inc.)*

einer widrigen taktischen Umgebung (z. B. sensorische Überlastung) im Gegensatz zum Routineumfeld des Rettungsdienstes kaum wahrzunehmen sind. Daher wird empfohlen, als taktisch relevante Schockdefinition einen abnormen Puls (schneller, schwach tastbarer oder fehlender Radialispuls) und/oder einen abnormen Bewusstseinszustand, der nicht auf ein Schädel-Hirn-Trauma (SHT) oder medikamentösen Einfluss zurückzuführen ist, zu nutzen. Entgegen früherer Ausbildungen wird die Anwendung der Schocklage nicht mehr empfohlen, da bei Patienten mit SHT der Hirndruck steigen kann und durch die maximale Vasokonstriktion bei Patienten im hypovolämischen Schock eine relevante Autotransfusion aus den unteren Extremitäten in die lebenswichtigen Organe nicht erwartet werden kann.[7,158]

6.2.3 Infusionstherapie

Während im zivilen Bereich bei Traumapatienten zwei großlumige periphervenöse Zugänge (14 bzw. 16 Gauge) zur Infusionstherapie genutzt werden sollen, wird unter taktischen Bedingungen ein einzelner, kleinerer Zugang (18 Gauge) aufgrund der einfacheren Handhabbarkeit und höheren Erfolgschancen favorisiert.[7] Generell konnte der allgemeine Nutzen einer präklinischen Infusionstherapie bei Traumapatienten nicht eindeutig nachgewiesen werden, obwohl sie regelhaft, teilweise aggressiv, praktiziert wird. Zahlreiche Studien zeigten, das eine aggressive Flüssigkeitssubstitution bei einem unkontrollierten hämorrhagischen Schock vor der chirurgischen Versorgung der Gefäßverletzung entweder die Überlebenswahrscheinlichkeit nicht verbessert oder die Mortalität sogar erhöht. Wenn ein Nutzen durch eine Infusionstherapie generiert werden konnte, dann nur, wenn die zuvor die Blutung zuverlässig gestoppt wurde.[159,160,161]

Dies unterstreicht nochmals die Relevanz der effektiven Blutungskontrolle. Bezüglich der Frage, ob kristalloide oder kolloidale Volumenersatzmittel verwendet werden sollte, kann festgestellt werden, dass bei kristalloiden Infusionslösungen (z.B. Ringer-Lactat) eine rasche Volumenverschiebung vom Intra- in den Extravasalraum stattfindet, was erhebliche Auswirkungen auf die Flüssigkeitstherapie hat, da sich nach einer Stunde von 1000 ml infundierter Lösung nur noch 200 ml im Intravasalraum befinden. Im zivilen Rettungsdienst, bei dem die durchschnittliche Transportzeit ins Krankenhaus relativ kurz ist, stellt dies kein Problem dar. Muss jedoch eine längere Zeitspanne vor dem Transport überbrückt werden, kann sich eine Volumentherapie mit Ringer-Lactat schwierig gestalten. Das Hydroxyethylstärke (HES)-Molekül verbleibt dagegen länger im Intravasalraum und fördert darüber hinaus den Flüssigkeitseinstrom vom Interstitium in den Intravasalraum, so dass nach einer Infusion von 500 ml sechsprozentiger HES eine Volumenzunahme von 800 ml erzielt wird.[158,162] Obwohl die TCCC-Leitlinien lange eine Gabe von 1000 ml HES bei allen Patienten mit einer Indikation zur Flüssigkeitsgabe vorsahen, wurde aktuell der Vorschlag umgesetzt, Schockpatienten (nach den o.g. Kriterien) einen Bolus von 500 ml HES zu verabreichen und diesen erst um weitere 500 ml auf 1000 zu erhöhen, wenn innerhalb von 30 Minuten keine Zustandsverbesserung eintritt. Dadurch werden Ressourcen geschont (sparen von Infusionen für weitere Patienten) und das Risiko von Rezidivblutungen bei bereits versorgten Wunden verringert.[103]

Bezogen auf die Ausstattung des Rettungsteams heisst dies, die Traumataschen einem höheren Verhältnis von kolloidalen zu kristalloiden Lösungen auszustatten; zumal nach eigener Erfahrung des Autors teilweise der Ausschluss von HES aus den regulären, eher internistisch ausgelegten Rettungsdienstkoffern thematisiert wird. Die Suche nach einem optimalen Volumenersatzmittel für die Einsatzbereiche TCCC und TEMS dauert an und ist Schwerpunkt gegenwärtiger Forschungsbemühungen. Meist wird in Ausstattungen für Massenanfälle von Verletzten besonderes Augenmerk auf die Anzahl der Infusionen gelegt. Bezogen auf die

Produktname	Anwendung	Punktionsorte
Cook-Nadel Jamshidi-Nadel	Manuell	Verschiedene, hauptsächlich Tibia
F.A.S.T.-1	Nadelkranz, manuell	Sternum
EZ-IO	Bohrmaschine	Tibia, Humerus bei Erwachsenen
Bone Injection Gun (B.I.G.)	Federdruck	Tibia

(ohne Anspruch auf Vollständigkeit)

Abbildung 6.24: *Beispiele für intraossäre Zugänge*

taktische Einsatzmedizin kann festgestellt werden, dass der Großteil der Patienten nach Verwundung im Kampf nicht im Schockzustand ist und daher nicht zwingend Infusionen benötigt.[106,163] Betrachtet man außerdem das Gewicht und das Volumen einer einzigen 500 ml Infusion, wird schnell deutlich, welchen Aufwand eine exzessive Ausstattung mit Infusionen für 20 oder mehr Patienten bedeutet. Trotzdem haben Patienten im Schockzustand und einem Blutdruck von unter 90 mmHg sich verringernde Überlebenschancen, daher muss die Perfusion lebenswichtiger Organe sichergestellt sein (im militärischen Kontext wird beim wachen Patienten mit vorhandenen Schutzreflexen teilweise die orale Rehydrierung diskutiert).[106] Infusionen sollten daher in einem vertretbaren Umfang mitgeführt werden. Die Notwendigkeit eines i.v. oder i.o. Zuganges ist von der Notwendigkeit einer Infusionstherapie unabhängig, da der Patient beispielsweise keiner Flüssigkeitssubstitution bedarf, wohl aber einer Analgesie.

Alle Infusionen haben als Gemeinsamkeit, dass sie zunächst in den Patienten gelangen müssen, um zu wirken – gewöhnlich wird dies durch einen (meist peripheren) intravenösen Zugang ermöglicht.

Bei Patienten in einem Schockzustand mit kollabierendem Gefäßsystem kann dies jedoch schwierig sein; ein intraossärer Zugang (innerhalb der Knochensubstanz: Punktion des stark durchbluteten Knochenmarkraumes) bietet hier eine leichtere Alternative als ein zentralvenöser Zugang.

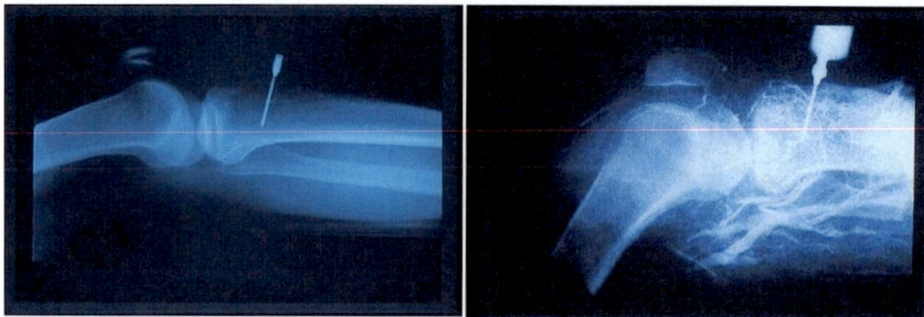

Abbildung 6.26: *Platzierte Intraössärkanüle (BIG) und Perfusion (Mit freundlicher Genehmigung von Waismed Ltd.)*

Mögliche Zugangspunkte sind die proximale Tibia (Schienenbein) oder im militärischen Bereich das Brustbein, da bei Landminenopfern die Möglichkeit über die Schienenbeine u.U. nicht mehr möglich und der Thorax durch die Körperpanzerung besser geschützt ist. Trotz der Platzierung im Sternum ist eine Herzdruckmassage möglich. Zur Zeit wird im zivilen Bereich zur intraossären Punktion als Zugangsort der ersten Wahl die Tibia empfohlen,[164] aber auch das Sternum bietet eine gute Möglichkeit.[165,166] Wenn intraossäre Zugänge im Regelrettungsdienst bereitgehalten werden, dann hauptsächlich für (Klein-)-Kinder, obwohl sie auch beim Erwachsenen Patienten eine gute Zugangsmöglichkeit darstellen,[167,168] seit den Empfehlungen zur Reanimation von 2005 und auch vom Traumamanagementsystem ITLS empfohlen werden, wenn der Versuch, einen venösen Zugang zu finden, innerhalb von 90 Sekunden misslingt. Für die Anwendung am erwachsenen Patienten sind jedoch andere Größen notwendig, jedoch kann unter Anwendung entsprechender Systeme in kürzester Zeit ein effektiver Zugang geschaffen werden; der Zeitaufwand für einen venösen Zugang ist besonders bei instabilen Patienten mit schlechten Venenverhältnisse höher und das verstreichende Zeitintervall kann wesentlich sinnvoller genutzt werden.[166] Durch die gute Alternative sollte eine intraossäre Zugangsmöglichkeit ein elementarer Bestandteil der Traumaausrüstung sein.

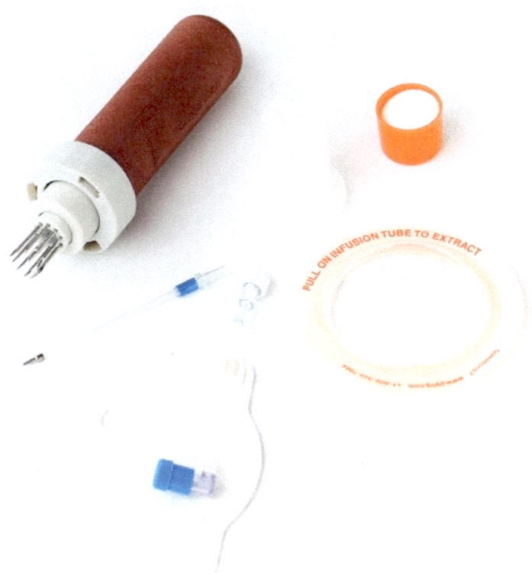

Abbildung 6.27: *Intraossäres Infusionssystem FAST1 (Mit freundlicher Genehmigung von Pyng Medical)*

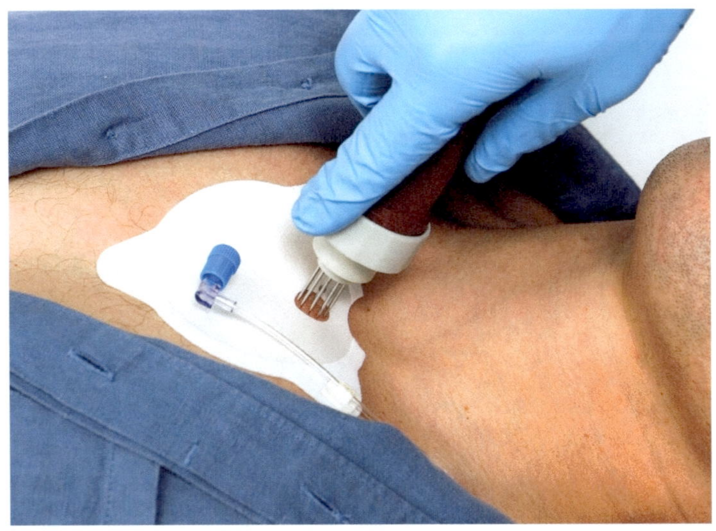

Abbildung 6.28: *Platzierung des FAST1 (Mit freundlicher Genehmigung von Pyng Medical)*

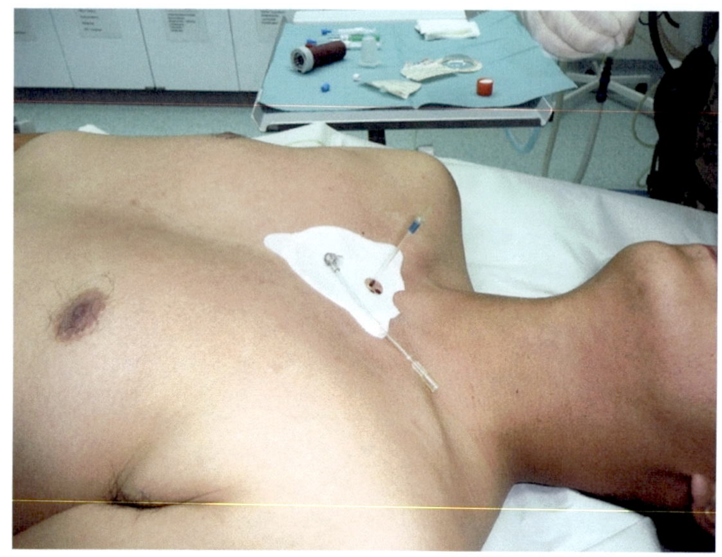

Abbildung 6.29: *FAST1 am Patienten (Mit freundlicher Genehmigung von Pyng Medical)*

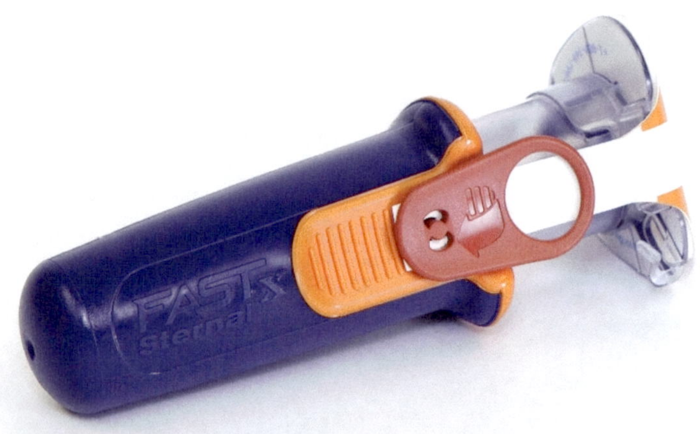

Abbildung 6.30: *Neues Infusionsystem FASTx (Mit freundlicher Genehmigung von Pyng Medical)*

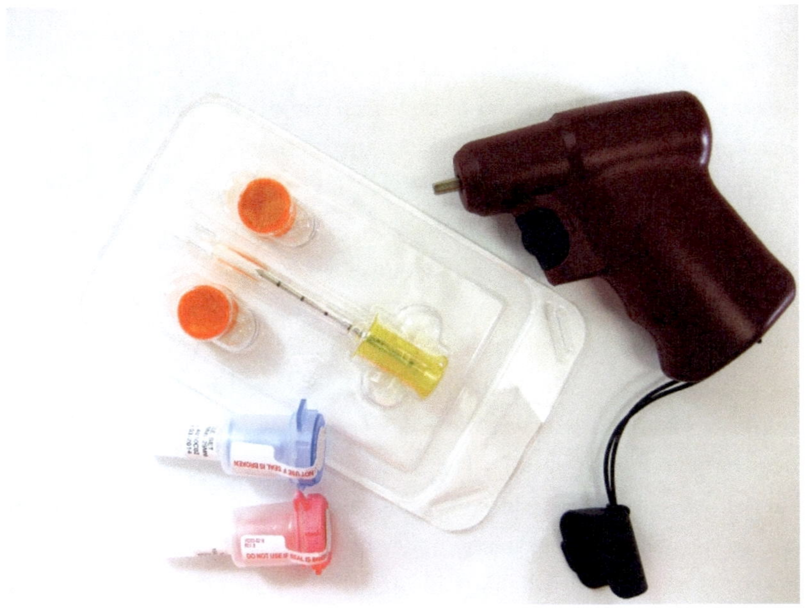

Abbildung 6.31: *EZ-IO Set mit Bohrer und Nadeln in verschiedenen Größen*

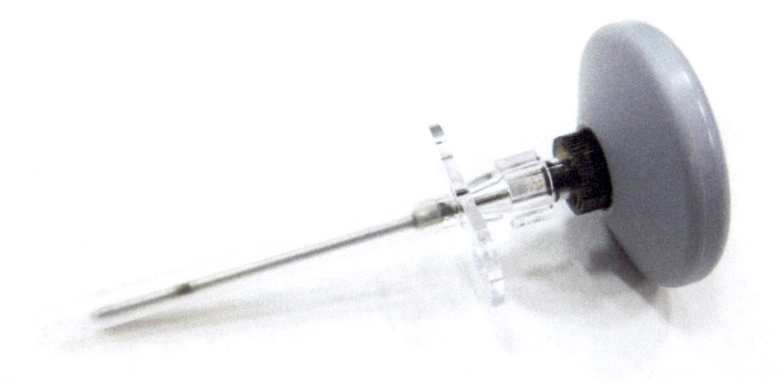

Abbildung 6.32: *Cook-Intraossärnadel*

Normalerweise werden Infusionen über die Schwerkraft in den Patienten gebracht, dazu muss allerdings der Infusionsbeutel oberhalb des Patienten angebracht oder aufgehängt werden. Was im Rettungswagen problemlos möglich ist und auch an normalen Einsatzorten zur Not an einen Passanten delegiert werden kann, ist im taktischen Umfeld womöglich weitaus schwieriger: Die Polizisten können keine Infusion halten, weil sie für die Sicherheit des Rettungsdienstpersonals sorgen müssen, welches selbst schon genug andere Aufgaben bewältigen muss. Dazu kommen noch viele Patienten, die einer Infusion bedürfen – also hilft ein einzelner Unverletzter auch nicht viel weiter. Um trotzdem einen Ausweg aus diesem Dilemma zu finden und eine adäquate Infusionstherapie durchführen zu können, hat sich die Platzierung des Infusionsbeutels unter dem Patienten durchgesetzt. Der Druck durch das Eigengewicht des Patienten ist ausreichend, um einen adäquaten Durchfluss zu erzielen. Es wurde versucht, die effektivste „under-body position" zu finden, zugrunde gelegt wurde eine Kanüle mit 14G Größe (Braun), durch die unter Schwerkraftbedingungen nominal 270 ml pro Minute infundiert werden können. Tatsächlich lag der gemessene Durchfluss unter Schwerkraftbedingungen jedoch bei 192 ml/min.[169] Als Probanden wurden 20 Männer und Frauen verschiedenen Alters und Body-Mass-Index herangezogen. Untersucht wurden sechs Positionen des Infusionsbeutels am flach gelagerten Patienten: Unter den Fersen, zwischen den Schulterblättern, unter dem Kopf, unter dem Nacken, unter dem Kreuzbein und in der Gesäßfalte. Interessanterweise wiesen die Positionen in der Gesäßfalte (135 ml/min) und hinter den Schulterblättern (113 ml/min) die höchsten Durchflussraten bei Männern und Frauen auf. Insgesamt konnten so 440 bzw. 405 ml von insgesamt 500 ml mit einem vernachlässigbaren Zeitunterschied gegenüber der Schwerkraftposition infundiert werden. Es wurde daher empfohlen, die Gesässfalte als besten Ort für die Druckinfusion durch Körpergewicht zu wählen und wenn diese Position nicht möglich ist, auf die Position zwischen den Schulterblättern oder unter dem Kreuzbein auszuweichen.[169] Allerdings birgt die Positionierung unterhalb des Patienten eine theoretische Verunreinigung, weshalb das Infusionsystem und die Infusion in der kalten Zone als Vorsichtsmaßnahme ersetzt werden sollten.

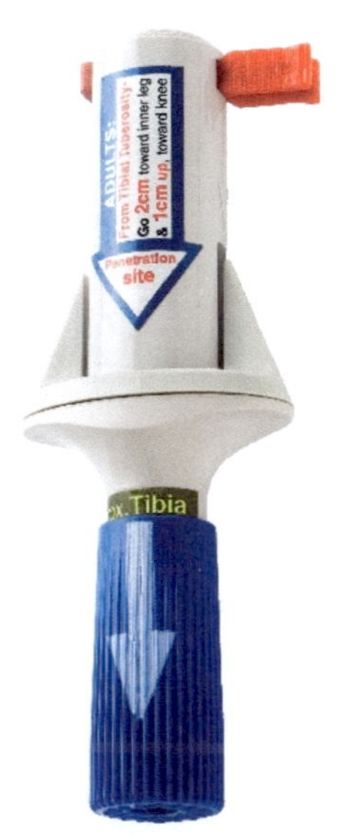

Abbildung 6.25: *Bone Injection Gun (BIG) (Mit freundlicher Genehmigung von Waismed Ltd.)*

Der Sicherung eines i.v. Zuganges kommt in der taktischen Notfallmedizin besondere Bedeutung zu, da aufgrund der meist erschwerten Rahmenbedingungen ein Zugang leichter dislozieren kann als im zivilen Bereich und sich das Legen eines neuen Zugangs aufgrund der Verletzungen und des Patientenzustands schwieriger gestalten kann. Da die personellen und materiellen Ressourcen ohnehin limitiert sind, sollten Neuanlagen von Zugängen so gut wie möglich vermieden werden, weshalb die zusätzliche Sicherung der Zugänge sinnvoll ist. Dies kann über die Nutzung von medizinischem Klebeband, adhäsiven Binden, Klettstreifen oder eine Kombination erreicht werden. Die US Armee hat mit dem Anschluss eines Zuspritzschlauchs (Saline Lock), der zusammen mit der eigentlichen Venenverweilkanüle mit durchsichtiger Folie abgeklebt wird, gute Erfahrungen gemacht. In diesen Zuspritzschlauch wird ein weiterer Kathether eingeführt, der dann notfalls disloziert und den eigentlichen Zugang hiervor schützt.

6.2.4 Hypothermie

Die Kombination aus Hypothermie, Azidose und Gerinnungsstörung kann für Traumapatienten zum tödlichen Problem werden. Der Zusam-

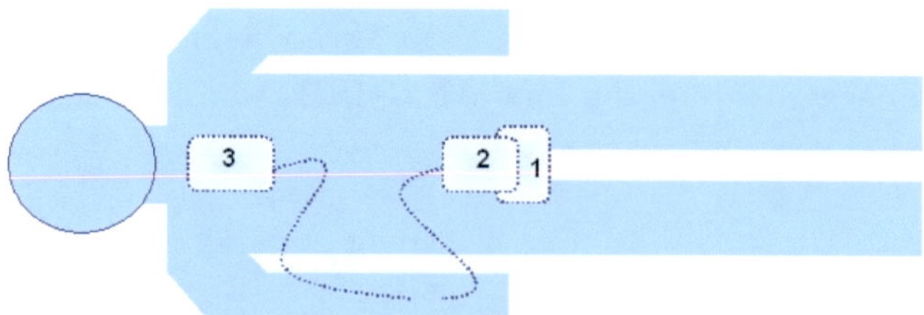

Abbildung 6.33: *Körpergewicht zur Druckinfusion: Am Effektivsten ist der Bereich unter dem Gesäß (1), ansonsten unter dem Kreuzbein (2) oder zwischen den Schulterblättern (3)*

menhang zwischen unterkühlungsbedingter Koagulopathie und erhöhter Mortalität wurde vielfach beschrieben und Untersuchungen haben gezeigt, dass 66 Prozent von zivilen Traumapatienten die Notaufnahme mit einer Körpertemperatur unter 36°C erreichten; bei 80 Prozent der nicht überlebenden Patienten wurde eine Körpertemperatur von unter 34°C gemessen.[7] Bei Traumapatienten wird eine Hypothermie durch den Einfluss des Traumas auf die Thermoregulation und auf die Hemmung des Zitterns ausgelöst. Die Hypothermie beeinträchtigt wiederum die Blutgerinnung durch Verringerung der Enzymaktivität, Blutplättchenfunktion und eine erhöhte Fibrinolyse (Körpereigene eiweißspaltende Plasmaenzyme, die Thromben wieder auflösen können[11]), was das Blutungsproblem noch erhöhen kann. Eine Hypothermie ist unabhängig von der Umgebungstemperatur und tritt bei warmen und kaltem Wetter gleich häufig auf und betrifft einen Großteil der Traumapatienten.[170,171]

Während die Unterkühlung bereits im regulären Rettungsdienst ein gewichtiges Problem darstellt, wird die Situation innerhalb einer taktischen Lage noch verschärft, da hier ein Wärmeerhalt nicht so einfach wie in einem Rettungswagen durchgeführt werden kann und der Transport in eine Klinik verzögert wird. Die Koagulopathie ist durch Wiedererwärmen zwar reversibel; aufgrund physikalischer Gesetzmäßigkeiten die relevant sind, wenn die Temperatur im Körperkern angehoben werden soll, ist es jedoch leichter, einer Unterkühlung vorzubeugen, als sie zu beheben.[7]

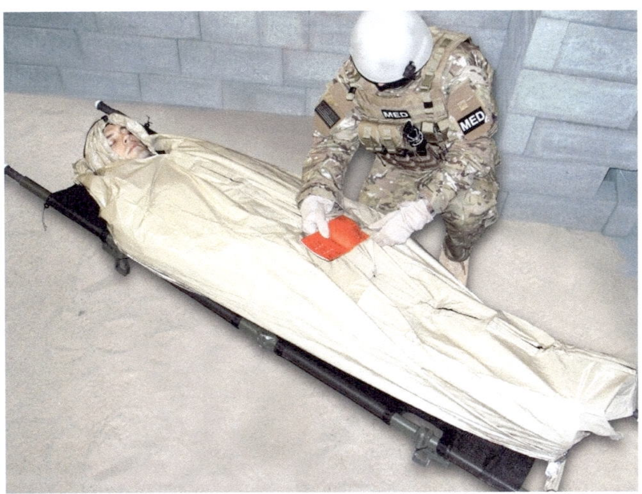

Abbildung 6.34: *HELIOS System: Erlaubt durch spezielle Öffnungen den Patientenzugang, ohne das System komplett entfernen zu müssen; zusätzlich ist eine aktive chemische Wärmequelle erhältlich* (Mit *freundlicher Genehmigung von Tactical Medical Solutions, Inc.*)

Deshalb ist so früh wie möglich eine Hypothermieprävention einzuleiten, z.B. durch die gängigen Rettungsdecken auf Silberfolienbasis, die in ausreichender Stückzahl mitgeführt werden sollten. Eine wirksame Blutstillung und Volumentherapie tragen dazu bei, dass sich der Wärmehaushalt des Patienten wieder selbst regulieren kann. Die sekundäre Hypothermie ist regelhafte Konsequenz einer ausreichend schweren systemischen Krankheit oder eines Traumas und kann innerhalb von zwei Stunden tödlich verlaufen, wenn sie nicht erkannt oder unzureichend behandelt wird. Die Mortalität kann bis zu 50 Prozent betragen, wenn die Hypothermie sekundär durch Komplikationen anderer Krankheiten enstand oder einen schweren Verlauf hat.[7]

Bei Wind kühlt der Körper zudem deutlich schneller aus, was durch den starken konvektiven Wärmeverlust der vom Wind angegriffenen Haut bedingt ist. Externe Wärmequellen, wie sich selbst erwärmende Heizdecken, werden zwar oft verwendet, nutzen allerdings zu Wiedererwärmung nur minimal. Bei Patienten mit milder Hypothermie und Zittern sollte auch der Blutzuckerwert bestimmt und nötigenfalls Glucose verabreicht werden, da die Muskeln durch das Zittern zusätzliche Energie verbrauchen. Die handelsüblichen Rettungsdecken werden zum Teil als eingeschränkt nützlich bewertet. Zumindest dienen sie dem Einsatzpersonal als Erinnerung, frühzeitig eine Hypothermie zu verhindern.

6.2.5 Persönliche Grundausstattung der Polizeibeamten

Gemeinsame Forderung von TEMS und TCCC ist es, jede Einsatzkraft mit einer eigenen, verkleinerten medizinischen Grundausstattung auszurüsten, um sofort lebensrettende Maßnahmen durchführen zu können, wenn es zu einer eigenen Verletzung kommt. Dies ist besonders wichtig, wenn die medizinischen Einsatzkräfte nicht sofort erreichbar sind. Grundsätzlich wird angestrebt, zuerst Selbsthilfe anzuwenden, damit die restlichen Einsatzkräfte auf die Bedrohung einwirken. Nur wenn eine Selbsthilfe nicht möglich ist, soll eine weitere Einsatzkraft die erforderlichen Maßnahmen durchführen. Priorität hat das Unterbinden lebensbedrohlicher Blutungen, weshalb meist jedes Individual First Aid Kit (IFAK), Personal Supply Module (PSM) oder „persönliche SanAusstattung“ neben Verbandstoffen auch auch ein Hämostatikum und einen Tourniquet enthält. Die Sicherung der Atemwege wird bis zur Behandlung in der warmen Zone bzw. bis zur Phase „tactical field care“ aufgeschoben, trotzdem können ein handelsübliches Notfallbeatmungstuch und eine normale Rettungsdecke sinnvoll sein, zumal sie geringe Kosten, Gewicht und Packmaß beanspruchen. Einige Grundausstattungen, besonders aus dem militärischen Bereich, enthalten zusätzlich Schmerzmittel und Antibiotika in Tablettenform (sogenannte Combat-Pill-Packs), was für den hier relevanten Bereich allerdings nicht sinnvoll ist. Die per-

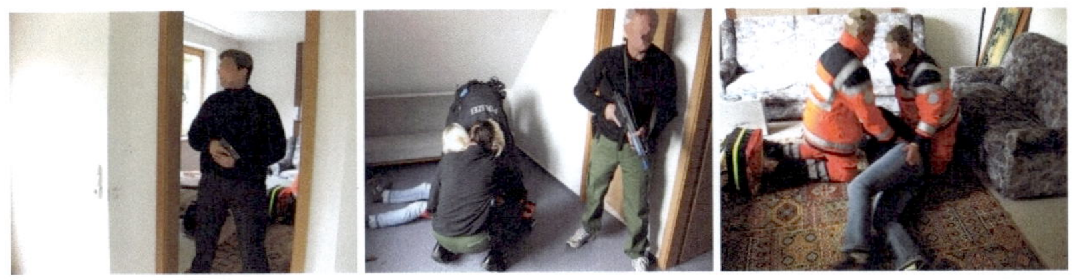

Abbildung 6.35: *Während ein Beamter den gesicherten Bereich überwacht, transportieren die übrigen Beamten Verletzte mit dem Rettungstuch und führen sie dem Rettungsdienst zu*

sönliche Grundausstattung hat außerdem den Vorteil, das mehr materielle Ressourcen für die Behandlung von Dritten zur Verfügung stehen, wenn dies notwendig ist. So können Patienten mit lebensbedrohlichen Blutungen auch noch vor der Übergabe an die Rettungsdienstmitarbeiter gemäß den Vorgaben der taktischen Notfallmedizin erstversorgt werden. Allerdings sind wirtschaftliche Überlegungen hier durchaus statthaft, da im Gegensatz zur Traumatasche des Rettungsdienstes die Polizisten ihre persönliche Grundausstattung eher selten nutzen werden. Trotzdem besteht beispielsweise immerhin die Möglichkeit, dass auch die Polizei eine Schuss- oder Messerstichverletzung durch lebensrettende Sofortmaßnahmen versorgen muss, wenn der Rettungsdienst noch nicht am Einsazort ist.

6.2.6 Patiententransport im taktischen Bereich

Zu keiner Zeit sind die Einsatzkräfte so gefährdet wie zur der Periode, in der sie einen Patienten aus einer potentiell gefährlichen Lage in den gesicherten Bereich retten. Dies trifft auf TEMS-Provider im internationalen Kontext ebenso zu wie auf die Polizisten, die als Teil des Rettungsteams die Verletzten aufsuchen. Die Rettung eines Verletzten schränkt die Beweglichkeit, Sicht und Reflexe derjenigen ein, die den Patienten transportieren. Im Bereich von TEMS wird daher gefordert, dass die Einsatzkräfte mit mehreren Techniken vertraut sein müssen, um verletzte Personen zu transportieren. Dabei spielen sowohl der Zustand des Patienten als auch die weiteren Rahmenbedingungen eine Rolle, wie zur Verfügung stehende Transportmittel, Helfer und der jeweilige Gefährdungsgrad. Das Ziel ist die schnelle Rettung des Patienten in die warme Zone, während die größtmögliche Sicherheit für Retter und Patient während des Transports gewährleistet wird. Viele Situationen erfordern es, dass ein Patient zunächst aus einer unsicheren Lage in eine besser kontrollierbare gerettet wird, bevor er behandelt werden kann; wie eben der Transport aus der heißen in die warme Zone. Dazu müssen die Einsatzkräfte in der Lage sein, schnell zum Patienten zu gelangen und zu entscheiden, wie der Patient am besten und am schnellsten in einen sichereren Bereich zur Behandlung gebracht werden kann. Zum Teil muss aus der Ferne versucht werden, den Zustand eines Patienten zu bestimmen. Patienten, die bei Bewusstsein sind, können unter Umständen selbst in einen sichereren Bereich gelangen und können Hinweise zur Einschätzung ihrer Verletzungen geben.

Ist ein Patient bewusstlos, so muss entschieden werden, welche Transportart die Beste in Abhängigkeit seines Zustandes und des Umfeldes ist. Beispielsweise können sowohl Retter als auch Patient nur profitieren, wenn sie schnellstmöglich wieder in die warme Zone gelangen und die Verletzungen des Patienten es zulassen oder sogar erfordern. Erlitt der Patient dagegen eine Schädigung des Nervensystems, beispielsweise infolge eines Sturzes, sollte er möglichst seinem Trauma angepasst gerettet werden. Hier wird erneut deutlich, dass sich die taktische Notfallmedizin von der zivilen unterscheidet und kontextabhängig ist.

Die Erstuntersuchung bestimmt die Umstände, unter denen der Patient aus der gefährlichen Zone gerettet wird. Dabei ist der zugrunde liegende Verletzungsmechanismus entscheident für die Annäherung, Sofortmaßnahmen und Rettung des Patienten. Immobilisation mittels Zervikalstütze sollte nur Verletzungsmustern nach Stürzen aus großer Höhe (z.B.

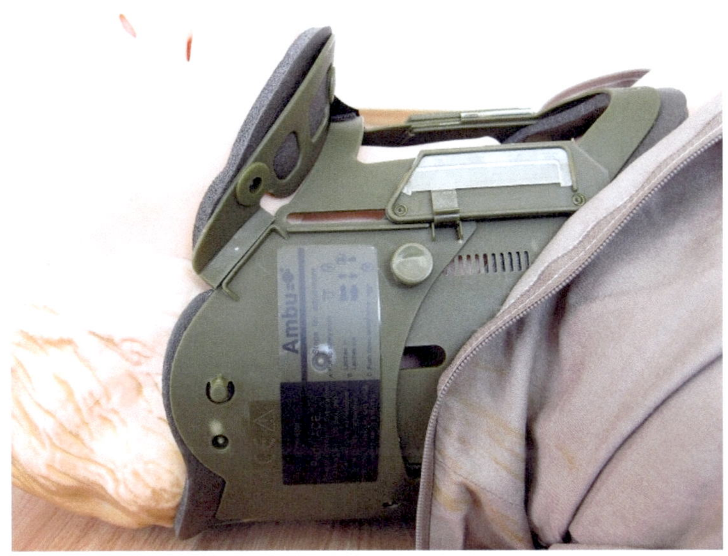

Abbildung 6.36: *Bei penetrierendem Trauma im HWS-Bereich ist eine Immobilisation (hier am Phantom) nicht angebracht*

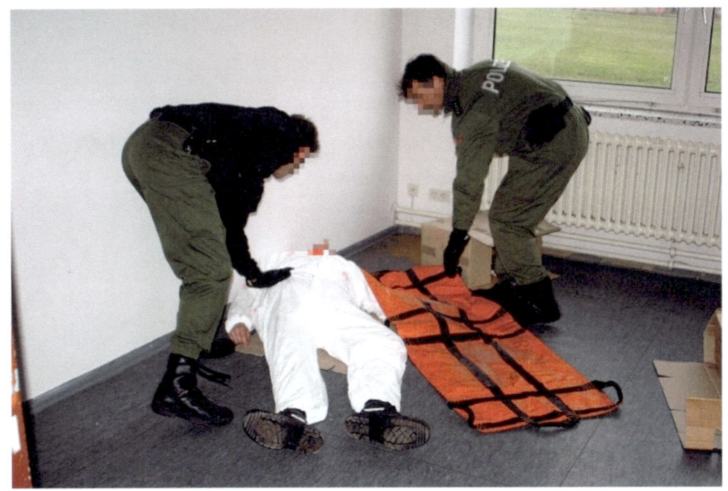

Abbildung 6.37: *Das Trage- bzw. Rettungstuch als Transportmittel*

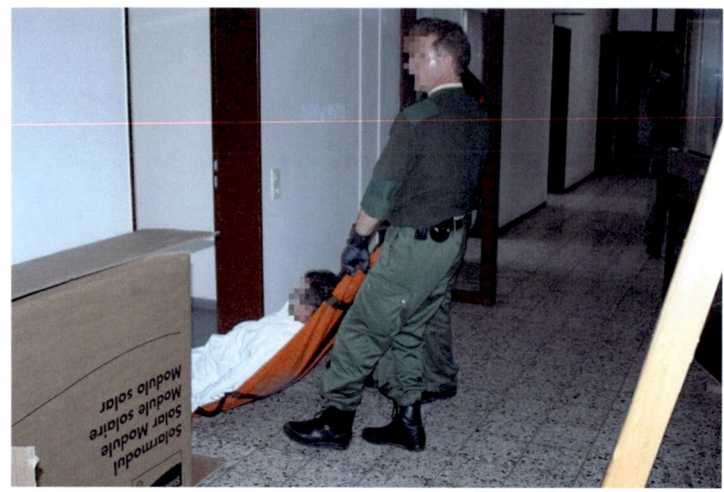

Abbildung 6.38: *Der Patiententransport ist physisch belastend, weshalb die Rollen des „Trägers“ und der Sicherungsschützen nach einiger Zeit getauscht werden sollten*

Fenstern) oder Hochgeschwindigkeitsunfällen vorbehalten sein, bei penetrierendem Trauma im HWS-Bereich ist sie nicht angebracht.[71] Wie bereits an anderer Stelle erwähnt wurde, nimmt die HWS-Immobilisation in der heißen Zone und zum Teil auch in der warmen Zone zuviel Zeit in Anspruch und verursacht damit mehr Aufwand als Nutzen. Dagegen können Tourniquets bei lebensbedrohlichen Blutungen noch in einem vertretbaren Zeitfenster angebracht werden, zumindest bis der Patient aus der heißen in die warme Zone gerettet wurde und eine genauere Wunduntersuchung und -behandlung möglich ist. Muss ein Polizeibeamter selbst gerettet werden, ist von seinen Kollegen die Dienstwaffe zu sichern. Bei Patienten, die bei Bewusstsein sind, jedoch nicht erreicht werden kann, sollten die Einsatzkräfte sie dazu bewegen, sich selbst in eine sicherere Position bzw. Deckung zu begeben. Deckung kann hierbei sowohl als Sichtschutz (concealment) als auch als Schutz vor Feuerwaffen (cover) verstanden werden. Bewusstlose Patienten, die nicht sofort erreicht werden können, sollten von einer Person mit me-

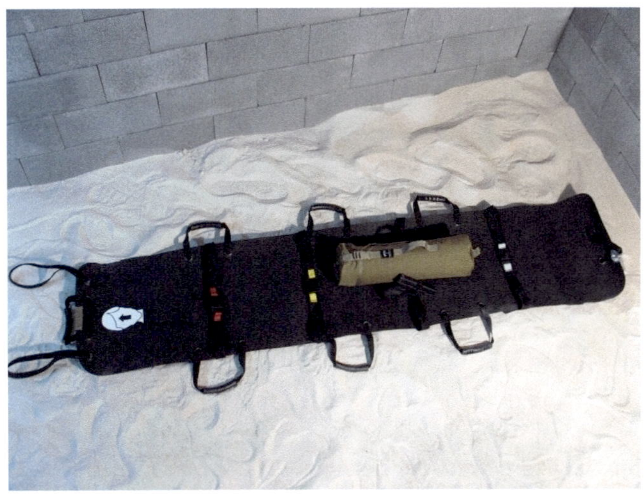

Abbildung 6.39: *Foxtrot Litter: Erlaubt den Patiententransport auch in engen Verhältnissen und kann durch eine Person gezogen werden (Mit freundlicher Genehmigung von Tactical Medical Solutions, Inc.)*

dizinischer Ausbildung nach Möglichkeit fernbeurteilt werden. Wird die Entscheidung getroffen, zu dem Patienten zu gelangen, müssen von den Einsatzkräften alle möglichen Ressourcen genutzt werden. Während einer Amoklage und keiner Möglichkeit für das polizeiliche Rettungsteam, unter Sichtschutz an die Verletzten heranzukommen, ist nur eine schnelle Annäherung und schneller Transport für Einsatzkräfte und Patienten sinnvoll.

Die Art der Patientenrettung ist abhängig von den zur Verfügung stehenden Mitteln, Helfern, dem Zustand und der Unterstützungsfähigkeit des Verletzten und vom Gefährdungsgrad der jeweiligen Lage. Es wird auch vom "ABC of extraction" gesprochen: „Ambulatory Before Carry"; es ist wesentlich besser, wenn der Patient noch Unterstützung bei seiner Rettung leisten kann als ihn zu tragen, weil dies die Sicherheit für alle Beteiligten erhöht.[71] Besonders schnell sind manuelle Tragetechniken durchzuführen, weil sie keine Hilfsmittel erfordern. Sie können jedoch,

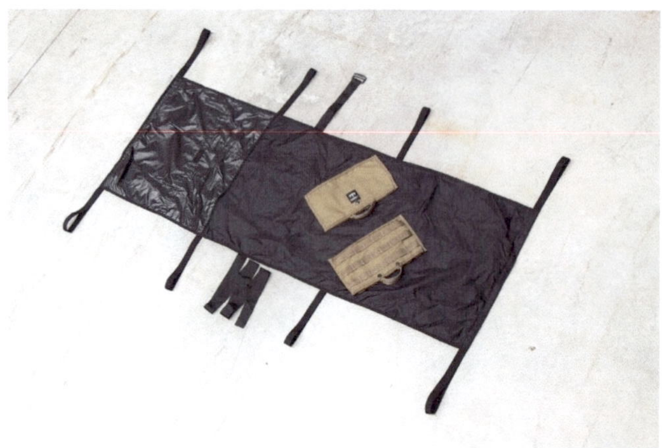

Abbildung 6.40: *Phantom Litter: Verbessertes, sehr leichtes Tragetuch, auf dem der Patient zusätzlich gesichert werden kann (Mit freundlicher Genehmigung von Tactical Medical Solutions, Inc.)*

je nach Technik, physisch sehr belastend sein. Einfachste Variante ist der „Collar Drag", bei dem der Patient in Rückenlage mit beiden Händen am Kleidungskragen ergriffen und nach hinten gezogen wird. Dies ist allerdings nur für kurze Strecken durchführbar und stellt darüber hinaus gewisse Anforderungen an die Haltbarkeit der Kleidung. Im angloamerikanischen Raum wird noch der „Fireman´s Carry" („Gamstragegriff") verwendet, bei dem der Patient zunächst in eine stehende Position gehoben und anschließend, mit dem Oberkörper auf die Schultern der Einsatzkraft gelegt, transportiert wird. Hierbei lastet das gesamte Patientengewicht auf den gebeugten Schultern, was eine entsprechende physische Konstitution notwendig macht und der Technik eine untergeordnete Rolle in der Realität zuweist. Weiterhin ist es möglich, sich vor den Patienten zu stellen und ihn an dessen Armen auf den Rücken der Einsatzkraft zu ziehen („Huckepack"), was letztlich dieselben Konsequenzen wie der Fireman´s Carry hat. Aus dem Rettungsdienst ist weiterhin der Rautek-Griff bekannt.

Stehen zwei Einsatzkräfte zur Verfügung, gibt es wesentlich mehr Möglichkeiten, einen Verletzten zu transportieren. Das Ziehen eines Patienten am Kragen geht wesentlich leichter und schneller als bei einer Person. Weitere, teilweise noch aus dem Rettungsdienst bekannte Methoden sind der Zweihelfer-Tragegriff, bei dem z. B. ein aus einem Dreiecktuch geformter Tragering eingesetzt wird. Beim Sitztragegriff greift eine Einsatzkraft unter die Schultern des Verletzten und eine weitere ergreift die Beine in Höhe der Kniekehlen, wobei alle in Laufrichtung stehen („Fore and aft-carry"). Der Patiententransport gestaltet sich wesentlich einfacher, wenn Hilfsmittel zur Verfügung stehen. Diese nehmen jedoch immer eine gewisse Zeit in Anspruch. Unterschieden werden diese Hilfsmittel meistens in „poled" oder „poleless", was grob nichts anderes als bedeutet als Tragen mit Holmen und Tragetücher (ohne Holme). Neben speziell auf den Bereich der taktischen Notfallmedizin zugeschnittenden multifunktionalen Tragesystemen wie das SKED®, Phantom Litter®, Foxtrott Litter® und weiteren (z. B. Schleifkorbtragen) ist auch das in Deutschland sehr bekannte Rettungstuch in Verwendung. Alle Systeme ermöglichen, mehr oder weniger, die Verwendung durch ein bis zu vier Rettungskräfte. Allerdings ist besonders das Tragetuch durch eine Person schwer zu ziehen, weshalb grundsätzlich zwei Einsatzkräfte zur Verfügung stehen sollten.

Im Bereich des Rettungsteams hat sich die Verwendung des Rettungstuches zum Schleifen von Patienten etabliert. Dabei wird das Rettungstuch von zwei Polizeibeamten (Position „9" und „3") unter den Verletzten gebracht und der Patient anschließend kopfwärts gezogen, während der dritte Beamte („12") seine Kollegen und den Verletzten sichert. Es hat sich gezeigt, dass das Rettungstuch für diesen Zweck gut geeignet ist und die Polizeieinsatzkräfte nach einer entsprechenden Einweisung und Übung mit der Handhabung ausreichend vertraut sein können. Allerdings ist ein Patiententransport über Treppen hinweg von zwei Personen nur mit Mühe umsetzbar, da hier der Patient mit dem Tuch verständlicherweise getragen werden muss. Dem Rettungsteam muss hier vergegenwärtigt werden, dass eine optimale Balance aus Geschwindigkeit und Koordination angestrebt werden muss und das ein Täterkontakt nie vollständig ausgeschlossen werden kann. Letztlich kommt es darauf an, nicht zum weiteren Patienten zu werden.

6.2.7 Traumataschen für Fahrzeuge und für Großereignisse

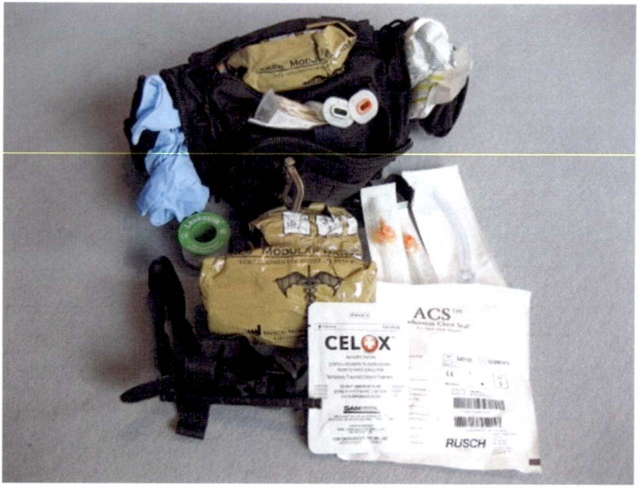

Abbildung 6.41: *Beispiel einer gesonderten Traumatasche mit Tourniquet, Hämostatikum, okklusiven und modularen Verbandstoffen, Kanülen für Entlastungspunktionen, Rettungsdecken sowie Wendl- und Guedeltuben*

In einer für die hier betrachteten Zwecke ausgerichteten fahrzeugbezogenen Traumatasche sollte sich folgendes Material befinden:

- Ausreichende Anzahl an großlumigen Kanülen zur Entlastungspunktion eines Spannungspneumothorax
- Okklusive Wundabdeckungen für penetrierende Thoraxverletzun-

gen, z.B. Asherman Chest Seal

- Speziell designte Verbandmittel (z.B. Druckverbandpäckchen)
- Tourniquets und zwei Arten Hämostatika mit unterschiedlichen Wirkstoffen (ein 'Backup')
- Kristalloide und Kolloidale Infusionslösungen
- Intraossäre Zugänge für Erwachsene und Kinder
- Ausreichende Anzahl an Rettungsdecken

Die Vorhaltung solcher Traumataschen ist selbstverständlich nicht exklusiv auf die Anwendung im taktischen Bereich beschränkt, sondern lässt vielmehr alle kritisch verletzten Traumapatienten profitieren. Grundsätzlich wird empfohlen, Dinge die zusammen genutzt werden (wie Tuben und Gleitgel), auch zusammengepackt werden sollten. Wenn durch die Verpackung der Inhalt von außen nicht ersichtlich ist, können eindeutige, haltbare Etiketten angebracht werden. Besonderes Aufmerksamkeit wird in der Praxis auf die Laschen zum Aufreißen der Verpackungen gelegt. Oft sind diese im Dämmerlicht nicht sofort erkennbar oder mit Handschuhen schwierig zu erreichen, hier kann mit zusätzlichem, gut sichtbaren Klebeband Abhilfe geschaffen werden. Unter Stress sind feinmotorische Tätigkeiten nicht mehr einfach durchzuführen (siehe 6.3), hierauf sollte bei der Vorbereitung der Ausstattung Rücksicht genommen werden. Für größere Schadensereignisse bietet sich die Vorhaltung weiterer Materialien an. Bezogen auf das Beispiel zur Vorbereitung auf Amoklagen kann dies eine Tasche oder Rucksack mit mehr Packvolumen sein, die im Ernstfall mitgenommen wird. In einem Rettungsdienstbereich in Schleswig-Holstein wurde eine solche speziellere MANV-Tasche entwickelt, die nicht etwa – wie zu erwarten – auf einer Rettungswache lagert, sondern auf einer Polizeidienststelle, da seitens der Polizei eine Materialnachführung geplant ist. Generell ist solch eine Ausstattung sinnvoll, die Bestückung ist an den regionalen Gegenbenheiten und den Erkenntnissen der taktischen Notfallmedizin auszurichten. Das Zusammenfassen von Materialen in Modulen, die pro Patient eingesetzt werden, hat sich bereits in der zivilen MANV-Planung bewährt. Dabei sollte die möglicherweise hohen Opferzahlen und Verletzungsmuster bei Amoklagen entsprechend berücksichtigt werden, also pro Patient mindestens eine lebensbedrohliche Blutungen gestoppt, Atemwege freigehalten, Thoraxwunden luftdicht abgedeckt und Entlastungspunktionen durchgeführt werden können.

Außerdem sollte pro Patient eine Sichtungskarte existieren, um gegebenenfalls Maßnahmen dokumentieren zu können (wenn Zeit und Situation es zulassen); zumindest jedoch, um die Sichtungskategorie festzuhalten. Die Module haben praktisch eine ähnliche Aufgabe wie ein „Individual First Aid Kit“. Auf Abbildung 6.42 auf der nächsten Seite sind beispielsweise unter anderem Tourniquets, Druckverbandpäckchen, Verbandtuch, okklusive Abdeckungen, Nasopharyngealtuben, Entlastungskanülen, Rettungsdecke mit aktiver Wärmequelle, Sichtungskarten und Schienungsmaterial enthalten.

Die Modultaschen („Casualty Throw Kits“) wurden jeweils mit Tourniquet, elastischer Binde, Gaze, Rettungsdecke und Sichtungskarte ausgestattet, der Fokus wurde bewusst auf lebensrettende Maßnahmen gelegt. Die Module lassen sich während des Tragens auf dem Rücken an der Unterseite einzeln herausziehen. Obwohl es darauf ausgelegt wurde, vom SWAT während der Gebäudesicherung verwendet zu werden, kann es gut als Beispiel für eine Ausstattung des Rettungsteams dienen. Trotz des größeren Stauraumes sollte nicht versucht werden, ein intensivmedizinisches Niveau zu erreichen.

Auch die größere Ausstattung sollte noch so kompakt sein, dass sie von den Einsatzkräften im Rettungsteam ohne Probleme transportiert werden kann. Zum Teil werden von den Herstellern im Bereich der taktischen

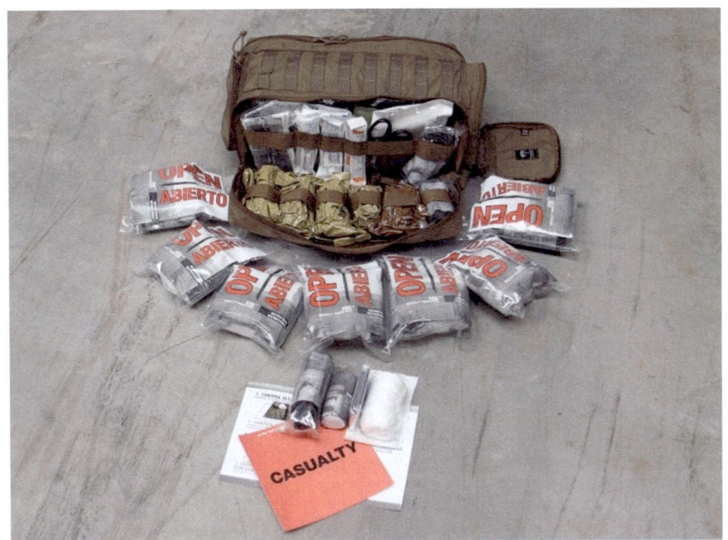

Abbildung 6.42: *Beispiel für eine größere Ausstattung: „Active Shooter Response Kit", mehrere Modultaschen, die pro Patient eingesetzt werden sowie zusätzliche Materialien (Mit freundlicher Genehmigung von Tactical Medical Solutions, Inc.)*

Notfallmedizin fertige Lösungen angeboten (mit oder ohne Transporthilfsmittel), die zumindest gut zur Orientierung dienen können. Auch wenn die Taschen primär für die Verwendung bei Amoklagen ausgelegt sind, können sie auch bei „zivilen" Massenanfällen von Verletzten einen hohen Nutzen haben.

6.2.8 Reanimation nach Trauma

Das Fehlen von Lebenszeichen innerhalb des ABC-Blocks wird die Einleitung einer Reanimation bedingen, da sich das nichtärztliche Personal im Rettungsdienst unter Umständen in eine schwierige rechtliche Lage begeben kann, wenn es die Reanimation unterlässt, auch wenn bei Massenanfällen von Verletzten explizit von Reanimationen abgeraten wird und wie bereits gezeigt wurde, bei traumatisch bedingtem Herz-Kreislauf-Stillstand die Erfolgsaussichten überaus gering sind. Zusätzlich vertritt ITLS dazu die Meinung, dass keine Versuche unternommen werden sollten, Patienten zu retten, die keinerlei Chance auf Überleben haben (dies ist zusätzlich noch auf den individualmedizinischen, zivilen Bereich formuliert).[101] Zentrale Frage ist hierbei, ob der Kreislaufstillstand einem entsprechendem Trauma zugeordnet werden kann.

Im Detail heißt es:

> „Eine kardiopulmonale Reanimation ist sinnlos, bei
>
> - a. Patienten nach penetrierendem Trauma ohne Spontanatmung und Spontanbewegung, mit Pulslosigkeit, lichtstarren Pupillen oder unorganisierter EKG Aktivität.
> - b. Patienten nach stumpfem Trauma ohne Spontanatmung, fühlbaren Puls, oder organisiertem Rhythmus im EKG beim Eintreffen des Rettungsdienstes.“[101]

Weiterhin gelte natürlich, das Reanimationsbemühungen bei sicheren Todeszeichen (Leichenstarre, Totenflecke) und mit dem Leben unvereinbaren Verletzungen unterlassen werden können. Ferner wird hingewiesen:

> „Das Beenden der Reanimationsbemühungen sollte in Erwägung gezogen werden, [...]

- b. wenn die Beförderungszeit in den nächstgeeigneten Schockraum 15 Minuten überschreiten wird.“[101]

Auch innerhalb des PHTLS-Traumamanagementsystems werden sehr ähnliche Hinweise formuliert:

> „Wenn im Primary Survey folgende Kriterien erfüllt sind, kann eine kardiopulmonale Reanimation dem Patienten vorenthalten und das Opfer für tot erklärt werden:[172]
>
> - Bei Opfern eines stumpfen Traumas, die beim Eintreffen der Rettungsdienstmitarbeiter am Ort des Geschehens pulslos und apnoeisch sind
> - Bei Opfern mit einem penetrierendem Trauma, die keine Lebenszeichen mehr zeigen (keinen Pupillenreflex, keine spontane Bewegung, keinen suffizienten Rhythmus im EKG >40/Min.)
> - Reanimationsversuche sind nicht indiziert bei offensichtlichen, nicht mit dem Leben zu vereinbarenden Verletzungen (z.B. Enthauptung) oder bei sicheren Todeszeichen wie Verwesung, Leichenflecken oder Leichenstarre.“[7]

Zum Abbruch der kardiopulmonalen Reanimation heisst es in den Empfehlungen nach PHTLS:

> „Das Beenden der kardiopulmonalen Reanimation und erweiterter lebensrettender Maßnahmen ist im rettungsdienstlichen Umfeld in folgenden Situationen möglich:
>
> - Traumapatienten, die im Beisein der Rettungsdienstmitarbeiter einen Herz-Kreislauf-Stillstand erlitten haben und bei denen ein 15-minütiger Wiederbelebungsversuch keinen Erfolg zeigt

- Patienten mit einem traumatisch bedingten Herz-Kreislauf-Stillstand, bei denen der Transport in die nächste Notaufnahme bzw. ins Traumazentrum länger als 15 Minuten dauern würde.“[7]

Ohne auf die ethischen Aspekte eingehen zu wollen, bleibt es für den einzelnen Mitarbeiter im Rettungsdienst trotz der Hinweise eine schwierige Entscheidung, ohne ärztliche Weisung eine Reanimation zu unterlassen oder abzubrechen. Innerhalb des Rettungsteams sehen sich die Einsatzkräfte darüber hinaus mit der Lage konfrontiert, nicht nur einen schwerverletzten Patienten zu behandeln, sondern gleichzeitig ihre begrenzten Ressourcen so gut wie möglich für alle Patienten einzusetzen und zu verteilen. Ferner wird allein die Durchführung lebensrettender ABC-Maßnahmen für mehrere Patienten und das Warten auf die Transfermöglichkeit in die kalte Zone länger als 15 Minuten dauern, der Transport in eine Klinik addiert sich zusätzlich. Allein deshalb sollten diese Aspekte in einer Fortbildung zum Thema Rettungsteamkonzept Erwähnung finden.

6.2.9 Triage

Die Vorgehensweisen zur strukturierten Traumaversorgung sollten vielmehr auch als Hilfestellung herangezogen werden, um die Patienten zu finden, die auch gerettet werden können. Hier kommt also der Bereich der Triage zum Tragen, der während der Erhebungen zum Thema auch als zentrale Aufgabe des medizinischen Rettungsteams deutlich unterstrichen wurde.

Triage bedeutet auf französisch „sortieren“ und wird im Rettungsdienst in zwei verschiedenen Kontexten angewandt:

1. Ausreichende Mittel stehen für die Behandlung aller Patienten zur

Verfügung. In einer solchen Situation werden die schwersten verletzten Verletzten zuerst behandelt und transportiert, die leichter Verletzten später.

2. Die Anzahl an Patienten übersteigt zunächst die Verfügbarkeit von Kapazitäten an der Einsatzstelle. Hier ist die Zielsetzung, das Überleben einer größtmöglichen Anzahl von Verletzten zu ermöglichen. Die Patienten werden hierfür in unterschiedliche Kategorien eingeteilt. Wenige Einsatzkräfte haben Erfahrungen mit Massenanfällen von über 80 Patienten, einige mit Ereignissen mit 10-20 Patienten. Die meisten erfahrenden Rettungsdienstmitarbeiter haben Vorfälle mit 2-10 Patienten erlebt, welche auch bereits herausfordernd sein können.

Ereignisse, bei denen ausreichend Rettungsmittel und Einsatzkräfte vorhanden sind, lassen die vorrangige Behandlung und den Transport der am schwersten Verletzten zu. Sind hingegen jedoch begrenzte Ressourcen vorhanden, müssen diese auf die Patienten verteilt werden, die die höchste Überlebenschance haben, um so den größtmöglichen Nutzen für eine größtmögliche Patientenmenge zu erzielen. Diese Verteilung obliegt den Mitarbeitern des Rettungsdienstes und der im Rettungsdienst tätigen Ärzte. Obwohl die Triage eine ärztliche Aufgabe darstellt, werden auch nichtärztliche Einsatzkräfte in der Lage sein müssen, in einer solchen Situation die richtigen Entscheidungen zu treffen. Gängige und übliche Vorgehensweisen zur Patientenbehandlung sind bei einem Massenanfall von Verletzten nicht anwendbar. Da zusätzlich solche Ereignisse nicht tagtäglich geschehen, erschwert die mangelnde Routine eine Abkehr von herkömmlichen Behandlungsformen.

Triage bezeichnet knapp die Beurteilung von Verletzten oder Erkrankten nach zunehmender Verletzungsschwere bei Knappheit von medizinischen Versorgungsressourcen, wodurch über Reihenfolge und Art der medizinischen Behandlung entschieden wird. Sie ist dadurch ein konti-

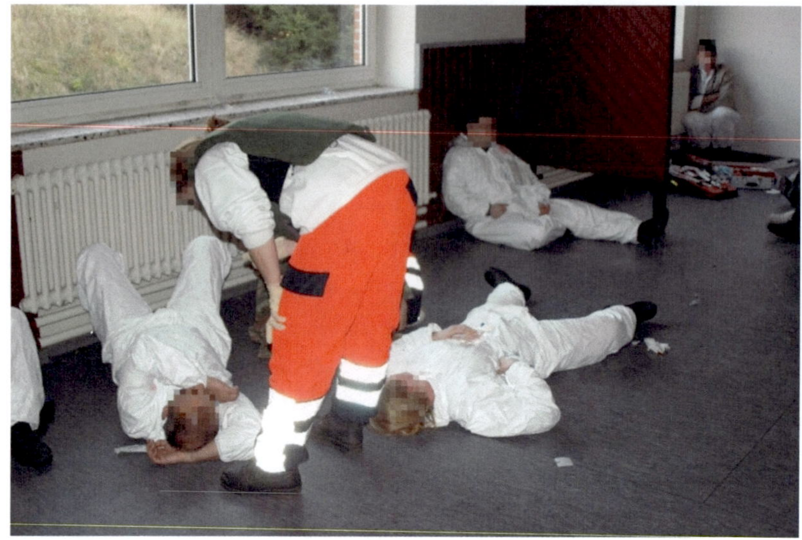

Abbildung 6.43: *Eine der Hauptaufgaben des Rettungsteams ist die Sichtung der Patienten*

nuierlicher Sichtungsprozess, welcher durch sich ändernde Patientenzustände laufend aktualisiert wird und so auch den Grundprinzipien des Primary und Secondary Survey entspricht. Da im Bereich des Rettungsteams hauptsächlich nichtärztliches Personal eingesetzt wird, werden die Einsatzkräfte hier korrekte und der Lage entsprechende Entscheidungen treffen müssen. Herausforderung der Triage ist, dazu meist unter widrigen Bedingungen, aus einer Menge von Verletzten die Patienten zu identifizieren, die tatsächlich eine sofortige Behandlung benötigen. Das korrekte Zuweisen aller Patienten in die jeweilige Behandlungskategorie ist anzustrebendes Optimum, wobei das Nichterkennen der kritischer Patienten (Untertriage) allgemein weniger ein Problem darstellt als die fälschlich zu hohe Einschätzung (Übertriage): Rettungskräfte stufen gemeinhin eigentlich nicht kritische Patienten subjektiv als schwerer verletzt ein und führen sie einer dementsprechend unnötigen Behandlung zu und zehren so Ressourcen auf; eine hohe Übertriage korreliert mit

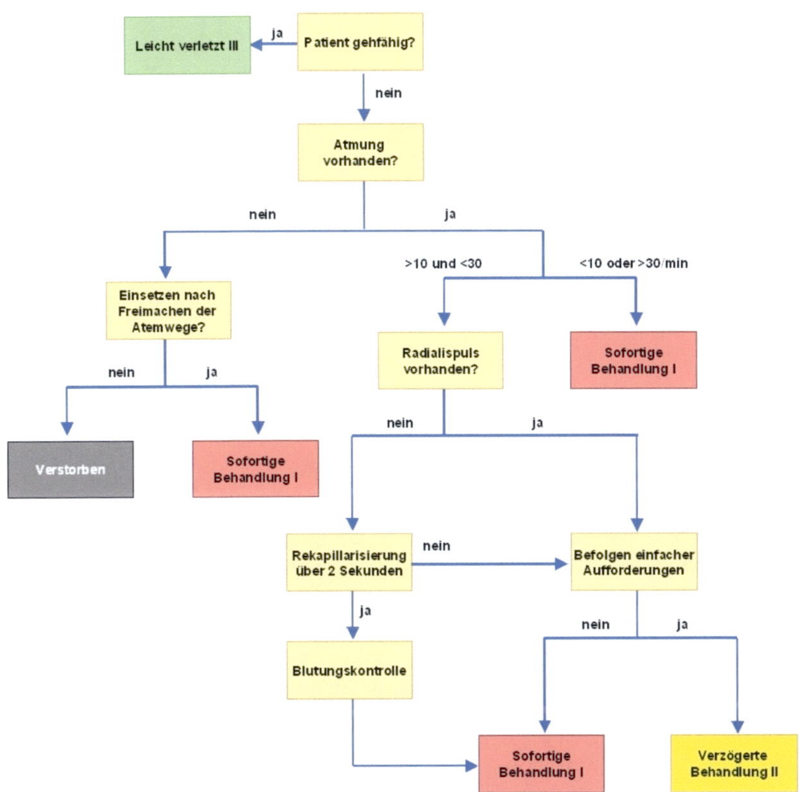

Abbildung 6.44: *Triage nach STaRT*[7, 116]

einer hoher Mortalität der Patienten.[173]

Der 1983 entworfene und international bekannte Simple Triage and Rapid Treatment (STaRT)-Algorithmus bietet eine wertvolle Hilfe bei der Sichtung. Eine Ableitung der wichtigsten medizinischen Parameter und eine Reduzierung wenige Fragen hat sich dabei durchgesetzt. Als Merkhilfe wird oft „thirty-two-can do“ gelehrt, wobei 30 die Atemfrequenz, 2 die Rekapillarisierungszeit meint und „can do“ die Fähigkeit, einfachen Aufforderungen (wie das Heben eines Armes) nachzukommen. Den Sichtungskategorien sind verschiedene Farben zugeordnet, die sich auf den Verletztenanhängekarten wieder finden, die an bereits gesichteten Patienten angebracht werden. Aufgrund der vielen verschiedenen Systeme kann es zu geringen Abweichungen kommen (blau oder schwarz für Tod, blau für abwartende Behandlung). Die einzelnen Unterschiede der Systeme sind im hier betrachteten Kontext jedoch kaum relevant. Es hat sich durchgesetzt, während der Sichtung den Patienten standardisierte Fragen zu stellen bzw. Parameter zu erheben, wie z. B. nach dem STaRT Schema. Dadurch wird eine Sichtung unabhängig vom indiviuellen Empfinden des Helfers sichergestellt. Können die Patienten einfache Anweisungen durchführen, wie einen Arm oder ein Bein bewegen, wird das Gehirn so ausreichend durchblutet sein, um weiterhin zumindest für eine gewisse Zeit bei Bewusstsein zu bleiben.[71]

Dic taktische Umgebung beinhaltet einige zusätzliche Herausforderungen zur effektiven Triage. Durch die mehr oder minder ausgeprägte Bedrohung ist es um so notwendiger, Prioritäten zu setzen. Das Hauptziel ist es, Patienten aus der heißen in die warme Zone zu transferieren, da in der heissen Zone die Gefährdung für Helfer und Patient zu groß ist. Die Spezifität der taktischen Umgebung macht eine Anpassung der herkömmlichen Algorithmen notwendig,[71] um eine adäquate Einschätzung und Behandlung in der kürzest möglichen Zeit zu gewährleisten; dabei spielen die bewährten Parameter weiterhin eine Rolle. Der Triageprozess ermöglicht es auch, gewisse Aussagen über die Überlebenswahrscheinlichkeit zu treffen oder die Notwendigkeit von lebensrettenden Sofortmaßnahmen zu erkennen, woraus die Behandlungs- und Evakuierungspriorität resultieren. Obwohl verschiedene Triagesysteme existieren, kann keine pauschale Aussage darüber getroffen werden, welches am nützlichsten ist. Jeder Rettungsdienstbereich sollte ein verbindliches System festlegen, dass auch flexibel auf veränderte Rahmenbedingungen hin angepasst werden kann.

Eine Abwandlung etablierte Triagesysteme ist in der Abbildung zu erkennen, die weiterhin die bewährten physiologischen Parameter bein-

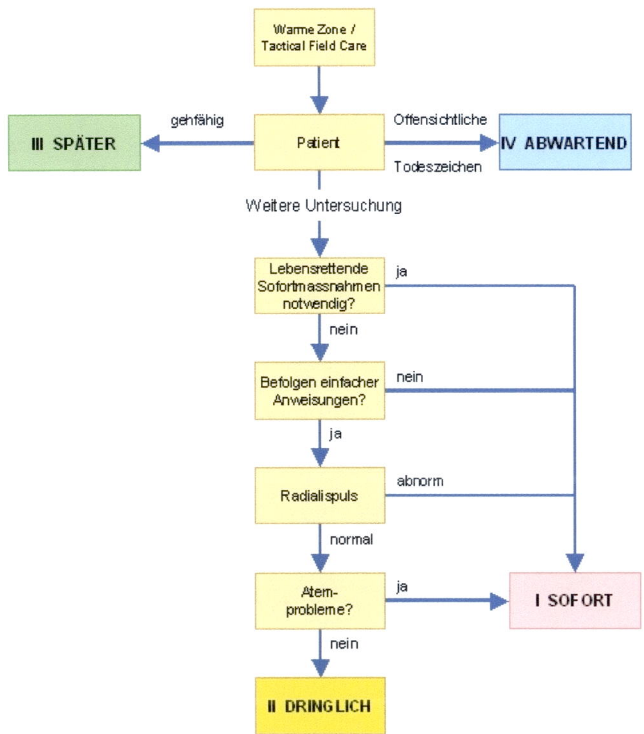

Abbildung 6.45: *Triage Algorithmus der US Armee innerhalb von TCCC*[71, 174]

haltet, jedoch auf den Einsatzbereich in der taktischen Notfallmedizin optimiert wurde.

Patienten in der Kategorie III bzw. „Grün“ werden oftmals als „walking wounded“ bezeichnet, sind also so leicht verletzt oder nur vom Ereignis betroffen, dass sie größtenteils zunächst für sich selbst sorgen können, unter Umständen sich gegenseitig helfend. Entweder können sie helfend in die Behandlung anderer eingebunden werden oder sollten separiert werden, um keinen Störfaktor darzustellen. Die Kategegorie II bzw. „gelb“ beinhaltet Patienten, die einer definitiven Versorgung bedürfen, jedoch zu Zeit nicht lebensbedrohlich verletzt sind. Sie benötigen im weiteren Verlauf Maßnahmen wie Schienung von Knochenbrüchen, Analgesie oder Infusionen. Die Patienten der Kategorie I bzw. „Rot“ benötigen sofort lebensrettende Maßnahmen und sind meist hämodynamisch instabil, mit Atemwegsobstruktionen, Thorax- oder Abdomenverletzungen oder massiven Blutungen. Die abwartende Behandlung wird nicht immer als Kategorie genutzt, da sie bedeutet, dass die ihr zugeteilten Patienten keine Überlebenschance hätten, selbst wenn sie unter indiviualmedizinischen Verhältnissen behandelt würden. Meist werden bei ihnen ausser einer Analgesie keine Maßnahmen durchgeführt. Besonders unter taktischen Umständen ist die Triage hochgradig dynamisch; nach einer initialen Sichtung ist es notwendig, Patienten regelmäßig neu zu sichten.

Dokumentation ist trotz der widrigen Umstände, unter denen eine Sichtung durchgeführt wird, ein sehr wichtiges Thema. Dokumentiert werden die Sichtungskategorien, der Zustandsverlauf des Patienten, die Vitalwerte und die ergriffenden Maßnahmen. Häufig sind die in der Sichtung notierten Daten die einzigen Informationen, die das medizinische Personal bis zur Ankunft im Krankenhaus zur Verfügung hat. Es gibt eine Vielzahl von kommerziell gefertigten Lösungen, von einzelnen Verletztenanhängekarten ohne farbliche Markierung bis hin zu gesamten Dokumentationssystemen, über die der Patientenverlauf von der ersten Sichtung bis zur Ankunft in einem bestimmten Krankenhaus nachvollzogen werden kann. Allerdings hat jedes kommerzielle System neben seinen Vorteilen auch seine individuellen Nachteile und die perfekte Verletztenanhängekarte („triage tag“) muss noch erfunden werden. Beispielsweise soll sie zwar wetterfest (Nässe bzw. Regen) sein, aber auch mit fast allen Stiften beschreibbar. Grundsätzlich muss jede Anhängekarte Informationen über die Patientenidentität, Sichtungskategorie, Verletzungen oder Erkrankungen, Therapie, zugeordnetes Rettungsmittel und eine eindeutige Nummer aufnehmen können. Die Karte muss außerdem bestenfalls direkt am Patienten und nicht an dessen Kleidung befestigt

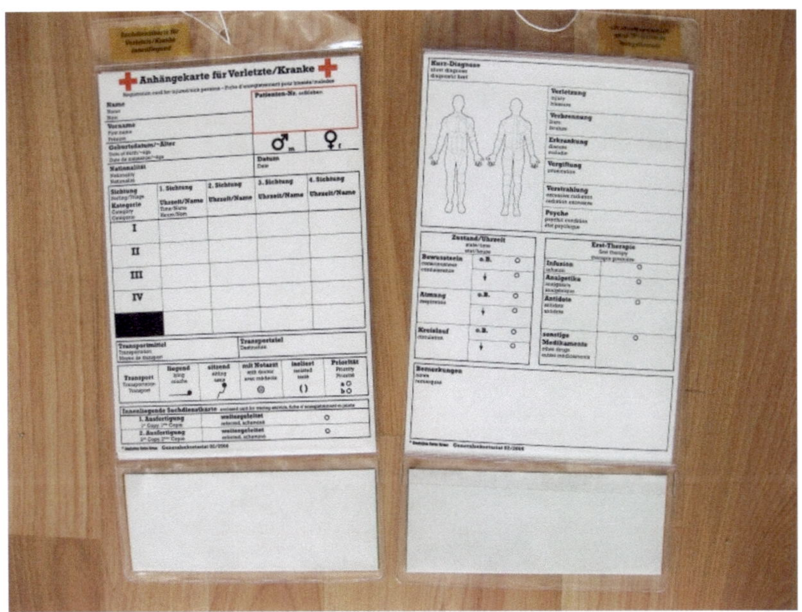

Abbildung 6.46: *Verletztenanhängekarte des Deutschen Roten Kreuzes*

werden können. Die Bedeutung der Verletztenanhängekarten bei Massenanfällen von Verletzten sollte nicht unterschätzt werden, sie können selbst bei kleineren Ereignissen mit mehreren Patienten nützlich sein, wenn zwar auf Transportmittel oder den Transportzeitpunkt gewartet werden muss, dass ausfüllen eines vollständigen Einsatzprotokolls jedoch zuviel Zeit in Anspruch nehmen würde. Nach den Anschlägen vom 11. September gingen dem New Yorker Rettungsdienst innerhalb der dritten Stunde nach dem Ereignis die Sichtungskarten aus. Als Resultat fiel es extrem schwer, die am Patienten ergriffenden Maßnahmen nachzuvollziehen oder Lageberichte abzugeben.[71]

Es birgt nach wie vor Schwierigkeiten, wenn Rettungsdienst und Katastrophenschutz unterschiedliche Systeme vorhalten, die Systeme benachbarter Landkreise verschieden sind (z.B. LüDoG; DRK Anhängekarten) oder die Rettungsdienstmitarbeiter in der Handhabung der Karten aus-

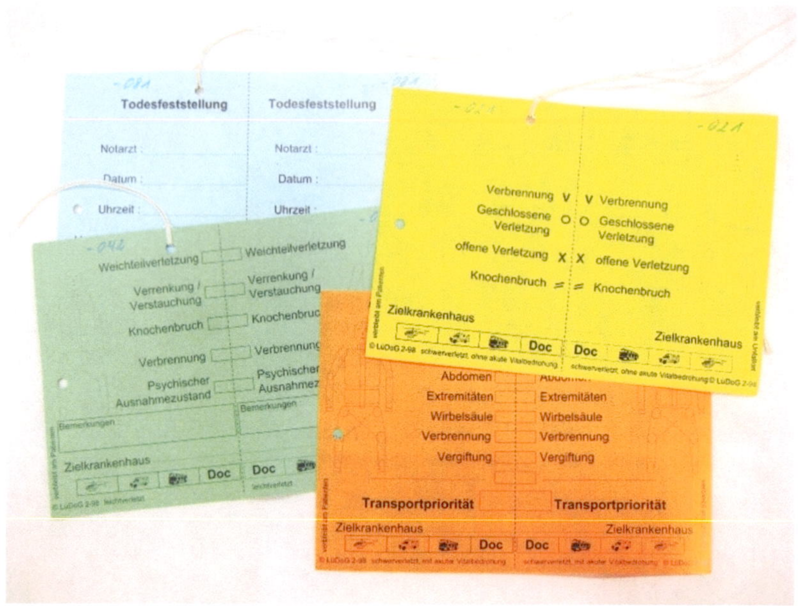

Abbildung 6.47: *Lübecker Dokumentationssystem für Großschadenslagen (LüDoG)*

gebildet werden müssen, da auch das Ausfüllen einer augenscheinlich simplen Karte Tücken beinhalten kann. Teilweise wird deshalb ein „Triage Tuesday“ durchgeführt, an dem statt der gewöhnlichen Einsatzprotokolle der Einsatz auf einer Verletztenanhängekarte dokumentiert wird.[71]

Da die taktische Umgebung die Entscheidungsfindung des Helfers begrenzt, ist eine optimale Therapie und Evakuierung von der Situation angepassten Sichtungsalgorithmen abhängig. Das Hauptziel solcher Verfahren ist es, die richtigen Patienten der richtigen Behandlung zur richtigen Zeit zuzuführen. Die gängigen Sichtungsalgorithmen nutzen physiologische Werte des Patienten, um eine Einordnung in eine bestimmte Kategorie vornehmen zu können. Außerdem können diese sofort am Einsatzort erhoben werden und bieten zumindest eine Momentaufnahme des Patientenzustandes. Allerdings korrelieren nicht immer alle erhebbaren

Werte mit der Überlebenswahrscheinlichkeit des Patienten[71] oder sind im Bereich der taktischen Notfallmedizin leicht zu erheben (z.B. Atemfrequenz, genauer systolischer und diastolischer Blutdruck). Es wurde erwiesen, dass einige physiologische Parameter mehr mit der Mortalität und der Notwendigkeit für lebensrettende Maßnahmen korrelieren, als andere. Hierzu gehören der neurologische Status bzw. der Bewusstseinszustand nach der Glasgow Coma Scale und der systolische Blutdruck, der anhand des Radialispulses eingeschätzt werden kann. So wird von einiger Seite angegeben, dass ein schwacher Radialispuls einen Blutdruck von unter 80 mmHg und eine Mortalität von 29 Prozent nahelegt; ein nicht vorhandener Radialispuls dagegen einen Blutdruck unter 50 mmHg und eine Mortalität von 92 Prozent.[71]

Bei jedem Sichtungsalgorithmus muss beachtet werden, dass die Patienten durch kontinuierliche Neubeurteilung die Kategorien wechseln können, was wiederum die Gesamtsituation verändern kann. Das Outcome der Patienten ist davon abhängig, wie schnell sie nach der Sichtung transportiert werden. Das ist nicht weiter verwunderlich, aber unter bestimmten Umständen kann dieser Prozess durch Vorbereitung einfach beschleunigt werden. Zum Beispiel hat sich herausgestellt, dass die Kombination aus einer Sichtungskarte und einem chemischen Leuchtstab (Knicklicht, Glowstick, etc.) unter eingeschränkter Beleuchtung deutlich die Auffinde- und Transportzeiten sowie Transportfehler (irrtümlich zu früh oder zu spät transportiert; Patienten übersehen) reduziert. In einer Studie wurde die Situation eines school shootings zugrunde gelegt, bei dem der Strom und damit die Beleuchtung ausfiel, zur Winterzeit nicht unrealistisch. Eine Orientierung der Rettungskräfte war nur mit Taschenlampen möglich, wobei angenommen wurde, dass das Gebäude gesichert ist, jedoch viele Patienten weitläufig verteilt sind. Gegenüber der Kontrollgruppe, die nur mit Sichtungskarten arbeitete, wurden erhebliche Vorteile der Kombination mit Leuchtstäben verzeichnet. Es wurde ausserdem darauf hingewiesen, dass Sichtungskarten alleine gewisse Nachteile haben und besonders gegenüber Wettereinflüssen teilweise sehr anfällig sind. Nach den Anschlägen vom 11.09.2001 erreichte eine enorme Mehrheit der Patienten ohne Sichtungskarte die Klinik, obwohl sie mit einem Rettungswagen eingeliefert wurden.[175]

Seitdem hat sich in der Patientenregistrierung bei Massenanfällen von Verletzten viel getan, so wurden Lösungen erprobt, die mit WLAN oder GPS arbeiten oder als verbesserte Barcodes bzw. „Hundemarken“ entworfen wurden. Die chemischen Leuchtstäbe bieten den Vorteil, dass sie gegenüber den technischen Lösungen günstig, einfach zu lagern (wenn auch nicht unbegrenzt) und weitesgehend robust sind. Werden diese eingesetzt, muss den Einsatzkräften nur immer in Erinnerung gerufen werden, dass die Abwesenheit von Leuchtstäben nicht bedeutet, dass keine Patienten mehr vor Ort sind – schließlich ist jeder Lagerbestand irgendwann erschöpft. Die Farben der Sichtungskategorien lassen sich über die Lichtstäbe einfach reproduzieren, da Rot, Gelb und Grün problemlos verfügbar sind. Für die Kategorie IV bietet sich wahlweise blau oder pink an, wobei blau weniger mit rot verwechselt werden kann.

Eine Kongruenz zum ABCDE- Schema kann leicht festgestellt werden, wenn davon ausgegangen wird, dass ein laufender und sprechender Patient mit großer Wahrscheinlichkeit keine A- und B- Probleme haben wird, die Atmung bzw. Atemfrequenz im A/B-Schritt und die Rekapillarisierungszeit im C-Schritt erhoben werden. Umgekehrt ist das ABCDE-Schema also auch als Instrument bei der Sichtung sehr gut geeignet. Wenn die Kriterien nicht von den Patienten erfüllt werden, weil sie nicht schwer verletzt sind, müssen die Einsatzkräfte entsprechend abweichen und andere Kriterien bei der Zuordnung heranziehen. Eine Sichtung wird unumgänglich sein, um zu bestimmen, welche Patienten zuerst in die kalte Zone transferiert werden und um die zur Verfügung stehenden Ressourcen immer so gut wie möglich zu verteilen. Insgesamt stellt die Tätigkeit der Sichtung einen elementaren Aspekt der Tätigkeit des rettungsdienstlichen Personals innerhalb des Rettungsteams und der taktischen Notfallmedizin dar. Auch wenn innerhalb der kalten Zone mit großer Wahrscheinlichkeit genügend Rettungsmittel zum Transferzeitpunkt vorhanden sind, kann allein das Rettungsteam die Entscheidung treffen, welcher Patient zuerst dorthin verbracht wird. Bis ein Transfer möglich ist, wird es mit den zur Verfügung stehenden stark begrenzten Ressourcen das beste Ergebnis für möglichst viele Patienten erzielen müssen. Optimalerweise hat es die Einsatzkräfte in der kalten Zone detailiert über die Gesamtzahl der Patienten, Transferreihenfolge und Verletzungsmuster der einzelnen Patienten informiert, um entsprechende Vorbereitungen und Klinkanmeldungen zu ermöglichen. Da jedoch das Vorgehen bei einem Massenanfall von Verletzten nicht zum Routinebetrieb gehört und innerhalb der Anwendung im Rettungsteam noch weitere Besonderheiten bestehen, sollte dieser Teil in die Konzeptausbildung mit aufgenommen werden.

Innerhalb des Tactical Emergency Medical Supports nimmt die Vorplanung von Zwischenfällen einen hohen Stellenwert ein. Da hier die TEMS-Provider auch dafür zuständig sind, medizinische Gefährdungsanalysen für geplante Zugriffe von Spezialeinsatzkommandos bzw. SWAT-Teams zu erstellen, beschäftigen sie sich auch eingehend mit der Evakuierungsplanung eventueller Verletzter. Hierzu sind solide Kenntnisse der Kapazitäten und Grenzen von allen denkbaren Transportmöglichkeiten notwendig, die von improvisierten Tragen bis bis zu Intensivtransportwagen reichen können, oder – oberhalb des Erdbodens – auch die Einsatzmöglichkeiten von Hubschraubern; sogar Rettungsboote werden nicht ausgeschlossen, wenn sie eine Rolle spielen könnten. Bestimmte Aufträge erfordern hier spezielle Evakuierungs- und Rettungstechniken. Hier spielen auch Fragen wie Einsatzort (in ländlicher oder schlecht zugänglicher Gegend), Navigation, und spezielle Ausstattung (Funk, technische Rettung, spezielle Transportsysteme, Medizintechnik oder Medikamente) eine Rolle.

Ebenso müssen im Vorfeld die nächsten geeigneten Kliniken identifiziert werden und gegebenenfalls die Leitstellen eine Vorinformation erhalten. Innerhalb des Rettungsteams wird dieser Teil erheblich erleichtert. Hier nimmt die Kommunikation mit der kalten Zone eine Schlüsselstellung zur Evakuierungsplanung ein. In der Regel wird sich in der kalten Zone ein Bereitstellungsraum aufbauen, in dem Rettungswagen, Krankentransportwagen und Notarzteinsatzfahrzeuge bzw. Notarztwagen eintreffen, bevor mit der Evakuierung begonnen werden kann. Der Teil der Evakuierungsplanung nach TEMS wird hier durch den Organistatorischen Leiter Rettungsdienst und den Leitenden Notarzt in der kalten Zone zusammen mit dem Rettungsteam gemeinschaftlich übernommen. Die Informationen, die das Rettungsteam an die kalte Zone weitergibt müssen detailiert genug sein, um die entsprechende Anzahl an Rettungs- und Krankentransportwagen sowie Notärzte auf die bevorstehende Patientenübernahme vorzubereiten. Idealerweise sollte bereits vor Evakuierungsbeginn jeder Patient einer Besatzung zugeteilt worden sein, welche sich auf den jeweiligen Patienten entsprechend vorbereitet hat. Hierzu ist es nicht nur notwendig, der Besatzung ein Stichwort wie „Polytrauma“ mitzuteilen, sondern einen genauen Überblick über den Status von Atemwegen, Blutkreislauf (einschließlich geschätzter Blutverlust) und Neurologie mitzuteilen. Je nach Patientenmenge darf dies die Arbeit des Rettungsteams jedoch nicht so beeinträchtigen, dass die Patientenversorgung unverhältnismäßig unterbrochen wird. Selbstverständlich werden ein oder sogar mehrere Hubschrauber verfügbar sein, bis die Evakuierung beginnt. Im Gegensatz zu den internationalen TEMS-Prinzipien muss sich eine Einsatzkraft des Rettungsteams jedoch nicht darum kümmern, wo taktisch sinnvolle Landezonen eingerichtet werden und wie die Kommunikation mit den Rettungsmitteln abläuft. Diese Aufgaben übernehmen, zusammen mit der Patientenzuweisung, der Organisatorische Leiter Rettungsdienst und der Leitende Notarzt. Trotzdem muss das Rettungsteam eine taktisch / medizinische Kommunikation gewährleisten, die durch die Aufgabenteilung zusätzlich sehr eng vonstatten gehen muss und eine Schlüsselrolle einnimmt.

Pulsoxymetrie

Pulsoxymeter können bei der Sichtung von Verletzten ein wertvolles Hilfsmittel darstellen. Während sie in der heissen Zone bzw. während der „care under fire" Phase keine Anwendung finden, können sie in der warmen Zone oder im Rahmen des „tactical field care" ergänzend zu den üblichen Befunden der strukturierten Patientenbeurteilung eingesetzt werden. Ein Sauererstoffmangel wird während der Untersuchung ohne Geräteunterstützung schwierig zu erkennen sein, zumal eine zentrale Zyanose kein überaus verlässlicher Indikator ist, besonders bei Patienten im hämorrhagischen Schock.[7] Unter den Bedingungen der taktischen Notfallmedizin gestaltet sich das Erkennen einer zentralen Zyanose unter Umständen noch schwieriger (z.B. bei eingeschränkten Lichtverhältnissen). Allerdings gelten auch in diesem Anwendungsbereich alle Einschränkungen und Eigenschaften der Pulsoxymetrie wie im zivilen Bereich. Obwohl es ein sicheres Messverfahren zur Abschätzung der arteriellen Sauerstoffsättigung darstellt, können falsche Ergebnisse oder falsche Interpretation der Ergebnisse zu Fehlern in der Behandlung führen, zumal sie zwar eine Aussage über die Sauerstoffsättigung trifft, jedoch nicht über die Atemsuffizienz.[7] Zusätzlich zum Messergebnis muss die Qualität der Pulskurve interpretiert werden, was besonders bei kritischen Patienten ein schwieriger Faktor sein kann. Eine schlechte Perfusion ist der hauptsächliche Grund für ein unzureichendes Signal; ebenso können stärkere Bewegungen, Vibrationen, venöse Stauungen oder Gefässverletzungen zu Messfehlern führen. Beim Vorhandensein von Nagellack kann versucht werden, den Sensor um 90 Grad zu drehen, die Messergebnisse sind jedoch besonders kritisch zu beobachten.

Falsche, zu niedrige Werte ergeben sich bei kalten Extremitäten (bzw. einer Kreislaufzentralisation), im Schock oder einer Methämoglobinbildung; zu hohe Werte bei einer Kohlenmonoxidintoxikation. Wird von Stoffen Licht gleicher Wellenlänge absorbiert wie von gesättigtem oder ungesättigtem Hämoglobin, ergeben sich falsche Messwerte. Auch im regulären Rettungsdienst ist bekannt, dass bei Patienten mit einer Rauchgasinhalation falsche, zu hohe Werte durch Kohlenmonoxid angezeigt werden. Die Pulsoxymetrie lässt keine Beurteilung hinsichtlich der Effektivität einer Beatmung zu. Technische Schwierigkeiten ergeben sich außerdem bei starkem Umgebungslicht oder Infrarotlichtquellen, da dieses den Sensor beeinflusst. Daher sollte das Messverfahren nicht als universelles Gesamtmonitoring, sondern eher als „Fünftes Lebenszeichen" angesehen werden, wie es auch im militärischen Bereich oder beim MANV erfolgreich genutzt wird.[7] Die Durchführung der Messung darf dabei nicht die Interventionen bei massiven Blutungen, Atemwegsverlegungen oder Entlastungspunktionen verzögern. Sind diese Maßnahmen nicht offensichtlich notwendig beim gleichzeitigen Vorhandensein pathologischer bzw. ungewöhnlicher Messergebnisse, sollte umgehend nach ihrer Ursache gesucht werden. Die Pulsoxymetrie ist gut zur Überwachung vom Patienten mit Schädel-Hirn-Trauma oder bei Bewusstlosigkeiten und nach Explosions- oder Thoraxverletzungen geeignet, die Einschränkungen müssen dabei jedoch beachtet werden.[7] Im Rettungsdienst werden einzelne Geräte zur Pulsoxymetrie nur noch selten eingesetzt, da diese meist mit den EKG-Geräten und Defibrillatoren kombiniert sind. Im Bereich der taktischen Notfallmedizin sind einzelne, kleinere und kompakte Geräte jedoch wesentlich besser geeignet, zumal diese auch leichter von „Patient zu Patient" genommen werden können.

6.2.10 Schmerztherapie

Wie im Regelrettungsdienst ist die Gabe von Schmerzmitteln von der empfundenen Stärke des Schmerzes abhängig. Im zweiten Weltkrieg waren Soldaten trotz furchtbarer Verwundung relativ ruhig, während unter zivilen Bedingungen wahrscheinlich qualvolle Schmerzen aufgetreten wären. Daher sind Schmerzmittel nicht indiziert, wenn die Verletzungen nicht besonders schmerzhaft sind.[7] Grundsätzlich gelten für Schmerzmittel in der taktischen Notfallmedizin diesselben Anforderungen wie für Traumapatienten im zivilen Bereich. Darüber hinaus werden in der militärischen Notfallmedizin jedem Soldaten innerhalb der persönlichen Grundausstattung die „Combat Pill Packs“, die Schmerzmedikamente für leichte bis mittlere Schmerzen sowie Antibiotika enthalten, an die Hand gegeben. Der Soldat soll sie so schnell wie möglich nach einer Verwundung einnehmen, um Schmerzen und das Risiko von Wundinfektionen zu vermindern. Verwendet werden heute nach TCCC überwiegend selektive COX-2-Hemmer (z.B. Meloxicam), die die Thrombozytenfunktion nicht negativ beeinflussen. Als Alternative hält sich im europäischen Bereich nach wie vor Ibuprofen. Für den Teilbereich der taktischen Notfallmedizin, der hier hauptsächlich betrachtet wird, ist das Mitführen solcher oralen Analgetika nicht sinnvoll.

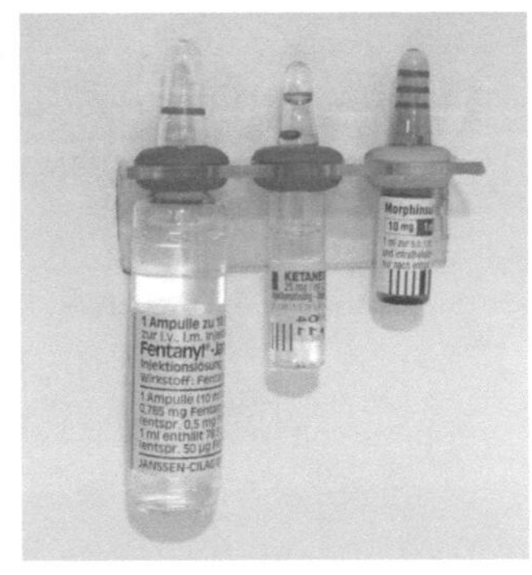

Abbildung 6.48: *Alle Kontroversen bezüglich der Analgesie durch Rettungsassistenten treffen auch auf das Rettungsteam-Konzept zu*

Generell wird die Schmerztherapie bei den hier herrschenden Vorraussetzungen kein unumstrittendes Thema sein: Wie bereits bei der Darlegungen der rechtlichen Rahmenbedingungen angeführt, werden die Rettungsdienstmitarbeiter im Bereich des Rettungsteams nicht einfach auf einen Notarzt zurückgreifen können, also ohnehin viele Maßnahmen in Notkompetenz durchführen müssen. Ohne die Anwesenheit eines Notarztes ist die Gabe von Schmerzmedikamenten nicht pauschal zu klären, zumal bei den hier relevanten Verletzungsmustern auch stärkste Schmerzzustände auftreten, die eine Opiatanalgesie notwendig machen. In der taktischen Notfallmedizin wird nach wie vor Morphin als Standard empfohlen.[7] Eine Alternative bildet sich zunehmend in der oralen transmuko-

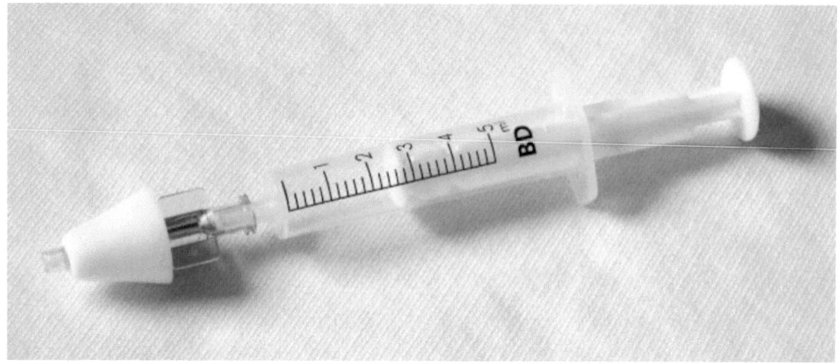

Abbildung 6.49: *Das Mucosal Atomization Device (MAD) stellt über die Nasenschleimhaut eine relativ neue Applikationsmöglichkeit für einige Medikamente dar; speziell für Fentanyl, Morphin, Esketamin, Midazolam, Naloxon und ggf. MCP. Es wird auf handelsübliche Spritzen aufgesetzt, zerstäubt das Medikament zu einem sehr feinen Nebel und ist damit auch als Alternative in der taktischen Notfallmedizin zu erwägen.*

salen Fentanylgabe (OTF), die effektiv, schnell und nichtinvasiv durchzuführen ist. Studien aus zivilen Notfallaufnahmen zeigen, das die Fentanylgabe über die Wangenschleimhaut ein sehr gutes Sicherheits- und Effektivitätsprofil besitzt, welches als Grundlage für die Empfehlung der transbukkalen Fentanylgabe bei hämodynamisch stabilen Patienten (die nicht aus anderen Gründen eines i.v. Zugangs bedürfen oder der i.v. Zugang nicht möglich ist) nach TCCC herangezogen wurde.[7,176,177] Es wird empfohlen, den Stiel des „Fentanyl-Lollis“ am Zeigefinger des Patienten festzukleben, damit dieser bei einer versehentlichen Überdosierung bei Erschlaffung der Muskulatur automatisch herausgezogen wird und die Wirkstoffgabe so unterbrochen wird. Allerdings sollte wie bei jeder Opiatgabe Naloxon griffbereit sein und der Nebenwirkung der Übelkeit entgegengewirkt werden.

Nach wie vor findet Esketamin bzw. Ketamin in Europa wesentlich mehr Verwendung als in den Vereinigten Staaten. Hierzulande ist das für Traumapatienten günstige Nebenwirkungsprofil bekannt und geschätzt; insbesondere bei einem Volumenmangelschock besitzt Ketamin deutliche Vorteile gegenüber Opiaten.[7,178] Der Blutdruck wird nicht gesenkt oder sogar leicht erhöht, die Spontanatmung und Schutzreflexe bleiben länger erhalten. Allerdings ist eine Atemdepression bei hohen Dosen oder zu schneller Applikation auch nicht ausgeschlossen; was wiederum die Notwendigkeit der Intubations- und Beatmungsbereitschaft nach sich zieht. Die Kombination mit einem Sedativum zur Vermeidung von Angstträumen oder Halluzinationen ist außerdem erforderlich, aber auch bekannt. Aller Diskussionen zum Trotz bleibt die Analgesie durch Rettungsassistenten nicht unumstritten und kann hier daher nicht mit einem pauschalen Ergebnis formuliert werden. Die regionalen Gegebenheiten jedes Rettungsdienstbereiches haben hier ebenfalls erheblichen Einfluss. Generell kann festgehalten werden, dass die Schmerztherapie innerhalb des Rettungsteams ein relevantes Thema sein kann und daher in den Ausbildungsbemühungen nicht ausgeblendet werden sollte.

6.2.11 Fernbeurteilung / „remote assessment“

Normalerweise untersucht ein Rettungsdienstmitarbeiter einen Patienten, in dem er direkten Kontakt zu ihm hat. Innerhalb der taktischen Notfallmedizin können Situationen vorkommen, in denen dies nicht möglich ist und der Patient nur visuell, teilweise über eine längere Strecke hinweg, untersucht werden kann. Hierfür ist auch der Ausdruck „medicine across the barricade“ gebräuchlich. Dies ist zum Beispiel der Fall, wenn Opfer eines Heckenschützen sich noch im direkten Einwirkungsbereich des Täters befinden und der Patient sich daher in der heißen Zone befindet. Ist er tot, würde ein Bergungsversuch die Einsatzkräfte der Polizei in unnötige Gefahr bringen. Ist das Opfer dagegen noch am Leben und schwer verletzt, muss das Risiko einer Rettung abgewogen werden – schliesslich bringt es nichts, wenn an der Position des Patienten anschließend noch Einsatzkräfte liegen. Ziel ist die Einschätzung, welche Patienten zu retten sind und dabei das Risiko für die Retter zu minimie-

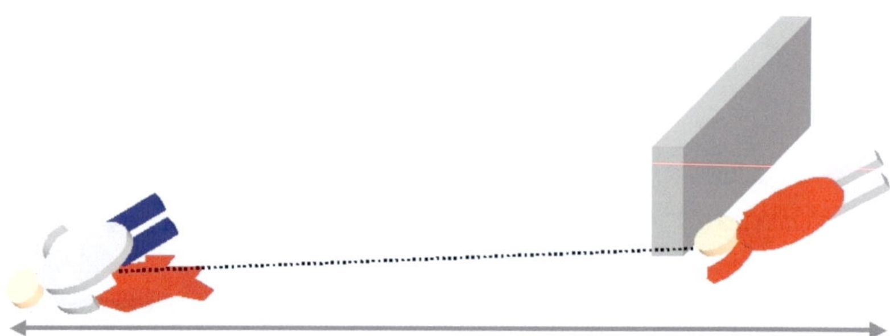

Abbildung 6.50: *Eine Fernbeurteilung verschafft einen Eindruck über den Zustand eines Patienten, der nicht direkt untersucht werden kann*

ren. Eine gute Abwägung ist nur durch eine adäquate Einschätzung des Patientenzustandes möglich; innerhalb der taktischen Notfallmedizin ist dies unter Umständen rein visuell, beispielsweise mithilfe eines Fernglases, notwendig. Zu unnötigen Rettungsversuchen gehören zum Beispiel Patienten, die sich selbst in eine warme Zone bzw. in Deckung bewegen können oder Opfer, die offensichtlich tot sind.

Die Fernbeurteilung versucht, unnötige Rettungsversuche zu vermeiden und kann durch verbale Befragung und Anleitung zur Selbsthilfe (wenn der Patient noch ansprechbar ist) oder durch Beobachtung durchgeführt werden. Der erste Schritt ist die Überprüfung, ob das Umfeld des Patienten sicher ist. Ist dies der Fall, muss noch sichergestellt werden, dass der Patient dem medizinischen Personal keinen Schaden zufügt, also noch von der Polizei möglichst nach Waffen oder gefährlichen Gegenständen abgesucht werden. Anschließend kann wie normalerweise in der warmen bzw. kalten Zone verfahren werden. Ist das Umfeld des Patienten nicht sicher, sollte zunächst untersucht werden, ob der Patient eine Gefahr darstellt, also unter Umständen zu den Tätern gehört. Gibt es Anhaltspunkte dafür, sollte erst ein Rettungsversuch unternommen werden, wenn die Gesamtsituation geklärt ist und der Patient selbst keine Gefahr mehr darstellt. Fehlen Anhaltspunkte, dass vom Patienten eine Gefahr ausgehen könnte, sollte der Rettungsdienstmitarbeiter versuchen, den Grund und das Ausmaß der Verletzung zu bestimmen. Die Fernbeurteilung – zum Beispiel aus der Deckung heraus – hat den großen Vorteil, dass eine medizinische Einschätzung möglich wird, ohne dass sich der Rettungsmitarbeiter in direkte Gefahr begeben muss. Auch rein optisch kann dem ABCDE-Schema gefolgt werden. In kalter Umgebungsluft ist kondensierte Luft vor dem Mund zu beobachten oder der Thorax kann nach Atembewegungen abgesucht werden, unter günstigen Verhältnissen ist so sogar die Atemfrequenz bestimmbar. Die Beurteilung der Hautfarbe gibt Aufschluss über Sauerstoffmangel und Durchblutung, Bewegungen über den Bewusstseinszustand. Großer Blutverlust ist sehr wahrscheinlich auch gut erkennbar, ebenso wie Verletzungen, die nicht mit dem Leben vereinbar sind. Sind Gliedmaßen unnatürlich abgewinkelt, ist dies sowohl ein Hinweis auf Frakturen oder Luxationen als auch auf das Geschehen; ebenso wie Extremitäten, die im Gegensatz zu anderen gar nicht bewegt werden.

Ist der Patient ansprechbar und in Gesprächsreichweite, kann er zum Geschehen und zu seinen Verletzungen befragt sowie zur Selbsthilfe angeleitet werden (z.B. „pressen Sie die Hand darauf"). Wenn möglich, kann der Patient kann auch in einen sicheren Bereich oder in Deckung dirigiert werden. Wenn mit dem Patienten gesprochen werden kann, ist eine Einschätzung des neurologischen Status auch sicher gegeben; ist der Patient nur optisch zu untersuchen, ist dies anhand seiner Bewegungen zumindest tendenziell möglich. Es sind jedoch auch Situationen denkbar, in denen nur eine akustische Untersuchung und Anleitung vorgenommen werden kann, wenn zum Beispiel eine Telefonverbindung zu Opfern in einem Gebäude besteht. Hier ist es notwendig, sich ein genaues Bild im Geiste „auszumalen", um die Lage einschätzen zu können. Um Schilderungen von Laien realistisch zu bewerten, ist außerdem viel Erfahrung notwendig, jeder Rettungsdienstmitarbeiter weiß, wie furchtbar selbst ein moderater Blutverlust auf den Laien wirkt. Die Anweisungen müssen außerdem in einer dem Laien verständlichen Sprache gegeben werden, besonders in solchen Ausnahmesituationen. Da auf der anderen Seite der Telefonleitung keine medizinische Ausstattung zur Verfügung steht, muss die Einsatzkraft auch zur Improvisation anleiten können.[71]

Geräte zur aktustischen Aufklärung leisten gute Dienste, sind jedoch eher nicht vorhanden. Wärmebildkameras hingegen sind jedoch deutlich besser verfügbar und können in bestimmten Situationen nützlich sein.[7,80] Die Entscheidung, einen Patienten aus der heissen Zone zu retten, ist taktischer Natur und muss vom Risiko für die Einsatzkräfte abhängig gemacht werden, die taktische Situation wird in diesen Fällen sehr wahrscheinlich die Entscheidung mehr beeinflussen als der Zustand des Opfers. Die medizinischen Einsatzkräfte sollten eine Fernbeurteilung durchführen, um Hinweise zu geben, ob der Patient stabil erscheint oder wie kritisch sein Zustand ist und wie dringend daher eine Rettung unternommen werden sollte. Obwohl die taktische Situation großen Einfluss auf die Entscheidung hat, sollte auch die Bedeutung der medizinischen Empfehlung nicht unterschätzt werden. Die Empfehlung muss daher realistisch und der Situation entsprechend ausfallen.[80]

6.2.12 Reizgase wie OC, CS und CN

Nahezu jeder Rettungsdienstmitarbeiter hat bereits einen Patienten versorgt, der mit Reizgasen in Kontakt gekommen ist, in welcher Rolle aus immer. Das Reizstoffsprühgerät gehört zur Grundausstattung der Polizei und kommt in weit größerem Umfang zum Einsatz als die Schusswaffe. Dennoch herrscht vielerlei Unkenntnis auf rettungsdienstlicher Seite über das „CS-Gas“ oder „Pfefferspray“. Desweiteren gehören auch Schreckschuss-, Reizstoff- und Signalwaffen – umgangssprachlich „Gaswaffen“ genannt – in diese Kategorie. Das Gas CN (Chloracetophenon), auch Tränengas genannt, wurde bereits 1869 entwickelt, über Jahrzehnte hinweg in unterschiedlicher Form verwendet und verursacht, wie der Beiname vermuten lässt, starken Tränenfluss und wirkt zusätzlich auf die Schleimhäute stark reizend. Gelegentlich kann es zu Synkopen oder Gleichgewichtsproblemen kommen, seltener zu Hautausschlägen. Es scheint giftiger zu sein als CS (2- Chlorbenzylidenmalonsäuredinitril), welches eine Weiterentwicklung darstellt. Es wirkt schneller, stärker und verursacht ein sofortiges Brennen und daraus resultierenden reflexartigen Lidschluss. Allerdings wirkt es in niedriger Konzentration bei rund der Hälfte aller Menschen nicht, bei großen Konzentrationen kommt es nahezu sofort zu Tränenfluss, Lidschluss, Atembeschwerden, Brennen der Haut und Schwindelgefühl. In großer Menge eingeatmet, kann CS ein Lungenödem hervorrufen.

CS hat eine eingeschränkte Wirkung auf alkoholisierte Personen und Tiere, weshalb Mitte der 90er Jahre OC (Oleoresin Capsicum) eingeführt wurde, das allerdings auch keine absolute Wirkgarantie hat, heute aber sehr verbreitet ist. OC enthält den Schärfewirkstoff Capsaicin und wird aus dem Fruchtfleisch von Chilipflanzen gewonnen, was den Reizstoffsprühgeräten die falsche Bezeichnung „Pfefferspray“ (aus dem englischen „pepper“ für Chili) einbrachte. OC ist farblos und nicht ätzend, führt jedoch zu einer Stimulation von Nozizeptoren (schmerzempfindende Sinneszellen) in den afferenten Nervenzellen, die Ausschüttung des Neurotransmitters Substanz P führt zu einer Membrandepolarisierung. Bei längerer Anwendung kehrt sich dieser Effekt um und wirkt durch das Fehlen von Substanz P analgetisch. Bei Personen, die häufig sehr scharf essen, ist der Effekt von OC vermindert. An den Augen führt OC zu einem heftig brennenden Schmerz und einem krampfartigen Lidschluss; es kommt zu einer Rötung und Schwellung der Bindehaut sowie zu heftigem Tränenfluss. Bei Trägern von Kontaktlinsen kann sich der Wirkstoff unter der Linse ansammeln, was die Symptome verstärkt. Die Wirkung auf die Atemwege hängt von der hineingelangten Menge ab, Husten ist jedoch sehr häufig. Bei Asthmatikern ist eine Verkrampfung des Bronchialsystems und ein Stimmritzenkrampf möglich; bei Patienten mit chronischem Bluthochdruck kann es zu einer hypertensiven Krise kommen. Eine Histaminausschüttung führt an den kontaminierten Hautstellen zu einer Rötung und Urtikaria (Quaddelbildung). Die Symptome klingen meist innerhalb von 20-45 Minuten wieder ab.

Entgegen der landläufigen Meinung und der Wirksamkeit bei CS ist das Spülen mit Wasser bei OC nur wenig wirksam, da OC lipophil, also fettlöslich, ist. Das Spülen mit Wasser hat lediglich einen kurzen analgetischen bzw. kühlenden Effekt, der schnell wieder verfliegt, die Beschwerden treten dann sofort erneut auf. Aufgrund der Tränenflüssigkeit ist Spülen mit öligen Substanzen jedoch nicht einfach möglich. Das reflexartige Reiben der Augen verschlimmert die Beschwerden. Werden die Haare mit ausgespült, sollte die Lösung unbedingt über den Rücken ablaufen, da sonst wiederum die Augen kontaminiert werden. Kleidungsstücke, die mit Reizgasen beaufschlagt wurden, sollten ausgezogen und luftdicht verpackt werden. Problematisch bei Reizstoffsprühgeräten ist, dass der Wirkstoff je nach Windrichtung dem Anwender auch entgegen kommen kann, also sind auch Einsatzkräfte der Polizei als Patienten nicht ausgeschlossen. Es wird versucht, diesem Umstand durch Sprays Rechnung zu tragen, die keinen Nebel, sondern einen Strahl oder Gel bzw. Schaum statt eines Aerosols freisetzen.

Außerbehördlich ist OC nur als Tierabwehrmittel zugelassen. Während Gase wie CS und CN lange in der Luft verbleiben, sinken die OC-Partikel schneller zu Boden. Es existieren noch weitere Reizgase, die aufgrund ihrer endgültigen Wirkung eher zu den chemischen Kampfstoffen zählen und in Deutschland entweder nicht vorkommen oder sogar international verboten sind. In den Bereich der Reizstoffe fällt auch die aus Schreckschuss-, Reizgas- und Signalwaffen (SRS-Waffen) verschossene Munition. Diese, oft auch als „PTB-Waffen“ (wegen des Zulassungsstempels der Physikalisch- Technischen Bundesanstalt) bezeichnet, sind häufig Nachbauten von scharfen Schusswaffen; jedoch so konstruiert, dass ein Verschiessen von scharfer Munition und ein Vorladen von Projektilen durch andere Kaliber und massive Sperrkreuze im Lauf nicht möglich ist. Entweder werden pyrotechnische Effekte (Platz-, Blitzpatronen) oder Reizstoffkartuschen (CN, CS und OC) verschossen, wobei hier Kombinationen durch unterschiedliche, gemischte Magazinladungen möglich sind. Die OC Patronen enthalten zum Teil erheblich mehr Wirkstoff (bis zu 120 mg) als Reizstoffsprühgeräte und bestehen darüber hinaus aus Nonivamid – technisch reinem Pfeffer, der nicht den Schwankungen natürlicher Wirkstoffe unterliegt. Die Beschwerden können nach Exposition durch Reizstoffmunition also deutlich heftiger ausfallen. Dazu kommen noch Verletzungen, die durch nahe oder aufgesetzte Schüsse auftreten. Aufgesetzte Schüsse können durch den Gasdruck zum projektillosen Todesschuss führen oder bei Nahschüssen, besonders im Gesichtsbereich, schwere Verletzungen hervorrufen. Hierbei werden nicht nur die Wirkstoffe aus dem Lauf getrieben, sondern auch Teile der Patrone (Kunststoffkappe). Für den Umgang mit SRS-Waffen sollten am Einsatzort dieselben Grundsätze gelten, wie für scharfe Schusswaffen: ein Aufnehmen und Sichern darf nur durch sachkundige Einsatzkräfte erfolgen. Die Patronen sind anhand ihrer Inhaltsstoffe mit verschiedenfarbigen Kappen gekennzeichnet: Grün oder Gold (Knall, Blitz); Blau (CN); Gelb (CS); Braun (OC) oder rot (OC-Supra). Insgesamt sollten nachfolgende Bereiche bei der Ausbildung berücksichtigt werden:

Medizinische Komponenten:

- Grundlagen Amokforschung: Herkunft, Tätercharakeristik, Auswertungen der Taten
- Grundprinzipien und Herkunft von TCCC und TEMS
- Wiederholung Triage / Sichtungsprinzipien
- Wirkungen von Feuerwaffen und Sprengsätzen
- Interpretation von Schuss- und Explosionsverletzungen, Behand-

lung von Schuss- und Explosionsverletzungen im gesicherten Bereich, Kontrolle von Blutungen mit Tourniquet und Hämostatika

- Erkennen und Therapie von „schlürfenden Thoraxwunden“, Pneumothorax, Spannungspneumothorax; Handhabung von okklusiven Wundabdeckungen und Durchführung der Nadeldekompression
- Indikation und Durchführung von intraossären Zugängen, Besonderheiten der Infusionstherapie und Hypothermieprophylaxe
- Triage und Therapiestrategien, wenn ein Transfer kritischer Patienten innerhalb kurzer Zeit nicht möglich ist
- Patientenuntersuchung unter schwierigen Bedingungen wie Reizüberflutung oder Dunkelheit, Patientenbeurteilung aus der Ferne (rapid and remote assessment methodology (RAM))
- Wirkungen von Reizgasen wie OC, CS und CN

Taktische Komponenten:

- Begriff der Kalten / Warmen / Heißen Zone
- Bewegung in Formation
- Aufbau, Wirkung und Handhabung von (ballistischen) Schutzausrüstungen
- (Theoretische) Funktionsweise von (Hand-)Feuerwaffen

Da es notwendig ist, die medizinischen und taktischen Bestandteile sowohl theoretisch fundiert als auch ausreichend praktisch auszubilden, um sicherzustellen, dass die Maßnahmen auch beherrscht werden, wird ein zeitlicher Aufwand von ca. 25-30 Stunden erforderlich sein, obwohl die Inhalte nur einen ausgewählten Teil regulärer TEMS-Programme darstellen.[81,82,83] Es ist daher notwendig, mehr Zeit in eine adäquate Ausbildung zu investieren, als es nach den bisherigen Erfahrungen gängig ist.

6.2.13 Zusammenfassung: Regeln der taktischen Notfallmedizin für den Rettungsdienst

Aus allen Ausführungen in Bezug auf die Ausbildung können einige Erkenntnisse nochmals unterstrichen werden:[75]

- Das Wissen um die Wundballistik und Auswirkungen von Explosionsverletzungen ist wichtig. Die Art und Kaliber der Waffen können wertvolle Hinweise liefern, die Beantwortung der Fragen sollte jedoch nicht dazu führen, dass die Versorgung der Patienten verzögert wird; letztlich sind es die Verletzungen und ihre Resulate, die behandelt werden müssen.
- Die Eintrittswunde ist der leichtere Teil, die dahinter liegende Wundhöhle und ihr Verlauf bedingen den Patientenzustand. Der Gesamtzustand des Patienten kann sehr viel schwieriger zu behandeln sein.
- Es ist möglich, dass ein 15 mm großes Loch besser ist als ein 2 mm großes, welche beide wiederum besser sein können als eines mit 9 mm Durchmesser. Trotz der lebensrettenden Sofortmaßnahme der Entlastungspunktion (2 mm) eines Spannungspneumothorax ist möglicherweise die Einlage einer Thoraxdrainage (15 mm) bei penetrierenden Verletzungen (9 mm) zusätzlich notwendig. Außerdem wird es gelegentlich als unlogisch bezeichnet, Einsatzkräfte auszubilden, 9 mm große Löcher zu schaffen und die 2 mm großen auszuklammern (es wurde erwiesen, dass nichtmedizinisches Personal Indikation und Durchführung der Entlastungspunktion in kurzer Zeit erlernen und für mindestens sechs Monate korrekt durchführen kann).[115]
- In Extremfällen kann eine arterielle Blutung schneller zum Tod führen als ein verlegter Atemweg. Die Anwendung eines Tourni-

quet, wenn auch nur überbrückend, kann zusammen mit Hämostatika lebensrettend sein.

- Obwohl Splitterverletzungen häufig keine grösseren Wundkanäle als ihre Eintrittswunden hervorrufen, bedeutet das nicht, dass sie harmlos sind, wenn die Eintrittswunde klein ist. Möglicherweise sieht die Wunde oberflächlich aus und hat dennoch tiefere Strukturen geschädigt.

- Die Infusionstherapie ist ein wichtiges Element der Patientenversorgung und soll zu einem ausreichendem Perfusionsdruck führen. Eine angemessene Volumensubstitution in Verbindung mit effektiver Blutungskontrolle führt zum besten Ergebnis.

- Taktische Notfallmedizin bedeudet die richtigen Maßnahmen zur richtigen Zeit am richtigen Patienten und kann nicht durch zivile, individualmedizinische Ausbildungen ersetzt werden.

6.3 Training

Zunächst erscheint es nicht weiter verwunderlich, wenn ein Training generell so realitätsbezogen wie möglich stattfindet. Demgegenüber zeigte sich jedoch in Interviews und Beobachtungen, dass einige wichtige Aspekte für das Rettungsteam im Training teilweise außer Acht gelassen wurden. So mussten die Mitarbeiter des Rettungsdienstes keine Schutzweste tragen und konnten daher auch keinen Eindruck über den tätsächlichen physischen Mehraufwand gewinnen. Ebenso wurde die eigentliche Arbeit des Rettungsteams – das tatsächliche medizinische Versorgen von Patienten – bestenfalls angedeutet, das Training erschöpfte sich hier in der taktischen Bewegung innerhalb des Rettungsteams. Um bei Schulungsmaßnahmen den größtmöglichen Lernerfolg zu sichern, muss jedoch die Realität so gut wie möglich nachgebildet werden, was einen hohen

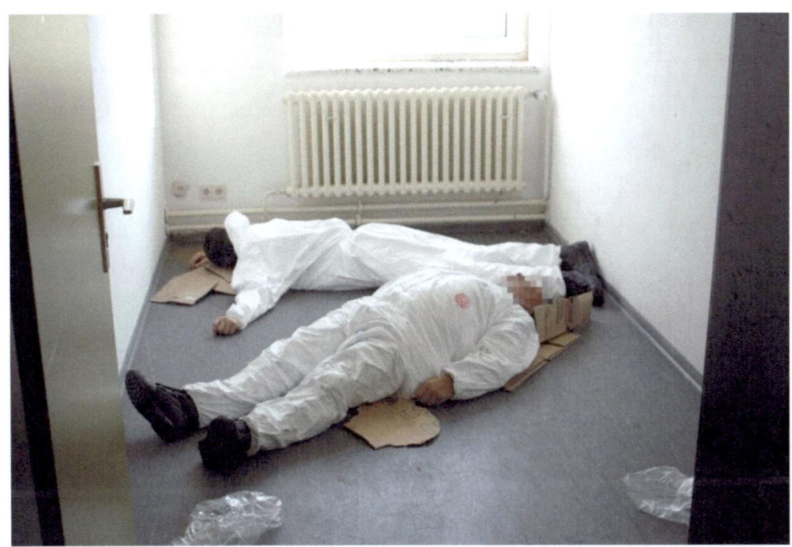

Abbildung 6.51: *Die Simulation der Patientenversorgung ist elementarer Bestandteil eines effektiven Trainings. In dieser einfachen Variante wurden auf Papieranzüge Verletzungen und Hinweise aufgemalt*

Detaillierungsgrad notwendig macht und sowohl aktive Beteiligung der Polizei als auch des Rettungsdienstes an dem Entwurf des Trainings erfordert. Ziel sollte es sein, den Rettungsdienstmitarbeitern eine adäquate Hilfestellung bei der Selbsteinschätzung zu liefern, ob für sie persönlich das Risiko kalkulierbar und das Vorgehen sinnvoll erscheint. Hierzu gehört auch die Abdeckung möglicher Gefahrensituationen, wie die Konfrontation mit dem Täter und der simulierte Beschuss des Rettungsteams. Eine Einschätzung über die Sinnhaftigkeit des Konzeptes kann bei jedem Einzelnen auch nur erfolgen, wenn die tatächliche Arbeit – das Versorgen von Patienten – unter den erschwerten Bedingungen innerhalb des gesicherten Bereiches realistisch durchgeführt wird. Eine Fortbildung, die sich im Üben des Formationsganges und das Aufsuchen eines gesicherten Bereiches erschöpft, birgt für die rettungsdienstliche Seite nur einen eingeschränkten Erfolg. Besonders schwierig ist hierbei die Simulation von psychischen Belastungen. Der Einsatz als Rettungsteam ist eine absolute Ausnahmesituation, die für Ausnahmesituationen typische Reaktionen hervorrufen wird. Bereits ohne Gefährdung für das eigene Leben können verschiedenste physische und psychische Symptome auftreten: Zunächst bewirkt die Ausschüttung von Stresshormonen, dass die körperliche Leistungsfähigkeit heraufgesetzt und den Situationsanforderungen angepasst wird, die Konzentrationsfähigkeit nimmt beispielsweise zu und die Durchblutung der Muskulatur wird erhöht, was als Allgemeines Adaptionssyndrom bezeichnet wird. Erst wenn die betreffende Person unter extrem starke Erregung gerät, sinkt die Leistungsfähigkeit. Zunächst sind Anspannung und Angst also nicht kontraproduktiv, sondern werden erst bei einer sehr hohen Intensität schädlich und können verschiedene körperliche, kognitive, emotionale und verhaltensbezogene Auswirkungen haben, die eine Durchführung der Arbeit erschweren oder unmöglich machen. Hierzu gehören zum Beispiel Zittern, Übelkeit, Veränderung der audio-visuellen Wahrnehmung (Tunnelblick, Stille, Stroboskopeffekte, usw.), Veränderung der zeitlichen Wahrnehmung, gedankliche Verwirrung, Orientierungsverlust, Gefühl der „Überwältigung“, Erstarrung oder Lähmung. Die Belastungsgrenze ist individuell verschieden und von einer Vielzahl Variablen abhängig.[179] Kommt eine mögliche oder konkrete Gefährdung für das eigene Leben oder die körperliche Unversehrtheit hinzu, erschwert dies die Situation zusätzlich. Studien an in tödliche Gefahr geratenen Streifenpolizisten identifizierten zu 85 Prozent Veränderungen im Hörvermögen, zu 80 Prozent Tunnelblick und zu 65 Prozent ein Zeitlupenempfinden (Mehrfachnennungen).[180] In weiteren Veröffentlichungen wurde unterstrichen, dass Training so realitätsbezogen und stressreich wie möglich sein muss, um nachhaltig belastbare Lerneffekte zu erzielen. Es wurde auch erwiesen, dass Reaktionszeiten und -qualität ab einer Herzfrequenz von mehr als 145 pro Minute sinken.[180] Leistungsfähigkeit unter Stress ist Gegenstand äußerst ernstzunehmender Untersuchungen. Nachdem geringe Stresslevel tendenziell zu besserer Leistungsfähigkeit führen, versuchen Polizei-

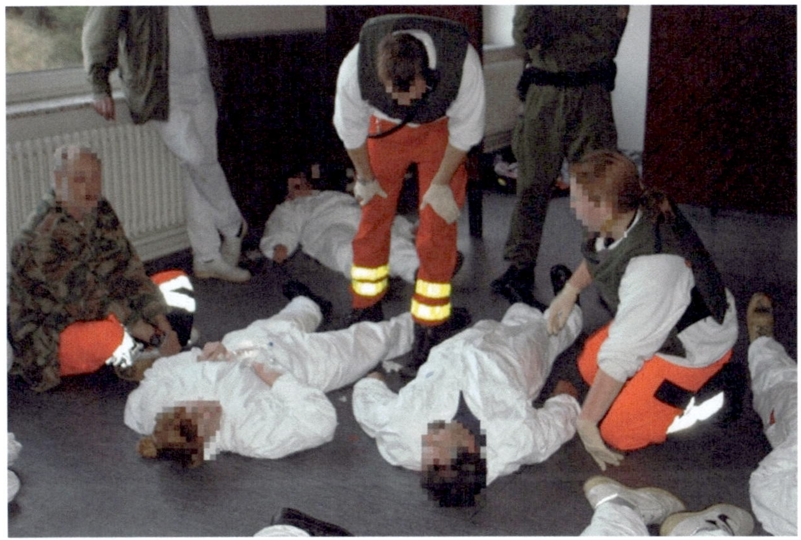

Abbildung 6.52: *Die beschränkte Ausstattung, die Vielzahl von Patienten und die komplexen Verletzungsmuster erzeugen auch im Training Stress*

trainer durch verschiedene Ansätze mit ihren anvertrauten Beamten ein Feld der „optimalen Performance" zu erreichen. Da Wahrnehmung und Emotion eine große Rolle in der Reaktion auf Stressoren spielen, können sie auch nicht im professionellen Umfeld der Polizei ignoriert werden, obwohl von den Beamten, wie auch vom Rettungsdienst, oft unrealistischerweise Emotionslosigkeit und Gefasstheit erwartet werden. Die Frage drängt sich dabei auf, was genau Stress darstellt und wie Stress die Leistungsfähigkeit beeinflusst. Eine globale Definition von Stess, die den wichtigen emotionalen Faktor mit einschließt, ist

> „die Interaktion dreier Elemente: Wahrgenommene Anforderung, wahrgenommen Fähigkeit der Anforderung gerecht zu werden und die Wahrnehmung der Wichtigkeit, der Anforderung gerecht zu werden" (Mc Grath, 1976[181]).

Diese Definition grenzt nicht nur die die individuelle Fähigkeit und Zuversicht verglichen mit der Aufgabe ab, sondern auch die relative Wichtigkeit, die Herausforderung zu meistern. Stress kann dabei viele Gesichter haben: Vom ersten Einsatz eines Auszubildenen als zweiter Mann bis hin zur Wahrnehmung tödlicher Gefahr. Stress kann bedeuten, von einer nicht auszumachenden Person beschossen zu werden, mit einem verwirrten und aggressiven Patienten umzugehen oder sich wegen einer Dienstaufsichtsbeschwerde rechtfertigen zu müssen. Während jeder Stressor individuelle Charakteristika besitzt, kann der Tribut an den menschlichen Organismus äußerst schädlich sein, wenn mit ihm nicht adäquat umgegangen wird.

Die Anforderung, unter Stress korrekt und fähig zu arbeiten, ist weder für Polizei noch Rettungsdienst eine neue Aufgabe und die meisten Untersuchungen hinsichtlich dieses Themas kommen aus dem Bereich der Psychologie. In neuerer Zeit hat das Feld der Sportpsychologie wichtige Erkenntnisse beigesteuert. Yerkes und Dodson wiesen den scheinbaren Zusammenhang zwischen Stresserhöhung und Leistungsfähigkeit an Ratten nach, die unter künstlichen „Stress" – bestehend aus einem leichten elektrischen Schlag – gesetzt wurden; und das ungefär ein Jahrhundert zuvor. Vermutlich haben ihre Untersuchungen zu der bekannten „Inverted-U" Theorie geführt, die eine kurvenförmige Beziehung (in der Form eines umgekehrten U) zwischen Leistungsfähigkeit und Stress als Kernaussage hat. Anders gesagt, wenn der Stresslevel bzw. die Erregung (nach Yerkes und Dodson) steigt, nimmt auch die Leistungsfähigkeit bis zu einem Punkt zu, an dem der Stresslevel zu groß wird und die Leistungsfähigkeit wieder sinkt. Obwohl die Theorie durchaus kontrovers diskutiert wurde, konnte sie nie widerlegt oder das Gegenteil bewiesen werden, wahrscheinlich auch deswegen, weil sie intuitiv sinnvoll und logisch erscheint. Außerdem fällt es schwer zu argumentieren, dass die optimale Leistungsfähigkeit nicht irgendwo zwischen den beiden extremen Ausprägungen „Koma" und „Panik" liegt. In letzter Zeit hat sich die Be-

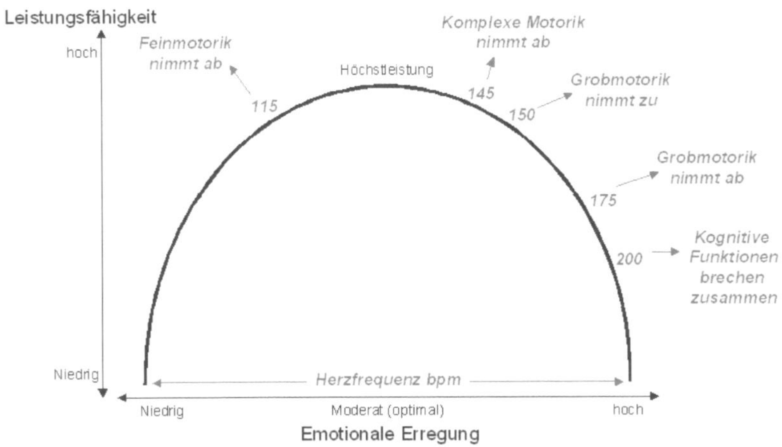

Abbildung 6.53: *Die „Inverted-U" Beziehung zwischen Erregung, Leistungsfähigkeit und Herzfrequenz*[181, 182]

trachtungsweise jedoch in eine Richtung mehr akzeptierter Annahmen bewegt, die viele verschiedene Variablen beinhalten.[181]

Die Herzfrequenz stellt einen der vielen möglichen Indikatoren für Stress dar, zumindest in einem Großteil der Menschen. Daher wurde untersucht, welche Herzfrequenzbereiche sich genau auf das „umgekehrte U" projizieren lassen. Dabei wurde eine optimale Leistungsfähigkeit („Optimal Performance Zone") zwischen 115 und 145 Schlägen pro Minute identifiziert.[182] Dieses Intervall beginnt bzw. endet mit der Zu- und Abnahme der physischen Leistungsfähigkeit bei spezifischen Herzfrequenzen. Zur Modellierung wurden allerdings eher physische Parameter herangezogen als Stress im Sinne von psychologischen Ausprägungen bzw. emotionaler Erregung.[181] Was zum Untersuchungszeitpunkt womöglich noch nicht relevant war, ist es zumindest heute: Es besteht ein unzweifelhafter Unterschied zwischen Herzfrequenzsteigerung durch physische Anstrengung und solcher durch Stress oder psychische Erregung und es wäre bestenfalls schwierig, sie einander gleichzusetzen. Obwohl die „Inverted-U" Theorie in polizeilichen oder militärischen Kreisen bekannt ist, sind einige Details in Vergessenheit geraten.[181,182] Beispielsweise ist es die Charakteristik der Aufgabenkomplexität und persönlicher Eigenschaften, die die Leistungsfähigkeit beeinflussen und so in einer sehr individuellen „Inverted-U" Kurve resultieren.

Unterschieden werden die generelle Reaktionsneigung einer Person in Situationen mit einem hohen Angstfaktor und der Angstzustand zu einem bestimmten Zeitpunkt. Je höher die generelle Angstneigung der Person, desto höher wird auch der bestimmte Angstzustand ausfallen.[181] Hinzu kommt die Komplexität der zu bewältigenden Aufgabe, die von einer Reihe Komponenten beeinflusst wird und in drei Kategorien unterteilt werden kann: Entscheidungscharakteristika (Anzahl der Entscheidungen, Anzahl von Alternativen, notwendige Entscheidungsgeschwindigkeit, notwendige Reihenfolge der Entscheidungen), Wahrnehmungscharakteristika (Anzahl der notwendigen Reize, Anzahl gegenwärtiger Reize, Reizdauer, Reizintensität und Klarheit der richtigen Impulse zwischen widersprüchlichen Reizen) sowie motorische Handlungsmerkmale der Leistung (Anzahl der notwendige Muskelaktionen, Koordinationsaufwand, Präzision und Durchführungssicherheit sowie Feinmotorik). Bezogen auf ein Punktesystem zur Einschätzung der Gesamtkomplexität jeder denkbaren Aufgabe, sollte der Erregungszustand umso geringer sein, je komplexer die zu bewältigende Tätigkeit ist, um eine optimale Leistungsfähigkeit zu erreichen. Daher wird jemand mit einer komplexen Aufgabe und einem hohen Angstzustand weniger leistungsfähig sein als jemand mit einer einfachen Aufgabe und einem geringeren Angstempfinden. Bereits Yerkes und Dodson stellten fest, dass jede Person eine individuelle optimale Leistungsfähigkeitszone abhängig von den persönlichen und aufgabenbezogenen Charakteristika besitzt. Zumindest hatte das grundlegende Konzept des „Inverted-U" positiven Einfluss auf das Training von Einsatzkräften – indem beispielsweise gelehrt wurde, Stress und Herzfrequenz durch Atmungstechniken zu beeinflussen.[181]

Da Menschen so unterschiedlich wie komplex sind, wird es nach heutiger Ansicht so gut wie unmöglich sein, ein absolut verlässliches Intervall bezogen auf spezifische Herzfrequenzen für die optimale Leistungsfähigkeit zu pauschalisieren. Vielmehr sollte versucht werden, unter erhöhten Anforderungen die physische und mentale Leistungsfähigkeit individuell zu erhöhen. Vergleicht man Sportler mit Einsatzkräften, fällt auf, dass beide Personengruppen sowohl mentale als auch physische Herausforderungen meistern müssen und dabei letztlich unter erhöhtem Stress stehen. Schwierigkeitsgrad, Training und körperliche Fitness beeinflussen die Leistungsfähigkeit und haben bei unzureichender Leistungsfähigkeit negative Folgen (welche bei Einsatzkräften ungleich schwerer ausfallen können). Sportverbände haben hohe Summen in Forschungen investiert, um Techniken und Systeme zur Erhöhung der physischen und psychischen Leistungsfähigkeit unter Stress zu entwickeln. Daher mag es logischer erscheinen, statt der kontrovers diskutierten „Inverted-U“ Theorie das Augenmerk auf das Individual Zones of Optimal Functioning (IZOF)-Modell zu richten, in dem Persönlichkeitsmerkmale, Reife, Angstempfinden, Angstzustand, Bewältigungsstrategien, Aufgabenkomplexität und Fähigkeiten bei der Bestimmung der individuellen Leistungsfähigkeit und des optimalen Intervalls eine Rolle spielen. Dieses Intervall ist außerdem nicht unveränderlich und abhängig von der persönlichen Entwicklung, physischen Leistungsverbesserung, mentalen Reifung und praktischen Erfahrung. All dies ist natürlich wesentlich komplexer als das Zuordnen bestimmter Herzfrequenzen zum „Inverted-U“, allerdings ist die menschliche Leistungsfähigkeit sehr komplex und individuell.[181]

Es wurden in einem Beobachtungszeitraum von sechs Jahren die Herzfrequenzen bei Probanden in folgenden Aufgabenbereichen aufgezeichnet: Sporttest einer Polizeischule, Schusswaffentraining einer Polizeischule, reality-based training (Szenariotraining mit Übungsmunition), Reallagen im Streifendienst (mit und ohne körperliche Anstrengung) und während einer Taseranwendung. Anschließend wurden einige grundlegende

Erkenntnisse formuliert: Es konnte keine spezfische Herzfrequenz eines optimalen Leistungsintervalls festgestellt werden, das zudem pauschalisiert werden könnte. Einige Rekruten und die meisten erfahrenen Beamten verloren nicht ihre Feinmotorik ab höheren Stressleveln, die herzfrequenzabhängig gemessen wurden. Sehr wenige (jedoch einige) verloren die meisten Fertigkeiten während niedriger Belastungssequenzen; es wurde jedoch darauf hingewiesen, dass dies alle möglichen Gründe haben konnte.[181] Bei fehlender körperlicher Belastung konnte festgestellt werden:

- Je niedriger die Herzfrequenz, desto besser die Leistungsfähigkeit
- Je höher die Herzfrequenz, desto schlechter die Leistungsfähigkeit, obwohl nicht notwendigerweise sehr schlecht oder oder kaum noch vorhanden

Bei körperlicher Belastung wurde eine adäquate Leistung unter Stress bei Personen festgestellt, die sich selbst als „fit" bezeichneten. Dabei konnte auch beobachtet werden, dass sich selbst als „weniger fit" einschätzende Personen mit weniger adäquater Leistung und erhöhter Herzfrequenz auf Stress reagierten. Erfahrung hängt am meisten mit Training und niedriger Herzfrequenz zusammen, was durch die Analyse der Herzfrequenzgraphen dienstälterer Beamten unterstrichen wurde. Beamte mit unterschiedlicher Diensterfahrung, die exakt die gleiche Situation im Szenariotraining bewältigen mussten, reagierten mit unterschiedlichen Herzfrequenzen – teilweise lagen die erfahrenen Beamten 40-50 Schläge pro Minute unter ihren unerfahrenen Kollegen. Während bei einem Rekruten während des Szenariotrainings eine hohe Varianz in den Herzfrequenzen herrschte und ein Maximum von 239 Schlägen pro Minute gemessen wurde, fiel die Frequenzkurve bei Beamten mit fünfjähriger Diensterfahrung weit weniger steil aus; mit einem Maximum von 149 Schlägen pro Minute.[181] Dazu sollte angemerkt werden, dass nach der „Inverted-U" Theorie ab einer Herzfrequenz von 200 Schlägen pro Minute die kognitive Verarbeitungsfähigkeit zusammenbricht sowie irrationales Verhalten und Wahrnehmungsstörungen auftreten. Während bei Beamten mit fünfjähriger Diensterfahrung im Szenariotraining die Herzfrequenz nahezu durchgängig im Bereich von 115-145 Schlägen pro Minute lag, blieb sie bei Personen mit 15jähriger Erfahrung fast durchgängig unter 100.[181] Diese Ergebnisse zeigen, dass Szenariotraining – im Beispiel mit „Simunition FX“ durchgeführt – bei Neulingen erwartungsgemäß entsprechenden Stress auslöst, die Einsatzkräfte mit zunehmender Erfahrung jedoch offenbar einen Gewöhnungseffekt zeigen, der jedoch in der Realität nicht vorhanden sein muss. Die Nutzung von Biofeedback wie Herz- und Atemfrequenz ist eine der vielen Möglichkeiten, stressreiche Situationen beeinflussen zu können. Ein wichtiger Weg, um Stress und seine negativen Auswirkungen zu bekämpfen, ist bewusste Atmung. Teilweise wird hervorgehoben, dass es nur zwei Aktionen des autonomen Nervensystems gibt, die sich bewusst kontrollieren lassen: Atmung und Blinzeln. Von den beiden ist die Atmung die Nützlichere in stressigen Situationen, da sie nach einiger Übung die Herzfrequenz wirksam beeinflussen kann. Dabei sollte sie als tiefe „Bauchatmung“ ausgeführt werden, also während des Einatmens den Bauch wie einen Ballon aufblasen. Während jedes Teilschrittes soll bis vier gezählt werden:

- Durch die Nase einatmen,
- Atem anhalten,
- Über die Lippen langsam ausatmen („Lippenbremse“),
- Den Atem anhalten.

Dabei soll die Sequenz mindestens viermal wiederholt werden, um effektiv zu sein.[180]

Generell erhöht Training das Vertrauen in die gelernten Fähigkeiten und führt so zu einem niedrigeren Angstempfinden und höherer Leistungsfähigkeit – das ist natürlich in allen Lebenslagen der Fall. Konzepte wie reality-based training, force on force bzw. Szenariotrainings sind sehr gute Möglichkeiten, die Stressresistenz und Leistungsfähigkeit zu erhöhen.

Es wird allerdings darauf hingewiesen, dass Szenariotrainings bei Neulingen sehr gut funktionieren und realistische Reaktionen hervorrufen, bei erfahrenen Einsatzkräften jedoch einen verminderten Effekt haben, weil sie beginnen, das Szenariotraining von der Realität zu trennen.[181] Bildliche Vorstellungskraft, gedankliches Durchspielen von Szenarios und positive Selbstbestärkung können außerdem sehr nützliche Hilfsmittel zu Kontrolle von Stress und zur Beeinflussung der Leistungsfähigkeit und der Ergebnisse sein. Sich auf eine bestimmte Teilaufgabe zu konzentrieren hilft, sich von Rahmenbedingungen nicht ablenken zu lassen.[179] Letztlich spielt auch die physische Grundkondition für die Herzfrequenztoleranz gegenüber Belastungen eine Rolle.

Nebenbei sei bemerkt, dass nicht zwangsläufig jede Technik, die im Training gut funktioniert, dies auch in der Realität tut. Aller Kontroversen zum Trotz werden ohne spezielle Konditionierung eher grobmotorische Abläufe noch durchführbar sein feinmotorische Fertigkeiten. Bezogen auf die Tätigkeiten innerhalb der taktischen Notfallmedizin kann dies bedeuten, dass beispielsweise das Legen eines intravenösen Zuganges eher misslingt als unter zivilen Bedingungen, weil die Maßnahme zwar eigentlich beherrscht wird, die Rahmenbedingungen sich jedoch geändert haben. Im regulären Rettungsdienst spielt Angstempfinden eher eine Rolle im Hinblick auf die eigenen Fähigkeiten in Anbetracht bestimmter Herausforderungen. In einer Bedrohungslage kann sich der individuelle Angststatus so verändern, dass ursprünglich erlernte und beherrschte Fähigkeiten nicht mehr adäquat durchgeführt werden können. Die oft zitierte „Inverted-U“ Theorie kann dabei nicht pauschal übernommen werden. Sicherlich existieren gegenseitige Einflüsse zwischen emotionaler Erregung, Herzfrequenz und Leistungsfähigkeit, allerdings ist der optimale Leistungsintervall von Person zu Person sehr individuell, kontextabhängig und zudem unterschiedlich beeinflussbar.

Es ist generell zu vermeiden, dass Mitarbeitern des Rettungsdienstes innerhalb des Trainings zum Rettungsteamkonzept eine unrealistische

Sicherheit suggeriert wird. Vielmehr sollte geholfen werden, dass individuell empfundende Risiko realistischer einschätzen zu können. Hierzu gehört besonders eine Verdeutlichung der Gefahren, das gezielte Erzeugen von psychischem und physischen Stress und die Sicherung eines positiven Lerneffektes im Szenariotraining, wie es in modernen Schiessausbildungen im Rahmen des „Force-on-Force“-Konzeptes bereits seit längerem erfolgreich angewendet wird.[180,183,184] Als hilfreich hat sich erwiesen, wenn sich Rettungsdienstmitarbeiter in solchen fordernden Situationen standardisierte Abläufe ins Gedächtnis rufen können. Je intensiver diese Abläufe in der Ausbildung verinnerlicht worden sind, desto mehr können sie in einer Stressituation angewendet oder abgerufen werden.[179] Auch hier wird die Notwendigkeit einer erweiteren Ausbildung ersichtlich. Gleichzeitig sollte den Einsatzkräften verdeutlicht werden, nach einem tatsächlichen belastenden Ereignis die Hilfe geeigneter Fachkräfte in Anspruch zu nehmen. Diese Möglichkeiten stehen im Rettungsdienst immer mehr zur Verfügung und erstrecken sich von speziell weitergebildeten Kollegen („Peers“, „Psychosoziale Unterstützung“) bis hin zu Seelsorgern oder Kriseninterventionsteam(s) (KIT) für Rettungskräfte.

Am ehesten wird der Aufbau und die Zusammensetzung regionaler Teams aus Polizei und ausgewählten Mitarbeitern des Rettungsdienstes dem TEMS-Prinzip gerecht, die sehr intensiv trainiert werden könnten und bereits auf der Amok-Konferenz in 2003 im Gespräch waren. Diese Variante würde jedoch eine Art Rufbereitschaft bedingen, die nicht dem möglichst schnellen Einsatz medizinischer Kräfte gerecht wird und noch am ehesten in Ballungszentren funktioniert, da hier die Wege eher kurz sind. Obwohl damit eine universelle Anwendbarkeit nicht sichergestellt ist, bietet es die Möglichkeit, auf freiwillige Einsatzkräfte Zugriff zu haben, die öfter und intensiver trainiert werden können und nach einem Auswahlverfahren den hohen physischen und psychischen Anforderungen gerecht werden, was auch in der Literatur hervorgehoben wird.[58] Das hier betrachtete Rettungsteam-Konzept beansprucht jedoch diese Universalität, weshalb das gesamte rettungsdienstliche Personal adressiert wird.

7 Fazit

In der Ausgangslage stellt sich die Situation so dar, dass die Länderpolizeien vielerorts ihre Beamten nach dem Konzept des Kontakt- und Rettungsteams ausgebildet haben und anschließend davon ausgehen, dass der Rettungsdienst seinen Teil innerhalb des Rettungsteams beiträgt. Nach der Erhebung kann, bezogen auf das Beispiel des Bundeslandes Schleswig-Holstein, festgestellt werden, dass der Rettungsdienst entweder keine Kenntnis von dem Konzept hat, da es auch nicht in allen Rettungsdienstschulen gelehrt wird oder eine Ausbildung im Rahmen einer betrieblichen Fortbildung nicht flächendeckend stattfindet. Darüber hinaus bestehen zum Teil Bedenken über die Gefährdung innerhalb des Rettungsteams. Da 60 Prozent der Rettungsdienstbereiche in Schleswig-Holstein dieses Konzept nicht ausbilden und trainieren, ist eine flächendeckende Anwendung nicht gegeben und die Annahmen der polizeilicher Seite erweisen sich als nicht zutreffend.

Vielfach wurden Einwände sowohl von ärztlicher als auch von nichtärztlicher Seite erhoben, das rettungsdienstliche Personal in einer taktischen Lage wie einem Amoklauf im Tatobjekt selbst einzusetzen, weil dies für zu gefährlich gehalten wird. Wenn dasselbe Personal gefragt wird, warum Feuerwehrmänner in ein brennendes Gebäude gehen – zweifelsohne eine gefährliche Lage - lautet die Antwort sinngemäß, dass die Einsatzkräfte gegen die Bedrohung durch das Feuer durch entsprechende Ausbildung und Ausstattung gut geschützt und vorbereitet seien. Letztlich kann dieselbe Argumentation für den Einsatz eines Rettungsteams gelten, wenn die entsprechenden Erkenntnisse aus den Bereichen von TEMS und TCCC umgesetzt werden. Adäquate Ausbildung und Ausstattung helfen, Risiken im Vorfeld zu minimieren und realistisches Training hilft jeder Einsatzkraft, das verbleibende Risiko individuell korrekt einzuschätzen, Spontanreaktionen zu verhindern und keine unüberlegten Entscheidungen zu treffen.

Die Reaktionen sollten jedoch nicht dazu führen, ein per se schlüssiges Konzept zu verwerfen und wieder zum status quo zurückzukehren, in dem der Rettungsdienst im Bereitstellungsraum auf eine vollständige Sicherung des Gebietes wartet. Die Sinnhaftigkeit, die Mortalität der Patienten durch weit vorgeschobene medizinische Versorgung effektiv zu reduzieren, konnte deutlich unterstrichen werden. Umgekehrt würde es einen unnötigen Verlust von Menschenleben bedeuten, in der kalten Zone zu warten; genauso wie die Entscheidung, auf das Rettungsteam-Konzept gänzlich zu verzichten. Es bleibt jedoch natürlich die individuelle Entscheidung jeder Einsatzkraft, abhängig von der jeweiligen Situation, in einer solchen Lage zu arbeiten oder nicht.

Die grundsätzliche Sinnhaftigkeit kann nicht bestritten werden: Die Effektivität einer frühestmöglichen medizinischen Versorgung ist nicht nur im zivilen Bereich allgemein akzeptiert, sondern wurde durch vielfältige Studien seit dem Vietnam-Krieg dauerhaft hervorgehoben. Es ergibt sich bei genauer Betrachtung des Konzeptes „Rettungsteam“ jedoch Verbesserungspotenzial: Zunächst muss auf polizeilicher Seite die Annahme abgebaut werden, dass die Besatzung eines Rettungswagens für eine solche Lage adäquat ausgebildet und ausgestattet ist und Medizin auf individual-intensivmedizinischen Niveau betreiben könne. Vielmehr sollte das Bewusstsein geschaffen werden, dass die Mitarbeiter des Rettungsdienstes bestenfalls lebensrettende Interventionen durchführen können und auf einen schnellen Transfer der Patienten hingearbeitet werden muss. Um dies zu ermöglichen, muss auf rettungsdienstlicher Seite wesentlich mehr Zeit in eine speziell zugeschnittende Ausbildung für taktische Notfallmedizin investiert werden, die auch durch das für diese Lagen notwendige Material mitbestimmt wird. Dieses Material stellt insoweit bereits eine sinnvolle Erweiterung dar, als das es ohnehin zunehmend für die Anwendung im regulären Rettungsdienst empfohlen wird und jedem Patienten zugute kommen kann. Innerhalb des zu intensivierenden praktischen Trainings müssen die Einsatzkräfte die Möglichkeit erhalten, ihre Gefährdung und Handlungsoptionen realistisch einschätzen zu können.

Ebenso wie die Bundeswehr wertvolle und bewährte internationale Prinzipien adaptieren konnte, sollte die medizinische Versorgung im Polizeieinsatz hinsichtlich einer Übernahme von Impulsen aus dem Bereich Tactical Emergency Medical Support (TEMS) überprüft werden. Für die Anwendung im Bereich des Rettungsteams ist die Adaption sinnvoll und notwendig, da sich die taktische Einsatzmedizin sehr deutlich von der zivilen präklinischen Notfallmedizin unterscheidet und nicht durch diese substituiert werden kann. Moderne Traumamanagementsysteme sind derzeit noch nicht flächendeckend verbreitet und können ferner im hier vorliegenden Kontext nicht unproblematisch angewendet werden. Das Konzept ist identisch mit der Konstellation von nicht bewaffneten TEMS-Providern, die Patienten in einem gesicherten Bereich behandeln. Um ein gegenseitiges Verständnis zu fördern, sollten die Polizeidirektionen ihre Zusammenarbeit mit dem Rettungsdienst intensivieren und Konzepte zur gemeinsamen Arbeit kritisch überprüfen. So wird der polizeilichen Seite eine bessere Einschätzung der Möglichkeiten und Handlungsrahmen des Rettungsdienstes erlaubt und die Mitarbeiter des Rettungsdienstes gelangen zu einem besseren Verständnis der einsatztaktisches Belange der Polizei. Darüber hinaus sollten Einsatzkräfte im Rettungsdienst auf breiter Basis eine TEMS-Zusatzausbildung erhalten, da erwiesen wurde, dass diese auch bei Massenanfällen von Verletzten eine bessere Versorgung ermöglicht und besonders bei terroristischen Anschlägen vorteilhaft ist, deren Bedrohung nach wie vor gegeben ist.

Zwar können ebenso wenig alle Prinzipien der taktischen Notfallmedizin komplett unreflektiert auf den zivilen Bereich übertragen werden wie die zivilen Protokolle in den militärischen, viele Aspekte können jedoch in den jeweiligen Anwendungsbereichen eine Bereicherung darstellen.

Letztlich bedeutet die taktische Notfallmedizin ebenso weitaus mehr als als nur eine Schusswunde zu versorgen, wie Rettungsdienst mehr bedeutet, als nur einen Patienten in ein Krankenhaus zu fahren. Hervorgehoben wird dies in dem Statement „good medicine can be bad tactics, and bad tactics can get everyone killed“.[73]

8 Firmenadressen

Medical Sales Consultants Germany GmbH
Vor dem Schonekindtor 13
D-59494 Soest Deutschland

http://www.medicalscg.de
info@medicalscg.de

Tactical Medical Solutions, Inc.
62 North Park Drive
Anderson, SC 29625

http://www.tacmedsolutions.com
info@tacmedsolutions.com

CTC Behördentraining GmbH
Markgrafendamm 24 / H16
10245 Berlin

http://www.ctc-gruppe.de
info@ctc-gruppe.de

Waismed Ltd.

mail@waismed.com
http://www.waismed.com

Helbig Medizintechnik Vertriebs-GmbH
Austraße 15
74196 Neuenstadt am Kocher

www.helbig.de
info@helbig.de

Abbildungsverzeichnis

Tabellenverzeichnis

Abkürzungsverzeichnis

ACLS	Advanced Cardiac Life Support
AGNN	Arbeitsgemeinschaft der Notärzte Norddeutschlands
ÄLR	Ärztlicher Leiter Rettungsdienst
ASB	Arbeiter-Samariter-Bund
BVRD	Berufsverband für den Rettungsdienst e.V.
BOS	Behörden und Organisationen mit Sicherheitsaufgaben
CBRN	Chemisch-Biologisch-Radiologisch-Nukleare Lagen
DBRD	Deutsche Berufsverband für den Rettungsdienst e.V.
DRK	Deutsches Rotes Kreuz
ESU	Emergency Service Unit
FBI	Federal Bureau of Investigation
HES	Hydroxyethylstärke
IED	improvised explosive devices
IFAK	Individual First Aid Kit
ITLS	International Trauma Life Support
IZOF	Individual Zones of Optimal Functioning
JUH	Johanniter-Unfall-Hilfe
KIT	Kriseninterventionsteam(s)
KTW	Krankentransportwagen
MANV	Massenanfall von Verletzten
MHD	Malteser Hilfsdienst
NCAVC	National Center for the Analysis of Violent Crime
NTOA	National Tactical Officers Association
PHTLS	Prehospital Trauma Life Support
PiD	Polizeitrainier in Deutschland e.V.

PSM	Personal Supply Module
RAM	rapid and remote assessment methodology
RDG	Rettungsdienstgesetz
RettAss	Rettungsassistenten
RettAssG	Rettungsassistentengesetz
RettSan	Rettungssanitäter
RKiSH	Rettungsdienstkooperation in Schleswig-Holstein
RTW	Rettungswagen
SEK	Spezialeinsatzkommando
SHT	Schädel-Hirn-Trauma
STaRT	Simple Triage and Rapid Treatment
TCCC	Tactical Combat Casualty Care
TEMS	Tactical Emergency Medical Support
USBV	Unkonventionelle Spreng- und Brandvorrichtungen
USSS	United States Secret Service
USUHS	Uniformed Services University of the Health Sciences
WHO	Weltgesundheitsorganisation

Literaturverzeichnis

[1] G. Nadler. *Berufspädagogische und juristische Aspekte zur beruflichen Bildung und Tätigkeit von Rettungsassistenten und Rettungssanitätern*. Peter Lang Verlag, Frankfurt, 2004.

[2] H. Karutz. Amoklage in der schule. *Rettungsmagazin*, 06:58–64, 2009.

[3] R. DiGiorgio. On the bleeding edge: tactical combat casualty care is concept developed for highly trained military medics in combat. *S.W.A.T.*, June:84–88, 2009.

[4] F.J. Robertz and R.P Wickenhäuser. *Der Riss in der Tafel. Amoklauf und schwere Gewalt in der Schule*. Springer, 2007.

[5] K.G. Kanz and Scholz. *Notfallmedizin*. Thieme Verlag, 2008.

[6] Traumaregister. Traumaregister dgu jahresbericht. Technical report, Deutsche Gesellschaft für Unfallchirurgie, 2009.

[7] NAEMT. *Präklinisches Traumamanagement. Das PHTLS-Konzept*. Urban & Fischer, 2009.

[8] B. Kneubuehl, R. Coupland, M. Rothschild, and M. Thali. *Wundballistik. Grundlagen und Anwendungen*. Springer, 2008.

[9] F.B. Metzner and J. Friedrich. *Combat-Schiessen. Technik und Taktik für den Ernstfall*. Motorbuch Verlag, 2006.

[10] R. Ilbeygui and C. Reiter. *Synopsis und Atlas der Gerichtsmedizin*. facultas, 2002.

[11] J.S. Schwegler. *Der Mensch - Anatomie und Physiologie*. Thieme Verlag, 1998.

[12] P. Sherman. Management of shotgun injuries: a review of 152 cases. *J Trauma*, 18:236, 1978.

[13] J. Arnold, P. Halpern, and M. Tsai. Mass casualty terrorist bombings: a comparision of outcome by bombing type. *Annals of Emergency Medicine*, 43:263, 2004.

[14] C. Willy, Voelker HU., and M. Engelhardt. Kriegschirurgische verletzungsmuster. *Chirurg*, 79:66, 2008.

[15] Jh. Wightman. Explosions and blast injuries. *Annals of Emergency Medicine*, 37:664–678, 2001.

[16] D. Kühn, J. Luxem, and Runggaldier K. *Rettungsdienst heute. 4. Auflage*. Urban und Fischer, 2007.

[17] D. Leibovici, O. Gofrit, and M. and Stein. Blast injuries: bus versus open air bombings: a comparative study of injuries in survivors of open-air versus confined-space explosions. *J Trauma*, 41:1030–1035, 1996.

[18] Y. Kluger. Bomb explosions in acts of terrorism - detonations, wound ballistics, triage and medical concerns. *IMAJ*, 5:235–240, 2003.

[19] R.J. Irwin, M.R. Lerner, and J.F. Bealer. Shock after blast wave injuries is caused by vagally mediated reflex. *J Trauma*, 23:44–53, 1999.

[20] G.J. Cooper and D.E. Taylor. Biophysics of impact injury to the chest an abdomen. *J R Army Med Corps*, 135:58–67, 1989.

[21] I. Cernak, Z. Wang, and J. Jiang. Ultrastructural and functional characteristics of blast injury-induced neurotrauma. *J Trauma*, 50:695–706, 1998.

[22] K. Peleg, L. Aharonson-Daniel, M. Stein, M. Michealson, Y. Kluger, and D. Simon. Gunshot and explosion injuries - characteristics, outcomes and implications for care of terror-related injuries in israel. *Annals of Surgery*, 239:311–318, 2004.

[23] G. Nadler. Zur kompetenz von rettungsassistent und rettungssanitäter aus juristischer sicht. *Rettungsdienst Journal*, 03/04:6–11, 2009.

[24] G. Nadler. Neuordnung der ausbildung zum rettungssanitäter. *Rettungsdienst Journal*, 03/04:44–46, 2009.

[25] G.N. Tsybuliak and E.P. Pavlenko. Cause of death in the early post-traumatic period. *Vestn Khir Im I I Grek*, 114(5):75, 1975.

[26] J Ali, RU Adam, and TJ and Gana. Effect of the prehospital trauma life support program (phtls) on prehospital trauma care. *J Trauma*, 42:786, 1997.

[27] J Ali, RU Adam, and TJ and Gana. Trauma patient outcome after the prehospital trauma life support program. *J Trauma*, 42:1018, 1997.

[28] M. Schröder. Traumamanagement®: Teamorientiert und praxisbezogen. *Rettungsdienst*, 1:22–25, 2010.

[29] R. Schnelle and A. Hess. Modernes traumamaterial: Boas, beckenschlingen, blutstillungspulver und mehr. *Rettungsdienst*, 10:942–948, 2009.

[30] Neff. *Handbuch der Sichtung*. Stumpf und Kossendey, 2000.

[31] U. Maurer. *Notarzt und Rettungsassistent beim MANV*. Stumpf und Kossendey, 2001.

[32] Schutzkommission BMI. *Katastrophenmedizin. Leitfaden für die ärztliche Versorgung im Katastrophenfall.* Bundesministerium des Innern, 2003.

[33] A. Jansch. Consideo-modeler simulation: Patientenversorgungskapazität einer rettungswagenbesatzung. (semesterarbeit). Technical report, Fachhochschule Lübeck, 2009.

[34] wikipedia. Artikel nach suchbegriff 'amok', zuletzt eingesehen am 14.01.2010. *wikipedia*, -:–, 2010.

[35] Lothar Adler. Pd dr. med. In *'Amok' im Rahmen der Vorlesung "Gewalt und Terror", Universität Erfurt*, 2002.

[36] F.J. Robertz. *school shootings*. Verlag für Polizeiwissenschaft, 2004.

[37] H. Scheithauer and R. Bondü. *Amoklauf: Wissen was stimmt.* Verlag Herder im Breisgau, 2008.

[38] J. Meier. Das phänomenen amok: Wo liegen die ursachen? *Rettungsdienst*, 10:958–962, 2008.

[39] R. Holmes and S. Holmes. *Serial Murder*. Sage, 1998.

[40] U. Füllgrabe. *Amokläufe unter psychologischen Aspekten.* Bildungsinstitut der Polizei Niedersachsen, 2000.

[41] S.R. Band and J.A. Harper. School violence. lessons learned. *FBI Law Enforcement Bulletin*, September:9–16, 1999.

[42] Volker Aroltand Christian Reimerand Horst Dilling. *Basiswissen Psychiatrie und Psychotherapie*. Springer, 2003.

[43] J.R. Meloy. Offender and offense characteristics of a nonrandon sample of adolescent mass murderers. *Journal of the American Academy of Child and Adolescent Psychiatry*, 40-6:719–728, 2001.

[44] J.P. McGee and C.R. DeBernando. The classroom avenger. a behavioral profile of school based shootings. *The Forensic Examiner*, 8-5:16–18, 1999.

[45] KS and Newman. *Rampage. The social roots of school shootings.* New York: Basic Books, 2004.

[46] Kommission Gutenberg-Gymnasium. Bericht der kommission gutenberg-gymnasium, freistaat thüringen vom 19.04.2004.

[47] B. Vossekuil, Fein, Reddy, Borum, and Modzeleski. The final report and findings of the safe school initiative: Implications for the prevention of school attacks in the united states, 2002.

[48] Google video: Amoklauf emsdetten - letztes video des täters sebastian b., 2006.

[49] S. Verlinden, M. Hersen, and J. Thomas. Risk factors in school shootings. *Clinical Psychology Review*, 20:3–56, 2000.

[50] S. Güldenzoph. School shootings möglichkeiten der früherkennung an deutschen schulen mit hilfe der präventionsmodelle des fbi und des us secret service und erhebung möglicher präventionsmassnahmen. Master's thesis, Fachhochschule für Verwaltung und Dienstleistung, 2005.

[51] K. Scherer and Metzner F. Vorbild amerika? handlungskonzepte bei amoklagen in den usa und in deutschland. *Rettungsdienst*, 10:972–977, 2008.

[52] T. McAteer. North penn tactical response team of montgomery county pennsylvania, practicing cellular team tactic. wikimedia commons, June 2008.

[53] T. Ziehm. Mit schildkrötentaktik in die amoklage: Kooperation von polizei und rettungsdienst am einsatzort. *Rettungsdienst*, 4:364–367, 2006.

[54] 2004 Innenministerium des Landes Schleswig-Holstein. Erlass zur bewältigung von amok-lagen.

[55] AGNN. Stellungnahme der agnn zum konzept der polizei schleswig-holstein zum vorgehen bei amoklagen. In *Arbeitsgemeinschaft der Notärzte Norddeutschlands*, 2006.

[56] Bundesverband der Ärztlichen Leiter Rettungsdienst Deutschland e.V. Ag rettungsdienst und polizei. In *http://www.bgs-aelrd.de/*, 2006, zuletzt eingesehen am 21.02.2010.

[57] K.-H. Frank. Die rolle des rettungsdienstes bei amoklagen. In *Referat anläßlich Fachkonferenz Polizeitrainer in Deutschland e.V.*, 2003.

[58] J.S. Vayer and R.B. Schwartz. Developing a tactical emergency medical support program. *Top Emergency Medicine*, 25:282–298, 2003.

[59] Joint Technical Coordination Group for Munitions Effectiveness WDMET. Wound data and munitions effectiveness team study, vol. i-iii, final report. Technical report, Defense Technical Information Center, Alexandria, Va., 1970.

[60] M.A. Olds and C.M. Grande. When minutes can mean a lifetime. *Counterterrorism and Security*, Summer:26–28, 1995.

[61] J.P. Weisswange. Notfall-praxis. *Strategie und Technik*, Juli:68–69, 2008.

[62] Uniformed Services University of the Health Sciences USUHS. *Emergency Medical Technician-Tactical (EMT-T) Course Manual. Integrated Force Health Protection (IFHP) Program (formerly Counter Narcotics and Terrorism Operational Medical Support (CONTOMS) Program). Bethesda, Maryland: Uniformed Services University of the Health Sciences, Chapter 1, 2002.*

[63] J.A. Kolman. *A guide to the development of special weapons and tactics teams*. Charles C. Thomas, 1982.

[64] R.C. Carmona and D.M. Rasumoff. Suggested guidelines for tems policy and sop. *The Tactical Edge*, Summer:95–96, 1999.

[65] Ch. Llewellyn. The antecendents of tactical emergency medical support. *Top Emergency Medicine*, 25(4):274, 2003.

[66] RA. DeLorenzo and RS. Porter. *Tactical Emergency Care*. Prentice-Hall, 1999.

[67] DQ. McArdle and D. and Rasumoff. Integration of emergency medical services and special weapons and tactics team: the emergence of the tactical trained medic. *Prehospital Disaster Medicine*, 7:285, 1992.

[68] JP. Campbell, MC. Gratton, and Salomone JA III. and. Ambulance arrival to patient contact: the hidden component of prehospital response time intervals. *Annals of Emergency Medicine*, 22:1254, 1993.

[69] R. Kanable. Peak performance: well-trained tactical medics can help the team perform at its best. *Law Enforcement Technology*, Aug, 1999.

[70] RF. Bellamy. The causes of death in conventional land warefare: implications for combat casualty care research. *Military Medicine*, 149:55, 1984.

[71] I. McDevitt. *Tactical Medicine. An Introduction to Law Enforcement Emergency Care*. Paladin Press, 2002.

[72] D. Gardner. *Risk*. Virgin Books, Ltd.; London, 2008.

[73] FK. Butler, JH. Hagmann, and EG. Butler. tactical combat casualty care in special operations. *Military Medicine*, 161(supp.1):3, 1996.

[74] M.D. Sztajnkrycer. Risk reduction in officer rescue: A scenario-based observational analysis of medical care. Technical report, Rochester Police Department / Mayo Clinic, 2008.

[75] A. Pennell, editor. *Blades, Bullets and Bright Ideas ! 8 Golden rules for dealing with firearms and stab injuries !* James Paget University Hospital UK / Essex Police Tactical Firearms Group, 2007.

[76] PH. Lorenz, B. Steinmetz, and J. and Lieberman. Emergency thoracotomy: survival correlates with physiologic status. *J Trauma*, 32:780, 1992.

[77] AS. Rosemurgy, PA. Norris, and SM. and Olson. prehospital traumatic cardiac arrest: the cost of futility. *J Trauma*, 38:468, 1998.

[78] M. Stein and A. Hirshberg. trauma care in the new millenium: medical consequences of terrorism. *Surgical Clinics of North America*, 79:1538, 1999.

[79] GI. Arishita, JS. Vayer, and RF. Bellamy. Cervical spine immobilization of penetrating neck wounds in a hostile enviroment. *J Trauma*, 29:332, 1989.

[80] D.E. Hogan and J.L. Burstein. *Disaster Medicine*. Lippincott Williams & Wilkins, 2007.

[81] ' 'International School of Tactical Medicine. Tactical medicine course module a/ module b descriptions.

[82] ' 'Rescue Training Inc. Tactical medic program outline & course schedule. 2009.

[83] L.E. Heiskell and R.H. Carmona. Tactical emergency medical services: An emerging subspecialty of emergency medicine. *Annals of Emergency Medicine*, 23(4):7785–7787, 1994.

[84] N. Tang and G.D. Kelen. Role of tactical ems in support of public safety and the public health response to a hostile mass casualty incident. *Disaster Medicine and Public Health Preparedness*, 1:55–56, 2007.

[85] 2005 American College of Emergency Physicians. Policy statement: tactical emergency medical support. *Annals of Emergency Medicine*, 45:108, 2005.

[86] T. Burke. The tactical medic: Not just for swat ops. *EMS*, November:54–56, 2006.

[87] M.J. Feldman, B. Schwartz, and L.J. Morrison. Effectiveness of tactical emergency medical support: A systematic review. Technical report, The Ipperwash Inquiry, 2006.

[88] R. Carmona. Inside the perimeter: Tems transitioning into the new millenium. *The Tactical Edge*, Fall:64–65, 2002.

[89] National Tactical Officers Association NTOA. Editors comment and position statement on the inclusion of physicians in civillian law enforcement operations. *Tactical Edge*, Fall:63, 1993.

[90] W.P. Bozeman and E.R. Eastman. Tactical ems: An emerging opportunity in graduate medical education. *Prehospital Emergency Care*, 6:322–324, 2002.

[91] M.J. Murphy. Fbi swat paramedics. *The Tactical Edge*, Fall:22–24, 1989.

[92] R.F. and Lavery. Taking care of the "good guys": A trauma center-based model of medical support for tactical law enforcement. *J Trauma*, 48:125–129, 2000.

[93] B.D. Smith. Tactical medics. *JEMS*, 24(5):50–64, 1999.

[94] T.J. Ciccone, P.D. Anderson, and C.A.D. and Gann. Successful development and implementation of a tactical emergency medical technician training program for united states federal agents. *Prehospital Disaster Medicine*, 20:36–39, 2004.

[95] D. Rathburn. Inside the perimeter: the tactical operators role on the tems team. *The Tactical Edge*, Winter:56–57, 2003.

[96] R.B. Schwartz, J.G. McManus, and R.E. Swienton. *Tactical Emergency Medicine*. Lippincott Williams & Wilkins, 2008.

[97] W. Smock, M. Hamm, and M. Krista. Physicians in tactical medicine. *Annals of Emergency Medicine*, 34:72, 1999.

[98] B. Ellison. Ems at tactical operations. *The Tactical Edge*, Spring:43–45, 1991.

[99] P.M. McCarthy. Inside the perimeter: Tems and specialty impact munitions. *The Tactical Edge*, Spring:52–54, 2005.

[100] L.E. Heiskell. First aid: Tactically trained medical personnel are a critical element in swat operations. *Police Magazine*, March:28–34, 2006.

[101] J.E. Campbell. *Präklinische Traumatologie: ITLS. Update zum Lehrbuch*. Pearson Studium, 2009.

[102] Thomas Semmel. *ABC - Die schnelle Beurteilung von Notfallpatienten*. Elsevier Urban & Fischer, 2008.

[103] J.B. Holcomb. Fluid resuscitation in modern combat casualty care: Lessons learned from somalia. *J Trauma*, 54(5, suppl.):46, 2003.

[104] U. Atzbach. Zur bedeutung des bodychecks beim traumatologischen notfall. *Rettungsdienst*, 7:36–39, 2006.

[105] M. Ashkenazi and P. Rupp. Im Überblick: Notfallmedizinische strategien in besonderen situationen. *Rettungsdienst*, 10:56–63, 2008.

[106] D. Geers. Special operations individual medical equipment part i - the major trauma kit. *Journal of Special Operations Medicine*, 9(4):43–52, 2009.

[107] C. Bond. *Combat Medic Field Reference*. Jones and Bartlett, Sudbury, Massachusetts, 2005.

[108] J.J. McPherson, D.S. Feigin, and R.F. Bellamy. Prevalence of tension pneumothorax in fatally wounded combat casualties. *J Trauma*, 60:573–578, 2006.

[109] D.J. Reinhart and G. Simmons. Comparison of placement of the laryngeal mask airway with endotracheal tube by paramedics and respiratory therapists. *Annals of Emergency Medicine*, 24:260, 1994.

[110] S. Silbernagl and A. Despopoulos. *Taschenatlas der Physiologie*. Thieme Verlag, 2003.

[111] J.B. and Holcomb. Initial efficiacy and function of needle thoracentesis versus tube thoracostomy in a swine model of traumatic tension pneumothorax. *J Trauma, (accepted for publication)*.

[112] R. Schnelle. Paul neu bekommt schlecht luft: Zur diagnostik und therapie des pneumothorax. *Rettungsdienst*, 1:32–36, 2009.

[113] ACS. *Advanced trauma life support for doctors, student course*. American College of Surgeons,, 2004.

[114] F. Arnaud, T. Tomori, K. Teranishi, J. Yun, R. McCarron, and R. Mahon. Evaluation of chest seal performance in a swine model. comparison of asherman vs. bolin seal. Technical report, Naval Medical Research Center.

[115] M.D. Sztajnkrycer. Needle thoracostomy by non-medical law enforcement personnel: Preliminary data on knowledge retention. *Prehospital and Disaster Medicine*, 23(6):553–557, 2008.

[116] J.E. Campbell. *Präklinische Traumatologie*. Pearson Studium, 2007.

[117] C. Lee, K.M. Porter, and T.J. Hodgetts. Tourniquet use in the civillian prehospital setting. *Emergency Medicine Journal*, 24:584–587, 2007.

[118] D. Lakstein, A. Blumenfeld, and T. and Sololov. Tourniquets for hemorrhage control in the battlefield: a four year accumulated experience. *J Trauma*, 54(5):221, 2003.

[119] A.C. Beekly, J.A. Sebesta, L.H. Blackbourne, G.S. Herbert, and D.S. Kauvar. Prehospital tourniquet use in operation iraqi freedom: Effect on hemorrhage control and outcomes. *J Trauma*, 64:28–37, 2008.

[120] K.G. Jr. Swan, D.S. Wright, S.S. Barbagiovanni, B.C. Swan, and K.G. Swan. Tourniquets revisited. *J Trauma*, 66:672–675, 2009.

[121] T.J. Walters, J.C. Wenke, and D.S. and Kauvar. Effectiveness of self-applied tourniquets in human volunteers. *Prehospital Emergency Care*, 9(4):416, 2005.

[122] J.F. Jr. Kragh, T.J. Walters, D.G. Baer, C.J. Fox, C.E. Wade, J. Salinas, and J.B. Holcomb. Practical use of emergency tourniquets to stop bleeding in major limb trauma. *J Trauma*, 64:38–50, 2008.

[123] G. Doyle and P.P. Taillac. Tourniquets: A review of current use with proposals for expanded prehospital use. *Prehospital Emergency Care*, 12(2):241–256, 2008.

[124] T.J. Walters and R.L. Mabry. Use of tourniquets on the battlefield: a consensus panel report. *Military Medicine*, 170:770, 2005.

[125] T.J. Walters and R.L. Mabry. Issues related to use of tourniquets in the battlefield. *Military Medicine*, 170:770–5, 2005.

[126] T.J. Walter, J.C. Wenke, D.J. Greydanus, D.S. Kauvar, and D.G. Baer. Laboratory evaluation of battlefield tourniquets in human volunteers. Technical report, UNITED STATES ARMY INSTITUTE OF SURGICAL RESEARCH, 2005.

[127] J.F. Jr. Kragh. Tighten up. *Military Medical Technology Online Edition*, 01:1–2, 2008.

[128] A. Wakai, D.C. Winter, J.T. Street, and P.H. Redmond. Pneumatic tourniquets in extremity surgery. *J Am Acad Orthop Surg*, 9(5):345351., 2001.

[129] A. Wakai, J.H. Wang, D.C. Winter, J.T. Street, R.G. OSullivan, and H.P. Redmond. Tourniquet-induced systemic inflammatory response in extremity surgery. *J Trauma*, 51(5):922926., 2001.

[130] R.B. Heppenstall, R. Balderston, and C. Goodwin. Pathophysiologic effects distal to a tourniquet in the dog. *J Trauma*, 19(4):234238, 1979.

[131] S. Patterson and L. Klenerman. The effect of pneumatic tourniquets on the ultrastructure of skeletal muscle. *J Bone Joint Surg Br.*, 61-B(2):178183, 1979.

[132] M.H. Ellis, B. Fredman, E. Zohar, N. Ifrach, and R. Jedeikin. The effect of tourniquet application, tranexamic acid, and desmopressin on the procoagulant and fibrinolytic systems during total knee replacement. *J Clin Anesth.*, 13(7):509513, 2001.

[133] T. Schimelpfenig and L. Lindsey. *Wilderness First Aid: National Outdoor Leadership School, 3rd ed.* Stackpole Books Mechanicsburg, PA, 2000.

[134] A.C. McLaren and C.H. Rorabeck. The pressure distribution under tourniquets. *J Bone Joint Surg Am.*, 67(3):433438, 1985.

[135] S.A. Naimer, M. Tanami, A. Malichi, and D. Moryosef. Control of traumatic wound bleeding by compression with a compact elastic adhesive dressing. *Military Medicine*, 171(7):644647, 2006.

[136] I. Wedmore, J.G. McManus, A.E. Pusateri, and J.B. Holcomb. A special report on the chitosan-based hemostatic dressing: experience in current combat operations. *J Trauma*, 60(3):655, 2006.

[137] J.K. Wright, J. Kalns, E.A. Wolf, F. Traweek, S. Schwarz, C.K. Loeffler, W. Snyder, L.D. Jr Yantis, and J. Eggers. Thermal injury resulting from application of a granular mineral hemostatic agent. *J Trauma*, 57(2):224230, 2004.

[138] A.E. Pusateri, J.B. Holcomb, B.S. Kheirabadi, H.B. Alam, C.E. Wade, and K.L. Ryan. Making sense of the preclinical literature on advanced hemostatic products. *J Trauma*, 60(3):674682, 2006.

[139] R.L. Mabry, J.B. Holcomb, A.M. Baker, C.C. Cloonan, J.M. Uhorchak, D.E. Perkins, A.J. Canfield, and J.H. Hagmann. United states army rangers in somalia: an analysis of combat casualties on an urban battlefield. *J Trauma*, 49(3):515528, 2000.

[140] G.B. Kapur, H.R. Hutson, M.A. Davis, and P.L. Rice. The united states twenty-year experience with bombing incidents: implications for terrorism preparedness and medical response. *J Trauma*, 59(6):14361444, 2005.

[141] E.K. Noji, C.Y. Lee, T. Davis, and K. Peleg. Investigation of federal bureau of investigation bomb-related death and injury data in the united states between 1988 and 1997. *Military Medicine*, 170(7):595598, 2005.

[142] O.N. Gofrit, D. Leibovici, S.C. Shapira, J. Shemer, M. Stein, and M. Michaelson. The trimodal death distribution of trauma victims: military experience from the lebanonwar. *Military Medicine*, 162(1):2426, 1997.

[143] H. Champion, R. Bellamy, P. Roberts, and A. Leppaniemi. A profile of combat injury. *J Trauma*, 54(5-Suppl):1319, 2003.

[144] W.C. Dorlac, M.E. DeBakey, J.B. Holcomb, S.P. Fagan, K.L. Kwong, G.R. Dorlac, M.A. Schreiber, D.E. Persse, F.A. Moore, and K.L. Mattox. Mortality from isolated civilian penetrating extremity injury. *J Trauma*, 59(1):217222, 2005.

[145] G. Almogy, Y. Mintz, G. Zamir, T. Bdolah-Abram, R. Elazary, L. Dotan, M. Faruga, and AI. Rivkind. Suicide bombing attacks: can external signs predict internal injuries? *Annals of Surgery*, 243(4):541546, 2006.

[146] S.C. Shapira, R. Adatto-Levi, M. Avitzour, AI. Rivkind, I. Gertsenshtein, and Y. Mintz. Mortality in terrorist attacks: a unique modal of temporal death distribution. *World J Surg.*, 30(11):20712077, 2006.

[147] R. Fowler and P.E. Pepe. Prehospital care of the patient with major trauma. *Emerg Med Clin North Am.*, 20(4):953974, 2002.

[148] C. Olivecrona, J. Tidermark, P. Hamberg, S. Ponzer, and C. Cederfjäll. Skin protection underneath the pneumatic tourniquet during total knee arthroplasty: A randomized, controlled trial of 92 patients. *Acta Ortho.*, 77(3):519523, 2006.

[149] H. Husum, M. Gilbert, T. Wisborg, and J. Pillgram-Larsen. Prehospital tourniquets: there should be no controversy. *J Trauma*, 56(1):214215, 2004.

[150] A.E. Pusateri, S.J. McCarthy, and K.W. and Gregory. Effect of a chitosan-based hemostatic dressing on blood loss and survival in a model of severe venous hemorrhage and hepatic injury in swine. *J Trauma*, 54(1):177, 2003.

[151] H.B. Alam, G.B. Uy, and D. and Miller. Comparitive analysis of hemostatic agents in a swine model of lethal groin injury. *J Trauma*, 54:1077, 2003.

[152] L.E. Heiskell. Stop the bleeding! *Tactical Weapons*, July:64–67, 2008.

[153] B.T. Olesnicky and L.E. Heiskell. Equipping the tactical medic. *Police Magazine*, March:36–40, 2006.

[154] K. Müller, R. Bermel, and B. Keller. Tactical medic. *Kommando International Special Operations Magazine*, 1:24–27, 2010.

[155] B.S. Kheirabadi, M.R. Scherer, J.S. Estep, M.A. Dubick, and J.B. Holcomb. Determination of efficacy of new hemostatic dressings in a model of extremity arterial hemorrhage in swine. *J Trauma*, 64:450–460, 2009.

[156] S.J. Vail, L.E. Heiskell, and B.T. Olesnicky. Blood clotters: Swat medics report their findings on high-tech hemostatic dressings used to stop bleeding when seconds count. *Police Magazine*, August:52–59, 2004.

[157] C. Snow, C. Olsen, and T. Melcer. The navy medical technology watch: Hemostatic dressing products for the battlefield. Technical report, Naval Health Research Center, Technical Document No. 07-1A, 2008.

[158] P.L. Marino. *The ICU Book*. Williams & Wilkins, Baltimore, 1998.

[159] J. Kowalenko, S. Stern, and S. and Dronen. Improved outcome with hypotensive resuscitation of uncontrolled hemorrhagic shock in a swine model. *J Trauma*, 33:349, 1992.

[160] M.M. Krausz, O. Klemm, and T. Amstislavsky. The effect of heat load and dehydration on hypertonic saline solution treatment on uncontrolled hemorrhagic shock. *J Trauma*, 38:747, 1995.

[161] M.M. Krausz, M. Bar-Ziv, and R. Rabinovici. 'scoop and run' or stabilize hemorrhagic shock with normal saline or small-volume hypertonic saline? *J Trauma*, 33:6, 1992.

[162] R.R. Martin, W.H. Bickell, and P.E. Pepe. Prospective evaluation of preoperative fluid resuscitation in hypotensive patients with penetrating truncal injury. *J Trauma*, 33:354, 1992.

[163] P. Rhee, E. Koustova, and H.B. Alam. searching for the optimal resuscitation method: recommendations for the initial fluid resuscitation of combat casualties. *J Trauma*, Supplement, May:52–62, 2003.

[164] L. Aniset and H. Genzwürker. Der intraossäre zugang: Eine wichtige alternative im notfall. *AINS*, 7-8:494–499, 2007.

[165] G. Block. Der intraossäre zugang über das obere brustbein: Eine praktikable therapieoption beim erwachsenen. *Rettungsdienst*, 5:54–56, 2009.

[166] T. Semmel. Der intraossäre zugang. *Rettungsdienst*, 10:48–54, 2008.

[167] M.A. Dubrick and J.B. Holcomb. A review of intraosseous vascular access: current status and military application. *Military Medicine*, 165:552, 2000.

[168] M.D. Calkins, G. Fitzgerald, T.B. Bentley, and D. Burris. Intraosseous infusion devices: a comparision fpr potential use in special operations. *J Trauma*, 48:1068, 2000.

[169] J.L. Tong. Using body weight as a pre-hospital fluid infusion device: the relationship between under-body position and flow rate. *JR Army Med Corps*, 154(1):31–33.

[170] B.J. Tsuei and P.A. Kearney. Hypothermia in the trauma patient. *Injury. International Journal of the Care of the Injured*, 35:7, 2004.

[171] A. Ferrara, J. MacArthur, and H. Wright. Hypothermia and acidosis worsen coagulopathy in the patient requiring massive transfusion. *American Journal of Surgery*, 160:515, 1990.

[172] L.R. Hopson, E. Hirsh, and J. Delgado. Guidelines for withholding or termination of resuscitation in prehospital traumatic cardio-pulmonary arrest. *Prehospital Emergency Care*, 7:141, 2003.

[173] E. Frykberg. Medical management of disasters and mass casualties from terrorist bombings: How can we cope? *J Trauma*, 53:201–212, 2002.

[174] NAEMT and Mosby. *PHTLS Preshospital Trauma Life Support: Military Version*. Elsevier, 2007.

[175] K.E. Knotts, S. Etengoff, K. Barber, and I.J. Golden. Casualty collection in mass-casualty incidents: a better method for finding proverbial needles in a haystack. *Prehospital and Disaster Medicine*, 11/12:459–464, 2006.

[176] R.S. Kotwal, K.C. O´Connor, and T.R. Johnson. A novel pain management strategy for combat casualty care. *Annals of Emergency Medicine*, 44(2):121, 2004.

[177] G.H. Lind, M.A. Marcus, and S.L. Mears. Oral transmucosal fentanyl citrate for analgesia and sedation in the emergency department. *Annals of Emergency Medicine*, 20(10):1117, 1991.

[178] AGNN. Therapieempfehlungen für die notfallmedizin. In *Arbeitsgemeinschaft der Notärzte Norddeutschlands*, 2007.

[179] H. Karutz. Wenn die belastungsgrenze erreicht ist: Psychologische selbsthilfe in extremsituationen. *Rettungsdienst*, 12:40–45, 2009.

[180] D. Grossman and L. Christensen. *On Combat: The Psychology and Physiology of Deadly Conflict in War and in Peace.* PPCT Research Publications, 2004.

[181] K.D. Vonk. Police performance under stress. Technical report, Team One Network, 2007.

[182] B.K. Siddle. *Sharpening the warriors edge.* PPCT Research Publications, 2005.

[183] G. Suarez. *Force-on-Force Gunfight Training.* Paladin Press, 2005.

[184] H. Hoffmann. *Feuerkampf & Taktik: Taktischer Schusswaffengebrauch im 21. Jahrhundert.* dwj Verlags-GmbH, 2008.

Index

Newsletter

Lassen Sie sich für unseren Newsletter registrieren und Sie sind immer auf dem neuesten Stand! Sie erhalten bei jeder Neuerscheinung per E-Mail eine Benachrichtigung

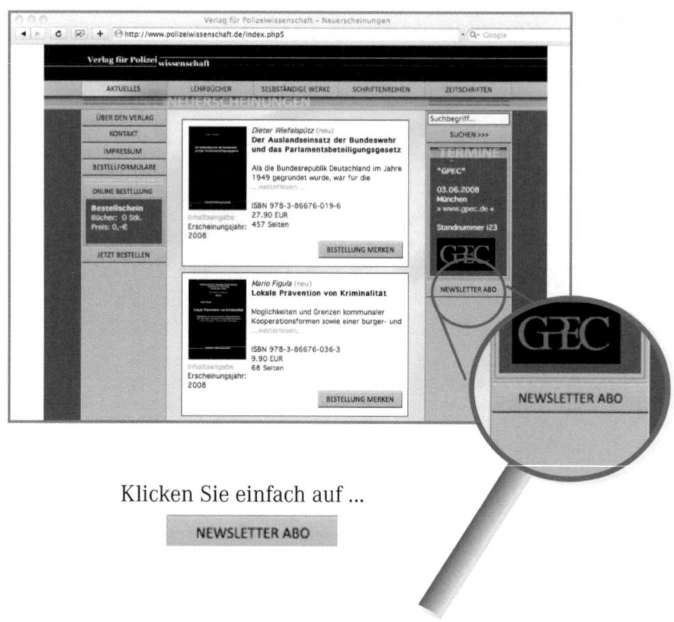

Klicken Sie einfach auf ...

NEWSLETTER ABO

... und geben Sie anschießend Ihre E-Mail-Adresse ein. Zur Anmeldung für den Newsletter nun einfach nur noch auf REGISTRIEREN klicken!

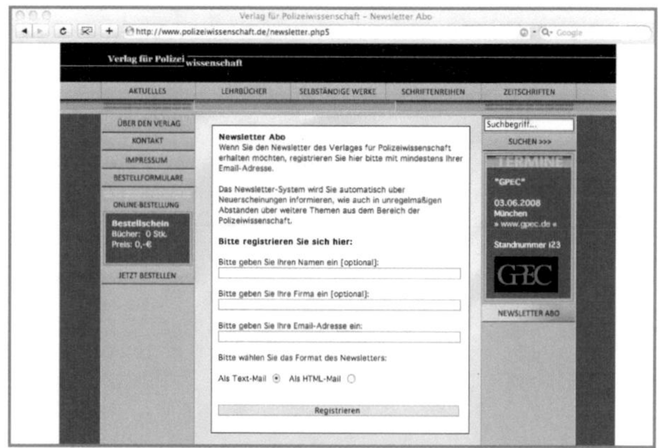